GUIDE PRATIQUE

DES MALADES

AUX EAUX DE VICHY

COMPRENANT

L'examen des Propriétés médicales des Eaux,
leur mode d'action; l'étude des maladies qui s'y rattachent;
l'hygiène et le régime à suivre pendant
et après le traitement,

PRÉCÉDÉ

DE L'HISTOIRE, ET DE LA TOPOGRAPHIE DE VICHY ET DE SES ENVIRONS,

PAR F. BARTHEZ

Docteur en médecine de la Faculté de Paris; médecin principal des armées;
médecin en chef de l'hôpital thermal militaire de Vichy;
ex-medecin en chef de l'hôpital militaire du Gros-Caillou;
officier de la Légion d'honneur; membre titulaire de la Société médicale
des hôpitaux de Paris et de la Société d'hydrologie;
mer correspondant de l'Académie royale de médecine de Madrid;
des Sociétés de médecine de Lyon, Rouen, etc.

—

SIXIÈME ÉDITION

Revue et augmentée, ornée de gravures sur bois,
d'un plan général de la ville et d'une carte de   de fer.

PARIS

J. B. BAILLIÈRE, LIBRAIRE DE L'ACADÉMIE DE MÉDECINE,

RUE HAUTEFEUILLE, 19;

A VICHY, CHEZ TOUS LES LIBRAIRES.

—

1859

GUIDE PRATIQUE

DES MALADES

AUX EAUX DE VICHY

Les eaux minérales sont une richesse
dont on doit compte à l'humanité.

ALIBERT.

TYPOGRAPHIE HENNUYER, RUE DU BOULEVARD, 7, BATIGNOLLES.
Boulevard extérieur de Paris.

CHEMINS DE FER CONDUISANT A VICHY

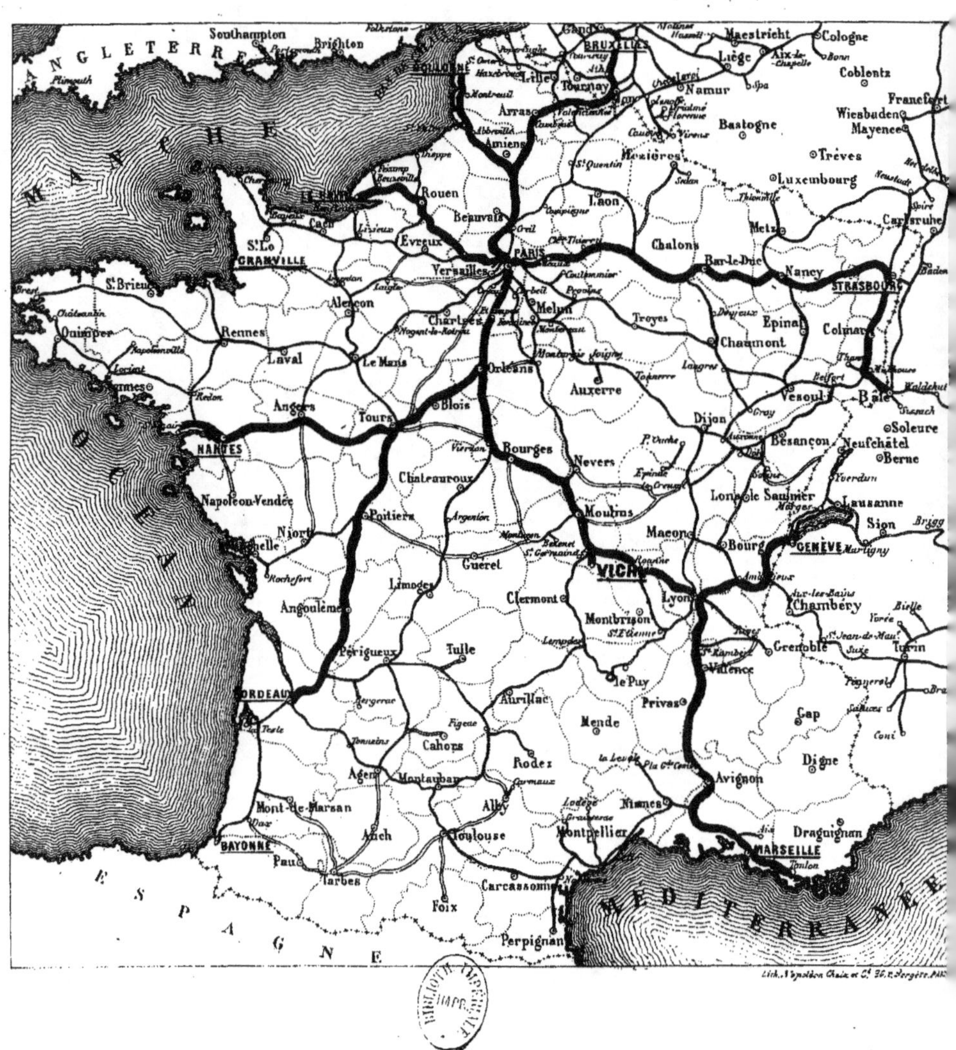

GUIDE PRATIQUE

DES MALADES

AUX EAUX DE VICHY

COMPRENANT

L'examen des Propriétés médicales des Eaux,
leur mode d'action; l'étude des maladies qui s'y rattachent;
l'hygiène et le régime à suivre pendant
et après le traitement,

PRÉCÉDÉ

DE L'HISTOIRE, ET DE LA TOPOGRAPHIE DE VICHY ET DE SES ENVIRONS,

PAR F. BARTHEZ

Docteur en médecine de la Faculté de Paris; médecin principal des armées;
médecin en chef de l'hôpital thermal militaire de Vichy;
ex - médecin en chef de l'hôpital militaire du Gros-Caillou;
officier de la Légion d'honneur; membre titulaire de la Société médicale
des hôpitaux de Paris et de la Société d'hydrologie;
membre correspondant de l'Académie royale de médecine de Madrid;
des Sociétés de médecine de Lyon, Rouen, etc.

SIXIÈME ÉDITION

Revue et augmentée, ornée de gravures sur bois,
d'un plan général de la ville et d'une carte de chemins de fer.

PARIS

J.-B. BAILLIÈRE, LIBRAIRE DE L'ACADÉMIE DE MÉDECINE,
RUE HAUTEFEUILLE, 19;

A VICHY, CHEZ TOUS LES LIBRAIRES.

1859

AVANT-PROPOS.

L'accueil favorable qu'on a fait aux cinq premières éditions de cet ouvrage, et la rapidité avec laquelle elles se sont écoulées, en ont suffisamment démontré l'utilité. Encouragé par ce succès, et jaloux de m'en rendre de plus en plus digne, j'ai cherché à améliorer mon travail, en y faisant entrer des développements nouveaux et plus complets que ceux qui se trouvent dans les précédentes éditions. J'en ai élargi le cadre, en y introduisant un aperçu général des propriétés thérapeutiques, avec l'indication et la contre-indication dans l'emploi des eaux. J'ai noté les effets nuisibles produits sur l'organisme par l'influence des maladies chroniques, ainsi que les résultats statistiques obtenus concernant l'action des eaux à l'égard de chaque espèce de maladie, appuyés sur les effets consécutifs confirmés par le temps, afin d'indiquer, aussi exactement que possible, les limites de la puissance médicale de ces eaux, et d'éviter, par ce moyen, l'abus général de présenter les eaux minérales comme des panacées propres à guérir toutes sortes de maladies. Ce n'est, il faut le dire, qu'après une ou plusieurs années d'épreuve, qu'il est permis d'apprécier la valeur réelle d'une médication thermale quelconque ; car vouloir enregistrer comme vrais des résultats obtenus aussitôt après la cure, c'est, le plus souvent, le moyen d'exagérer ou de discréditer les effets salutaires des eaux, attendu que les succès peuvent n'être qu'éphémères, et les insuccès obtenir plus tard des résultats complets de guérison. En négligeant de s'appuyer sur des faits confirmés par une action ultérieure, c'est vouloir faire de la concurrence ou de la spéculation en fait de santé, ce qui est mal.

J'ai exposé, avec le plus de précision et de clarté possible les causes des maladies, ainsi que les soins hygiéniques qu'elles réclament pendant et après la cure. Je me suis attaché également à écarter tous les termes techniques, afin de me mettre à la portée des malades qui n'ont pas fait une étude spéciale de la médecine.

C'est à l'opportunité, plus encore qu'au mérite de cet ouvrage, que je dois de pouvoir offrir aujourd'hui cette sixième édition au public ; c'est par les conseils qu'on y trouve sur le danger qu'il y a de prendre sans discernement des eaux douées de propriétés aussi actives que celles de Vichy, que ce guide est devenu indispensable aux personnes qui se proposent d'en faire usage ; car tout remède qui peut faire beaucoup de bien peut aussi, lorsqu'il est inopportunément administré, faire beaucoup de mal.

Les eaux minérales, il faut le dire, sont des médicaments, préparés de longue main par la nature, dont l'emploi fait avec prudence constitue, sans aucun doute, l'une des médications les plus puissantes que nous connaissions, et les mieux appropriées en même temps à la délicatesse de nos organes. Les résultats de guérison obtenus par ce moyen sont si nombreux et si remarquables que le gouvernement, ainsi que les sociétés savantes, encouragent l'étude et recommandent tous les ans l'emploi des eaux minérales, qui sont incontestablement pour quelques maladies les seules ressources de guérison. Les populations, de leur côté, sont si bien pénétrées de leurs salutaires effets, que le nombre des malades augmente annuellement dans tous les établissements d'eaux minérales ; car ce nombre, qui, d'après le rapport de M. Patissier, n'était que de 55,000, il y a une vingtaine d'années, s'est élevé en 1852, dans les divers établissements thermaux de France, à 93,256.

J'ajouterai ici ce que je disais dans l'avant-propos d'une précédente édition : « J'ai cherché, par de nombreuses expériences, à mieux préciser qu'on ne l'a fait jusqu'à présent l'action physiologique que l'eau de Vichy exerce sur nos organes, soit dans l'état de santé, soit dans l'état de maladie; à éclaircir et à mettre en ordre sous ce rapport quelques idées éparses ou peu connues, de manière à permettre aux médecins de mieux connaître la valeur thérapeutique de ces eaux, et aux malades de les prendre avec plus d'efficacité. J'ai fait de toutes ces expériences un résumé aussi précis que substantiel, que j'ai indiqué seulement, les bornes de cet ouvrage ne permettant pas de les rapporter dans leur entier développement.

« J'ai agrandi mon travail par un aperçu concernant les questions historiques, géographiques et géologiques de Vichy et de ses environs, dont les éléments ont été puisés dans les ouvrages des auteurs qui se sont le plus occupés de ces diverses questions : de tous ces travaux réunis, je me suis efforcé d'extraire brièvement un tout harmonique, afin de les compléter les uns par les autres, en y ajoutant tout ce que j'ai pu apprécier par moi-même.

« Je ne sais si j'aurai réussi à rendre cette dernière partie aussi intéressante que je me le suis proposé pour l'agrément des baigneurs, désireux naturellement de connaître d'avance les lieux qu'ils doivent habiter; mais toujours est-il que j'ai cherché de bonne foi à apporter dans ce livre toute l'exactitude désirable; à réunir et à coordonner dans un seul et même volume tous ces éléments épars, dont l'ensemble doit former un tout complet, de manière à offrir aux malades tout à la fois l'utile et l'agréable.

« Ce guide était d'autant plus nécessaire, que les ouvrages qui avaient été publiés sur les eaux de Vichy par les anciens médecins n'étaient plus au niveau des connaissances médicales de notre époque, et que les conseils donnés alors ne pouvaient aujourd'hui recevoir aucune application, par suite des changements qui, peu à peu, se sont introduits dans notre manière de vivre et dans nos habitudes.

« J'ai pensé, d'après ces considérations, qu'il serait également utile, pour les personnes qui se rendent à Vichy, de tracer les règles hygiéniques à suivre, et d'indiquer sommairement ce qu'il convient de faire pour seconder l'action salutaire des eaux ; car, il faut bien le dire, si nous n'obtenons pas toujours des résultats favorables, si ces eaux restent souvent sans effet, ou deviennent parfois nuisibles, nous devons nous en prendre bien moins aux qualités incontestables qu'elles possèdent, qu'à l'oubli, pendant le traitement, des précautions hygiéniques, du régime et de la nature des aliments, toutes choses indispensables au bienfait de la cure.

« Le travail que je présente est loin d'être parfait, je le sais ; mais si, malgré cet aveu, qui n'est pas celui d'une fausse modestie, il se trouvait encore des esprits disposés à le critiquer, je leur dirais que l'art de guérir n'est point une profession purement littéraire, mais bien une espèce de sacerdoce que chaque médecin doit pratiquer selon ses propres forces, sans trop se préoccuper des efforts de la critique, et sans perdre jamais de vue ces paroles d'Alibert : « Le médecin des eaux doit être le prêtre du temple ; il est « là pour éclairer les malades, les diriger par une bonne « méthode et rectifier les idées ou les préjugés qu'ils pour-« raient y apporter. »

C'est en se conduisant d'après ces principes que le médecin pourra remplacer aujourd'hui, auprès des baigneurs, le génie bienfaisant, la naïade compatissante, le souvenir d'un saint révéré, ainsi que tous les agents mystiques qui, chez les peuples anciens ou dans le moyen âge, présidèrent successivement aux propriétés bienfaisantes des eaux minérales.

GUIDE PRATIQUE

DES MALADES

AUX EAUX DE VICHY

Origine de Vichy ou Vichy d'autrefois.

Les premières notions historiques qui existent sur l'origine de Vichy sont enveloppées de ténèbres, comme tout ce qui se rapporte à des faits très-anciens; elles ne reposent donc que sur des hypothèses, qu'il serait inutile, par conséquent, de chercher à approfondir; car ce n'est véritablement qu'à partir du treizième siècle qu'il est permis de suivre, avec quelque certitude, les traces de son existence.

Disons d'abord, avant d'aller plus loin, d'où vient le nom de Vichy. D'après de vieilles chroniques, ce nom dérive de *gwich* ou *wich*, qui signifie, dans le langage druidique, *force*, *vertu*, et de *y*, *eau*. Selon d'autres, et cette origine me semble se rapprocher davantage de la vérité, Vichy viendrait de *vicus calidus* (village chaud). Quoi qu'il en soit, c'est sous le nom de *Aquæ calidæ* qu'on

1

désigne Vichy dans la *Table Théodosienne* ou *Table de Peulinger*.

L'histoire écrite, les routes romaines, les débris de toute espèce qu'on découvre journellement à Vichy, tels que piscines, baignoires, poteries, pilastres, statuettes en terre, petits bronzes du Bas-Empire, monnaies grecques et romaines, tout, en un mot, prouve suffisamment que Vichy formait autrefois un établissement considérable. Les plus belles médailles qu'on y ait rencontrées, en grand et moyen bronze, sont à l'effigie d'Auguste, d'Agrippa, de Claude, de Trajan et des Antonins.

Ces thermes, après avoir été très-fréquentés pendant le premier et le deuxième siècle, perdirent de leur importance vers le troisième.

César, dit l'histoire, aurait passé sur le pont de Vichy, situé sur l'Allier, en suivant la route romaine qui allait de Clermont à Roanne, à son retour du siége de Gergovie des Arvernes.

C'est au vainqueur de Vercingétorix qu'on fait remonter le premier établissement thermal, très-fréquenté par les Romains. Tous les édifices construits par eux furent détruits plus tard par les hordes du Nord, à l'époque où celles-ci firent irruption dans les Gaules. Il serait difficile de dire ce que devint Vichy pendant toutes ces guerres de dévastation : or, comme toutes ces recherches nous jetteraient encore dans le doute et le vague des hypothèses, il vaut mieux, je pense, aborder tout de suite la partie positive de cette histoire, et remonter d'un seul trait jusqu'au douzième siècle, puisque ce n'est qu'à partir de cette époque seulement que nous trouvons, suivant Coiffier (*Histoire du Bourbonnais*), que Vichy, dans ce temps-là, était déjà le siége d'une des châtellenies du Bourbonnais. Il est dit aussi qu'en 1208 une famille considérable, portant le nom de Vichy, descendant des seigneurs d'Albret, possédait la majeure partie des terres qui avoisinaient ces thermes, et que ces biens furent confisqués par le roi de France, sur les descendants de cette famille, vers le quinzième siècle.

A cette époque, la ville se divisait en plusieurs quartiers, à cause de son étendue. Le premier portait le nom de *Moustier*, point occupé aujourd'hui par l'établissement thermal; le deuxième était appelé le *quartier des Juifs* : il était situé entre Vichy et Cusset; le troisième portait le nom de *Ville*; le quatrième, enfin, était connu sous le nom de *Château-Franc* : c'est ce quartier qui forme la ville actuelle.

En 1410, Louis XI, duc de Bourbon, qui fut, à toutes les époques de sa vie, le protecteur zélé de Vichy, fonda le monastère des Célestins, ainsi que son église, avec l'intention d'y finir ses jours au service de Dieu. Il fit paver les rues, creuser des fossés et élever des murs autour de la ville ; Vichy devint ensuite une place forte avec remparts, tours crénelées, fossés et pont-levis; on y entrait par trois portes, dont la dernière a disparu en 1848. De sept tours qui existaient, il n'en reste plus qu'une, la plus élevée de toutes, qui se trouve placée au milieu de la ville actuelle. Cette tour servait anciennement de vigie ; aujourd'hui elle sert de clocher et l'on y voit l'horloge de la ville. On trouve encore, en parcourant les rues, quelques maisons offrant des traces de l'architecture du douzième siècle, ainsi que la fontaine des Trois-Cornets, sur la place de ce nom, qui porte le millésime de 1583.

De tous les anciens monuments, il ne reste plus maintenant que l'église paroissiale, chapelle de l'ancien château, placée sous l'invocation de saint Blaise, et la tour dont nous venons de parler.

En 1446, pendant la guerre de la Praguerie, dite *du bien public*, guerre dont Charles Ier, duc du Bourbonnais, fut le principal instigateur, le duc de Bourbon, alors dauphin, ayant manqué à la promesse qu'il avait faite de se soumettre, lui et les seigneurs ses complices, le roi Charles VII, son père, mécontent de la conduite de son fils, rassembla ses états d'Auvergne, et partit, cette

même année, de Clermont, pour étouffer la révolte. Vichy, une des places les plus fortes des
rebelles, attira naturellement l'attention et le
ressentiment du roi ; il se porta à marches forcées sur Vichy, dont il fit le siége, après avoir fait
passer son armée sur le pont. Le commandant de
la ville ouvrit les portes au roi, dès la première
sommation. Les habitants, étrangers, comme toujours, à ces querelles de famille, demandèrent au
monarque vainqueur, par l'organe de leurs ma-
gistrats, comme grâce spéciale, de n'être ni pil-
lés ni égorgés, conditions, dit un écrivain du
temps, que le monarque *bénignement leur octroya,*
avec cette réserve toutefois que les vivres seraient
partagés entre ses soldats, et que huit cents d'entre eux y tiendraient garnison : ce qui, dit également le même auteur, *revenait à peu près au*
même.

Vichy ayant fait sa soumission, le roi partagea
son armée en deux parties ; la première fut dirigée sur Varennes pour en faire le siége, et avec
l'autre il marcha sur Cusset, où le dauphin s'é-
tait réfugié. La ville s'étant soumise au pouvoir
du roi, ce fut alors qu'eut lieu la fameuse entrevue de Charles VII avec son fils, le dissimulé
Louis XI, et le *chier* sire, duc de Bourbon, prince
insubordonné, qui se soumit, disent les historiens, par la raison qu'il n'était pas le plus fort,

et dont le pardon termina, fort heureusement pour les populations, la guerre du bien public.

En 1565, le couvent des Célestins fut pillé, à la suite de la bataille de Cognat.

En 1568, le 5 janvier, Vichy vit arriver dans ses murs l'armée des princes confédérés, forte de 6,000 hommes, venant du Forez et allant à Chartres, se joindre aux troupes du prince de Condé.

En 1576, le pont de Vichy, qui avait été rompu dans la guerre précédente, fut rétabli, car le prince palatin passa l'Allier sur ce pont, pour aller au secours du parti protestant. A son passage, la ville, selon l'usage, fut mise à contribution.

La même année, le couvent des Célestins fut encore complétement ruiné par les huguenots. Ces religieux adressèrent alors au roi Henri III une demande pour obtenir des secours. Ce prince, après un rapport favorable, ayant pris en grande considération les malheurs arrivés au couvent, releva le monastère de ses ruines. De nombreuses donations, faites par des personnages riches, qui se rendaient déjà tous les ans à Vichy, vinrent s'ajouter à la munificence royale. Au moyen de ces secours, de grandes réparations furent faites, le jardin fut planté d'arbres, l'enclos entouré de murs, et la bibliothèque remplie d'un grand nombre de volumes, pour occuper les religieux en dehors des moments consacrés à la prière.

En 1590, le grand prieur de France, qui, d'après une donation testamentaire, faite par la reine Catherine de Médicis, disait avoir des droits sur le comté d'Auvergne, vint encore mettre le siége devant Vichy. Pendant ce temps, des excès en tout genre furent commis dans la ville, indépendamment des contributions que chaque parti lui imposait.

Le couvent, parfaitement situé pour la défense comme pour l'attaque, fut toujours le point de mire de l'ennemi, et, par conséquent, du pillage de tous les partis, depuis sa fondation en 1410 jusqu'à sa suppression en 1774.

Malgré toutes ces dévastations, et grâce aux revenus fixes en terres considérables, apportées en dotation par les ducs du Bourbonnais, ce couvent resta toujours puissant. Les rétributions offertes par des personnes pieuses, qui demandaient à être enterrées dans cette sainte maison, venaient encore l'enrichir.

Au nombre des priviléges dont jouissait le couvent, se trouvait l'exemption de péage accordée à tous ceux qui venaient faire moudre leurs grains au moulin du Chisson, appartenant au monastère : ce privilége, accordé par le duc Louis de Bourbon, en 1410, fut renouvelé par Louis XIV.

Charles VI exempta à son tour le couvent de l'impôt sur le vin, en sorte, dit Coiffier, que, de

privilége en privilége, les religieux étaient par-
venus à ne payer aucun impôt. Cet historien
ajoute qu'ils avaient encore le droit de prendre,
sans payer de gabelle, trois setiers de sel au grenier de Vichy, auquel toutes les paroisses des
environs venaient s'approvisionner; ils avaient
aussi, comme tous les couvents d'alors, le droit
d'asile pour tous les criminels : ces droits et
priviléges disparurent lors de la suppression du
couvent, ordonnée par Louis XV.

En 1594, Henri IV confirma tous les priviléges
accordés à ce couvent par l'édit du 5 octobre 1465,
en vertu duquel Vichy jouissait de l'exemption
de la gabelle, du logement des troupes, etc.

En 1603, ce même roi institua les inspections
thermales, afin de remédier à divers abus dont
la vente des eaux minérales était l'objet. Le titre
d'*intendant*, qui, depuis la création, avait été
donné aux médecins des eaux, fut changé, à
l'époque de la nomination de Lucas, en 1802, en
celui d'*inspecteur*.

En 1614, un second couvent de Capucins, ou
mieux une maison de retraite, s'installa près de
l'établissement thermal. Ces religieux avaient
pour obligation de recevoir les malades de leur
ordre qui se rendaient à Vichy pour y prendre
les eaux. Une partie de ce couvent existait encore
en 1853; l'Etat, qui en était propriétaire, a

permis aux concessionnaires d'achever sa démolition, afin d'y construire le nouvel établissement des bains.

Mesdames de France, tantes de Louis XVI, pendant leur séjour à Vichy, en 1785, firent encore leurs dévotions dans la chapelle de ce couvent.

En 1696, Vichy était déjà très-fréquenté par les seigneurs de la cour. Dans cette même année, Louis XIV créa, par lettres patentes, un hospice appelé *hôpital des Pauvres de Vichy*. Avant cette époque, les malheureux et les militaires étaient reçus dans une maison située au milieu de la ville, et abandonnés à la bienfaisance publique. Cette maison ne pouvant recevoir tous les malades qui se présentaient, ni être agrandie, à cause de sa situation, l'hospice fut transféré, en 1747, à la place Rosalie, où il existe en ce moment. Le local fut donné par M. Delabre, curé de Vichy, et le reste payé par l'administration, avec l'argent des bienfaiteurs ; mais Louis XIV, en créant cet établissement, y avait attaché certaines redevances, entre autres celle de 18 deniers, perçue par l'administration de l'hospice, par chaque bouteille d'eau transportée. Ce droit des pauvres n'a pas été aboli, il existe encore de nos jours.

En 1676, plusieurs personnages illustres vinrent visiter ces thermes. Tout le monde sait qu'à

cette époque Mme de Sévigné vint y boire les eaux
et y prendre les douches. On connaît aussi la
manière dont elle parle de ce dernier mode de
traitement, dans ses lettres à Mme de Grignan, sa
fille, et la description qu'elle fait du séjour déli-
cieux qu'offrent les environs de Vichy. On voit
encore la maison, la chambre et le cabinet qu'elle
occupait dans le vieux Vichy; cette maison appartient aujourd'hui à Mme Soalhat; elle est
située sur la place de la Mairie.

L'éloquent Fléchier fit aussi, à la même époque, usage des eaux de Vichy; mais comme les
écrits de ce grand orateur ne sont pas aussi
répandus que les lettres de Mme de Sévigné, je
crois être agréable au lecteur en citant quelques
fragments, extraits du livre qu'il a laissé sur
cette localité thermale.

« Il n'y a pas dans la nature, dit-il, de paysage
« plus beau, plus riche et plus varié que celui
« de Vichy. Lorsqu'on arrive, on voit d'un côté
« des plaines fertiles; de l'autre, des montagnes
« dont le sommet se perd dans les nues et dont
« l'aspect forme une infinité de tableaux diffé-
« rents, mais qui vers leur base sont aussi fé-
« condes en toute sorte de productions que les
« meilleurs terrains de la contrée... Ce qu'il y a
« de plus remarquable en ce lieu, c'est qu'on n'y
« trouve pas seulement de quoi récréer la vue

« lorsqu'on le contemple et à s'y nourrir déli-
« cieusement lorsqu'on l'habite, mais encore à se
« guérir quand on est malade; en sorte que toutes
« les beautés de la nature semblent avoir voulu
« s'y réunir, avec l'abondance et la santé. »

En 1706, la ville comptait 190 feux et 700
habitants; tandis que sous l'ancienne monarchie,
alors que Vichy était le siége d'une châtellenie
royale, d'un grenier à sel, d'un bureau de traites, etc., on y comptait 1,431 feux. Ce bureau de traites était établi pour percevoir les
droits de transport des marchandises qui voya-
geaient, jusqu'à destination, sur la rivière d'Allier.

En 1774, après la suppression du couvent,
dans lequel il ne restait plus que six religieux,
l'évêque de Clermont s'empara de tous les biens
qui appartenaient à la communauté, en payant à
chaque religieux, jusqu'à sa mort, 1,800 livres
de pension; le dernier de ces religieux mourut à
Vichy en 1802. Le couvent et ses dépendances
subirent, pendant la Révolution, le sort commun
à tous les établissements religieux, c'est-à-dire
qu'il fut démoli, et les matériaux vendus pour
la construction de divers hôtels de Vichy-les-
Bains. Il n'en reste plus aujourd'hui que la
portion que l'on voit au-dessus de la source des
Célestins, servant de grange et de hangar, et qui

bientôt disparaîtra, comme le reste de l'édifice, par l'injure du temps.

En 1787, Mesdames Adélaïde et Victoire de France vinrent encore à Vichy, pendant la saison des-eaux. Ces thermes, qui ont été fondés par ces deux princesses, se trouvaient avant elles presque abandonnés ; une seule source était recueillie, c'était celle du puits Carré ; on avait eu le soin de la mettre à l'abri dans un petit bâtiment, que l'on appelait alors la *Maison du Roi*.

Histoire de l'établissement thermal.

Le grand établissement thermal que l'on voit aujourd'hui, et dont la construction date, pour ainsi dire, de nos jours, a succédé à la *Maison du Roi*, dont nous venons de parler, laquelle renfermait dans son intérieur tout l'appareil balnéaire, des bains, des douches et des étuves. Le fermier des eaux avait pour obligation de tenir deux lits à la disposition des pauvres qui recevaient la douche. Sur la porte de ce modeste établissement on lisait :

Lava te, et porta grabatum.

Chacun pouvait alors y prendre des bains, c'était au premier occupant. Les buveurs n'y avaient aucun agrément; la seule promenade des malades se trouvait dans le couvent des Capucins ; les riches et les pauvres étaient reçus indistinctement dans de mauvaises auberges. Le besoin de se guérir et l'efficacité des eaux faisaient oublier pendant la cure, aux riches leur fierté, aux nobles l'orgueil de leur naissance.

C'est dans cet état que Mesdames de France, en 1785, trouvèrent l'établissement de Vichy. Elles résolurent alors de remédier à tous les inconvénients d'une pareille situation. L'architecte Janson fut chargé de dresser un plan, dans lequel se trouvait une galerie couverte, pour mettre les malades à l'abri des intempéries de l'air; les baignoires d'hommes et de femmes, qui jusque-là étaient placées dans le même cabinet, au grand désagrément des baigneurs, furent séparées pour toujours. D'autres améliorations avaient été projetées par les fondatrices, dont la présence, dit le baron Lucas, fut un bonheur pour le pays, et surtout pour les pauvres ; mais la Révolution ayant tout détruit, Vichy resta sans secours jusqu'en 1806, époque à laquelle les thermes et les terres qui les environnaient, sur lesquelles on a bâti plus tard le grand établissement actuel, devinrent la propriété de l'Etat.

En 1812, Napoléon, pendant la campagne de Russie, affecta, par un décret daté de Gumbinnen, une petite somme aux thermes de Vichy : cette somme fut employée à l'acquisition des maisons qui gênaient les abords de l'établissement, ainsi qu'à celle du terrain du parc, sur lequel, à la même époque, on a dessiné et planté ces belles allées d'arbres, qui font aujourd'hui les délices des baigneurs.

En 1814, Mme la duchesse d'Angoulême étant venue à Vichy, des projets d'embellissement et d'agrandissement furent de nouveau arrêtés, ce qui permit à la duchesse de poser la première pierre de l'établissement actuel, et de contribuer de ses propres deniers à la construction de cet édifice, d'après les plans de M. Rose-Beauvais, dont les dispositions devaient s'adapter aux anciennes constructions. Ces plans ayant été approuvés, les travaux furent commencés et terminés en 1829 ; ils ont donné pour résultat l'édifice que l'on voit aujourd'hui en face du parc. Mme la duchesse était venue de nouveau à Vichy en 1830 pour y reprendre les eaux, lorsque la révolution de Juillet éclata. C'est de là qu'elle partit pour se rendre en exil.

En 1846, M. Cunin-Gridaine, alors ministre du commerce, encouragé par la prospérité toujours croissante de ces thermes, introduisit dans l'établissement des améliorations importantes ; il y fit exécuter des embellissements dirigés avec

Page 15.

Typ. Hennuyer.

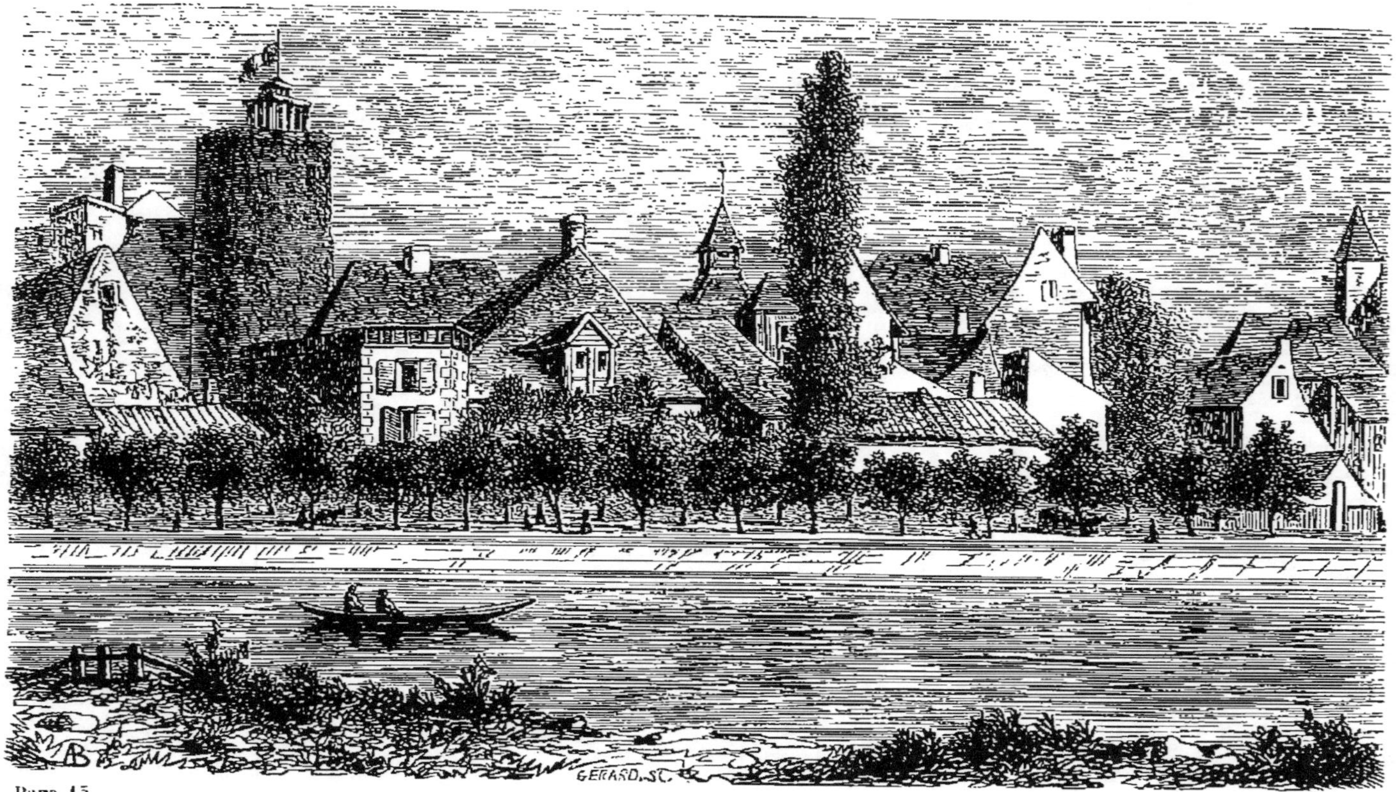

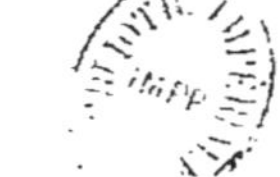

Vichy-la-Ville vue des bords de l'Allier.

goût par M. Isabelle, architecte du gouvernement, dans les salons et la rotonde.

Vichy d'à présent.

L'ancienne et petite ville de Vichy, située sur la route impériale de Paris à Nîmes, à 245 mètres au-dessus du niveau de la mer, fait partie du département de l'Allier (arrondissement de la Palisse, canton de Cusset); elle est à 87 lieues de Paris, à 16 lieues de Moulins, à 15 lieues de Clermont-Ferrand et à 38 lieues de Lyon.

Vichy se divise en deux parties, *Vichy-la-Ville* et *Vichy-les-Bains*; elle est assise sur la rive droite de l'Allier, dont la direction, par rapport à la ville, est du sud au nord. La vallée qui l'entoure est riche en productions de toute espèce; l'air y est pur, le climat doux et tempéré. Les habitants y sont polis, bons et affables, qualités qu'ils doivent sans doute au contact annuel du grand monde et de la noblesse qui, de tous les pays, se donnent rendez-vous à ces thermes si justement renommés. Les personnes qui recherchent les eaux, dans le but d'étendre leurs relations sociales, doivent se rendre particulièrement à Vichy : c'est là en effet que l'on rencontre la bonne compagnie, et les plaisirs qu'on y trouve font naître tous les ans des mariages imprévus, ou des affections qu'on dit être constantes.

Les habitants, au nombre de 2,000 environ, sont généralement d'une taille peu élevée, d'un tempérament plutôt lymphathique que sanguin ; leur système musculaire est peu développé.

On n'y voit jamais de maladies épidémiques, et quoique plusieurs personnes, en 1849, y soient mortes du choléra qu'elles y avaient apporté, cette cruelle maladie n'a pu s'y propager.

Les femmes sont d'une taille moyenne, plus jolies que belles, d'une franchise amicale et naturelle qui plaît ; elles ont la peau blanche, de beaux yeux, la physionomie agréable, douce, spirituelle, et de belles dents.

Indépendamment de la campagne, qui offre au baigneur le plus riant séjour, des routes agréables, bien entretenues et faciles viennent y aboutir de toutes parts. « Cette situation est si belle, disait « en 1676 Mme de Sévigné, que si les bergers de « l'Astrée étaient encore dans ce monde, il ne « faudrait pas les chercher ailleurs qu'à Vichy. » Que dirait aujourd'hui cette femme célèbre, si elle revoyait Vichy avec les embellissements que la civilisation y a apportés depuis cette époque? Autrefois, dit M. Bourdon, une riche héritière se réservait presque toujours, par clause expresse insérée au contrat de mariage, d'être conduite, une fois au moins, aux eaux de Pyrmont, alors si célèbres par leur affluence et leurs plaisirs; aujourd'hui, c'est pour aller à Vichy que cette clause devrait être imposée aux fiancés, dans ces sortes de contrats.

Vichy-la-Ville se ressent de son antiquité; elle est d'un aspect triste et malheureux; les rues y sont étroites, désagréables, escarpées, et la plupart mal pavées. Plusieurs maisons tombent en ruines; mais de nouvelles constructions, fort élégantes et à plusieurs étages, les remplacent tous les jours. On trouve néanmoins dans les maisons, malgré leur triste apparence, des appartements et des chambres qui ne laissent rien à désirer aux malades, sous le rapport des soins et de la propreté.

Vichy-les-Bains se distingue, au contraire, par l'élégance de ses nombreux hôtels et la coquetterie de ses maisons particulières, propres, bien tenues, ayant toutes un jardin d'agrément. Les rues y sont larges et l'air y circule librement.

La vie y est facile et pas plus dispendicuse qu'ailleurs; les produits de tout genre y abondent; le pauvre et le riche y trouvent une nourriture, un logement et des soins convenables. Les indigents, indépendamment de l'hôpital civil, qui au besoin pourrait les recueillir, peuvent s'y loger et y être nourris moyennant 1 franc par jour; la dépense journalière du riche, pour y être convenablement nourri et logé, est de 6 à 10 francs.

De nombreux marchands des villes voisines, et même de Paris, viennent, pendant la saison, ouvrir des magasins où l'on trouve toutes sortes de produits, parmi lesquels on distingue particulièrement les incrustations ou pétrifications de Saint-Nectaire ou de Saint-Alire, près Clermont, ainsi que les dentelles du Puy.

Le chemin de fer qui va de Paris à Clermont-Ferrant, passant par Moulins, laisse trois fois par jour à Saint-Germain-des-Fossés, à 8 kilomètres de Vichy, les voyageurs qui viennent de Paris, de Lyon ou de Clermont. Le trajet de la station de Saint-Germain à Vichy se fait en une heure, sur une route facile et agréable : un service direct de messageries ou de voitures particulières, que l'on trouve à la gare de Saint-Germain, met Vichy en relations journalières avec Paris, le Midi et l'Auvergne.

Dans un an, un embranchement du chemin de fer, venant de Saint-Germain, sera construit jusqu'à Vichy. Le gouvernement en a fait prendre l'engagement à la Compagnie du chemin de fer du Bourbonnais, dans l'intérêt des malades, qui se rendent tous les ans à ces thermes.

L'industrie du pays consiste à tenir un hôtel garni, des chambres ou des maisons particulières; il en résulte que le nombre des visi-

teurs constitue la bonne ou la mauvaise fortune
des habitants ; car, une fois la saison terminée,
chaque propriétaire ferme sa demeure et va soli-
tairement se réfugier dans un coin de sa maison,
attendant silencieusement le retour de la saison
prochaine. Les rues elles-mêmes sont désertes,
et ce n'est qu'à de longs intervalles qu'on rencontre, le soir, quelques habitants attardés, mu-
nis d'une lanterne. Mais, aussitôt que le soleil du
mois de mai apparaît, Vichy s'anime tout à coup
d'une physionomie de fête.

Le produit du sol suffit ordinairement à la
nourriture des habitants, qui sont très-sobres ;
chacun récolte à peu près pour la consommation
de son année, en sorte que Vichy n'a véritablement d'importance que celle qu'elle tire de ses
eaux, les plus fréquentées de France, et qui font
incontestablement de cette ville la métropole de
nos établissements thermaux.

Grand établissement thermal.

L'établissement que l'on voit aujourd'hui en
face du parc, et dont nous venons de faire l'historique, offre un parallélogramme rectangle,
ayant cinquante-sept mètres de côté sur soixante-
seize de large. La façade principale regarde le
midi ; elle présente dix-sept arcades qui donnent

entrée dans une galerie au rez-de-chaussée ; au premier étage existe un nombre égal de fenêtres cintrées ; l'intérieur, au niveau du sol, contient des cabinets de bains très-élégants, enrichis de peintures, ornés de glaces, et revêtus de carreaux de porcelaine, avec des étuves à côté, pour y chauffer le linge. Cet édifice renferme actuellement cent baignoires, huit douches avec baignoires, quatre à percussion, et quatre ascendantes. Des promenades ou salles d'attente règnent autour des cabinets ; ces salles communiquent entre elles par une galerie centrale, d'où l'on découvre quatre cours occupées provisoirement par quatre rotondes renfermant quinze cabinets de bains inoccupés, mais qui, au besoin, pourraient être mis à la disposition des malades. La partie du bâtiment en face de l'hôtel des bains est consacrée aux dames, tandis que le côté opposé est réservé au service des hommes.

Au premier étage, donnant sur le parc ainsi que sur une partie de la grande galerie de communication du rez-de-chaussée, se trouvent de vastes salons, décorés avec le meilleur goût et la plus grande richesse. A côté de ces beaux salons, on voit également un cabinet de lecture avec tous les journaux, une salle de billard, et au milieu une vaste rotonde qui sert de salle de bal, de théâtre et de concerts ; elle est ornée

de glaces et enrichie de superbes peintures allé-
goriques.

La façade principale de ce bâtiment donne sur
le parc, qui s'ouvre aux promeneurs par cinq
grandes allées plantées de beaux platanes, de tilleuls, et ornées de fleurs. Dans celle du milieu,
on voit plusieurs rangs de chaises où viennent
s'asseoir les malades, pour respirer l'air frais du
jour et attendre, le soir, l'heure du concert.

Du côté gauche de cet établissement, en face
de l'entrée réservée aux dames, on voit la nouvelle rue Montaret, ornée de riches magasins
dans lesquels on remarque tout ce que peuvent
offrir, en objets utiles et de bon goût, les galeries
parisiennes les mieux assorties, tels que bijoux
anciens ou modernes, cabinets de lecture, lingerie, modes, toilettes de femmes les plus ravissantes, venant de Paris ou fabriquées à Vichy par
des mains parisiennes. Comme produits de la localité, on y trouve également les étoffes des Grivats, la coutellerie, les incrustations, ainsi que
le fameux sucre d'orge de Larbaud.

Sur ce même côté, longeant l'établissement
thermal jusqu'à la source de la Grande-Grille,
on voit aujourd'hui, à la place de l'ancien hôtel des postes, un nouvel édifice à trois étages,
façade style Louis XIII, ornée de balcons, portant
pour enseigne : *Hôtel des Bains*, dont l'élé-

gance et l'aération ne peuvent qu'être favorables à la santé des malades.

Plus loin, à l'angle nord de la galerie des sources, on remarque, de l'autre côté de la rue, le petit établissement annexe, renfermant vingt baignoires, consacré spécialement à l'assistance publique; derrière, un grand pavillon servant à loger les réservoirs d'eau minérale et d'eau douce, pour le service courant des bains et des douches; à gauche, on remarque un vaste laboratoire, dans lequel se préparent, par l'évaporation des eaux minérales, les sels naturels de Vichy; plus loin, de vastes constructions, où se trouvent la buanderie, la lingerie, les magasins pour l'expédition des eaux transportées et la machine à vapeur. An-dessous de toutes ces dépendances se trouvent de vastes réservoirs ou bâches de réserve, creusés et maçonnés dans la terre, dans lesquels viennent se rendre les eaux du puits Lucas, de la Grande-Grille et du puits Carré, formant ainsi une masse d'eau considérable, pour assurer le service et tenir en réserve le chiffre de dix mille bains.

Nouvel établissement thermal.

Le nouvel établissement, exécuté sur les plans de M. Badger, architecte de la ferme en 1858, est un vaste rectangle de soixante-sept mètres de

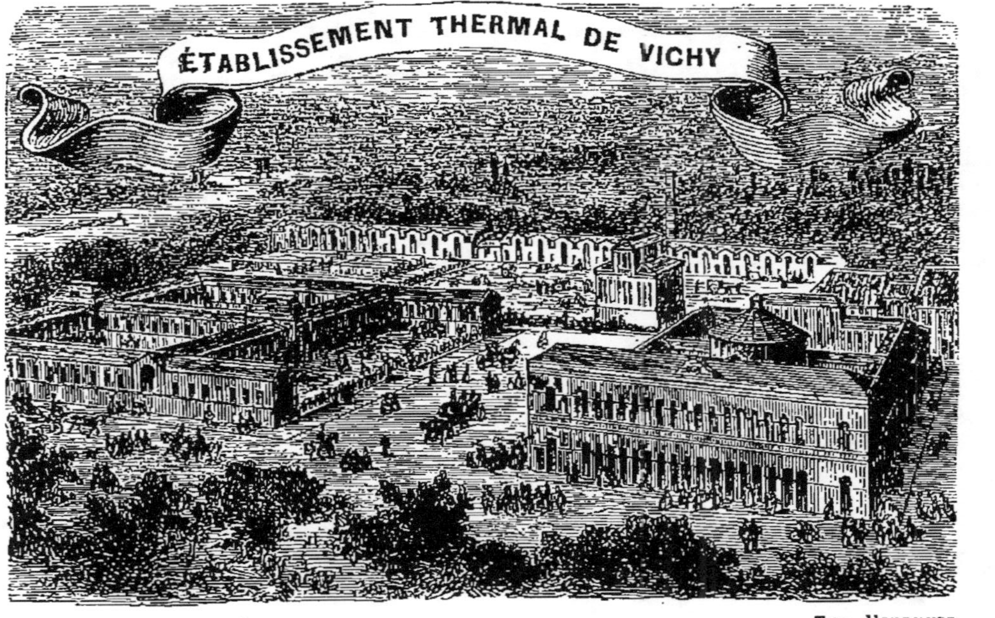

Typ. Hennuyer.

Vue générale de l'établissement thermal de Vichy.

longueur sur une profondeur de soixante-deux mètres. La façade de devant regarde l'est, et fait, pour ainsi dire, la continuation du côté ouest du grand édifice thermal ; il s'ouvre par un jardin que sépare de la voie publique une grille en fer. On y compte quatre galeries dont deux latérales et deux transversales, où sont placés les cabinets de bains. La galerie principale règne dans toute la profondeur de cette vaste construction. Toutes les conditions d'hygiène ont été parfaitement observées. La hauteur des voûtes, la grandeur des cours, qui mesurent chacune six cent vingt-cinq mètres carrés, contribuent à l'aération si essentielle à un établissement de bains. Les cours elles-mêmes sont destinées à recevoir des plantations utiles à la salubrité de l'atmosphère. Deux pavillons semblables terminent chaque extrémité de la grande galerie. Les pilastres et le fronton peuvent être rapportés à l'ordre Toscan. Le centre du frontispice est orné d'un écusson sur lequel se trouve sculpté l'N impérial. Le nouvel établissement thermal renferme cent cinquante baignoires et vingt cabinets de douches ; d'où il résulte qu'en ne consacrant que douze heures aux bains, on peut en donner, par jour, dix-huit cent quarante-huit de plus. Les malades, par conséquent, trouveront désormais des heures plus favorables au résultat de leur traitement.

Etablissement balnéaire de l'hôpital civil.

En 1819, on créa, comme annexe, l'établissement thermal de l'hôpital, bâti sur une portion du jardin appartenant à l'hospice, et situé sur la place Rosalie. Cet établissement se compose d'une jolie salle d'attente, de onze cabinets de bains et de sept cabinets de douches ascendantes, ainsi que d'une élégante piscine destinée aux dames, pouvant contenir seize personnes. Ces cabinets renferment actuellement vingt-cinq baignoires. L'eau minérale qui alimente cet établissement provient de la source que l'on voit au milieu de la place, et qui porte le nom de source de l'Hôpital.

Depuis le 26 juillet 1830, époque à laquelle Mme la duchesse d'Angoulême quitta Vichy, le gouvernement n'a pas cessé de faire des sacrifices considérables pour l'entretien des bâtiments et la conservation des sources.

En 1833, les frères Brosson devinrent, à titre de fermiers, adjudicataires des eaux pour neuf ans, moyennant une somme annuelle de 26,000 francs. Mais, à partir du 1er février 1842, l'Etat a administré pour son compte, jusqu'au mois de juin 1853. Depuis cette époque, le gouvernement a cédé ses droits à une Compagnie fermière, représentée par MM. A. Callou et Vallée, pour une durée de trente-trois ans, en leur imposant des charges et des conditions dont nous ne devons pas nous occuper ici, mais qu'on trouvera dans le *Bulletin des lois* du 10 juin 1853. Il nous suffira de dire que de grands travaux ont été faits, que d'importantes améliorations ont été introduites, dans le service des bains et des douches, par MM. les concessionnaires, afin de remplir leurs obligations envers l'Etat et de venirau secours des malades, pour lesquels l'administration est pleine de sollicitude.

Le gouvernement toutefois s'est réservé le droit exclusif des travaux d'aménagement, de l'entretien et de la conservation des sources, sous la direction actuelle de M. Pigeon, ingénieur des mines.

Tarif des eaux minérales.

Le prix de l'exportation des bouteilles d'eau minérale est fixé à 60 centimes le litre, emballage compris, et à 35 centimes le demi-litre.

Chacun peut, en outre, faire remplir des bouteilles d'un litre ou d'un demi-litre, à raison de 30 centimes pour les premières et de 15 centimes pour les autres, plus 5 centimes pour la capsule et le bouchon.

Tarif des bains et du linge supplémentaire.

(Loi du 10 juin 1853. Extrait du cahier des charges.)

Bain avec 1 peignoir et 2 serviettes..........	1 fr.	25 c.
Douche ordinaire, 1 peignoir et 2 serviettes..	1	25
Douche en baignoire, 1 peignoir et 2 serviettes.	1	75
Douche ascendante sans linge................	»	40
Bain de pieds sans linge....................	»	20

Linge supplémentaire ou pris séparément.

Un fond de bain	20 centimes.
Un peignoir....................	15
Une serviette..................	10

Selon les besoins, le service des bains et des douches peut commencer à quatre heures du matin et se prolonger jusqu'à neuf heures du soir.

La durée des bains est d'une heure quinze minutes, y compris le temps nécessaire pour la toilette ; au delà d'une heure quinze minutes, le bain doit être payé double.

Les bureaux sont ouverts au public depuis huit heures du matin jusqu'à cinq heures du soir, excepté les dimanches et fêtes.

La délivrance des cartes, pour bains gratuits, a lieu depuis une heure jusqu'à quatre heures du soir.

Des mesures sont prises pour donner des bains à domicile, en cas de besoin.

Quelques baignoires sont réservées, pour donner des bains d'eau douce, au prix de 75 centimes.

Les cachets de bains et de douches, pour les deux établissements, sont distribués dans la grande galerie de l'établissement.

Les bains et les douches d'eau minérale ne sont donnés que sur l'ordonnance des médecins résidant à Vichy.

Le nombre de bains donnés par l'administration progresse tous les ans d'une manière si remarquable qu'en 1855 elle a donné 139,737 bains ; en 1856, 144,766 ; et en 1857, 164,995.

Les bouteilles d'eau transportées ont suivi également ce mouvement ascensionnel : en 1855 il a été expédié, des diverses sources de Vichy, 557,540 bouteilles d'eau ; sur ce nombre, 19,738 pour l'étranger, dont 11,000 pour l'Angleterre ; en 1856, 656,271 ; sur ce nombre il y en a eu 50,384 expédiées à l'étranger, dont 38,000 en Angleterre ; en 1857, 674,482, dont 85,369 hors de France, et, sur ce nombre, 67,000 pour l'Angleterre ; en 1858, 795,000, dont 195,000 pour l'étranger, y compris l'Angleterre pour 82,000.

Hôpital thermal militaire.

Cet établissement, créé en 1847, est dû à la sollicitude toute paternelle de l'administration de la guerre en faveur de nos soldats malades, et particulièrement en faveur de ceux qui, par suite des fatigues de la guerre ou du climat d'Afrique, ont besoin du secours des eaux de Vichy pour rétablir leur santé.

Le ministre de la marine désigne également tous les ans des militaires de son département, dont le nombre est relativement aussi considérable que celui de l'armée de terre, par suite du séjour que font les marins dans les colonies et les diverses régions des pays chauds, où les maladies du foie, de l'estomac et des intestins sont si fréquentes.

D'après une circulaire de M. le ministre de la guerre, en date du 13 février 1843, trente officiers, jusqu'au grade de capitaine inclusivement, pouvaient être dirigés sur Vichy; ces officiers étaient logés à leurs frais, et recevaient gratuitement les bains de l'établissement.

En 1844, M. le baron Dubouchet, intendant militaire de la division, ayant vu à Vichy un simple soldat prendre les eaux sous des habits d'indigent, écrivit immédiatement à M. le ministre de la guerre pour réclamer, en faveur des sous-officiers et soldats de l'armée, une position officielle plus convenable, et digne, en tout point, des hommes qui sacrifient leur santé aux intérêts et à l'honneur du pays. M. le ministre de la guerre, et particulièrement M. le baron Martineau des Chenez, partageant la sollicitude de M. l'intendant de la division, il fut décidé que les sous-officiers et soldats seraient à l'avenir envoyés à Vichy, et qu'ils y jouiraient des mêmes avantages que les officiers. Par suite de ce concours bienveillant, une Commission composée d'un sous-intendant militaire, d'un officier du génie et d'un médecin de l'armée, fut nommée pour se rendre à Vichy, vers la fin de la saison de 1846, avec mission d'examiner et de traiter, s'il y avait lieu, de l'achat de l'hôtel Cornil. Cette Commission ayant été unanime sur les convenances de l'hôtel, et les propriétaires désirant en faire l'abandon à un établissement hospitalier plutôt qu'à un particulier, les conditions du marché furent bientôt arrêtées et conclues, sauf ratification par M. le ministre de la guerre, moyennant le prix de 140,000 francs.

M. le ministre du commerce, désirant, de son côté, concourir à cette œuvre de bienfaisance, s'empressa de concéder, pour l'usage des malades militaires, le droit de puiser 24,000 litres d'eau minérale dans les sources de l'établissement.

Cet hôtel, un des plus grands et des mieux situés de Vichy, peut recevoir aujourd'hui, avec les nouvelles constructions qui viennent d'être terminées, quatre-vingt-dix officiers et soixante sous-officiers et soldats, chaque officier étant logé dans une chambre particulière ; et si le besoin du service l'exigeait, ce nombre de cent cinquante malades, effectif actuel, pourrait être porté sans difficulté à deux cent cinq. Or, comme la saison dure cent vingt jours et que chaque malade peut y rester quarante jours, cela donne la faculté de les renouveler trois fois, et de recevoir un nombre total de six cent quinze malades pendant le cours d'une saison.

Les malades militaires, jusqu'à présent, ont été obligés de se servir des baignoires de l'établissement civil, pour profiter des eaux à eux concédées ; mais cet inconvénient n'est que provisoire, car M. le ministre de la guerre, sur la proposition du Comité du génie, a consacré des fonds à la construction d'un établissement balnéaire complet, dont les travaux seront terminés en 1860, avec piscines, baignoires, douches de toute espèce et bains de vapeur, d'après le plan proposé par la Commission.

Hospice civil.

L'hospice civil de Vichy, situé sur la place Rosalie, peut recevoir toute l'année soixante-dix
malades, vieillards ou enfants des deux sexes. Sa
chapelle, dont la façade style moyen âge est d'assez mauvais goût, reçoit plus particulièrement,
pendant la saison, les dévotions des étrangers.
En 1848, un étage a été ajouté au bâtiment de
droite en entrant dans la cour, de façon à pouvoir
y loger commodément et sainement soixante malades indigents, venus de toutes les parties de la
France. Dans ce nombre, trente lits sont desti-
nés aux hommes et autant aux femmes ; mais ce
nombre se trouve réduit à cinquante-quatre,
à cause de six lits réservés par droit de fondation.

Si, pendant la saison, quelques malades quittent l'hôpital, par suite de guérison ou par tout
autre motif, d'autres peuvent les remplacer immédiatement, jusqu'à la fin de la saison, laquelle
commence le 1ᵉʳ juin et finit le 1ᵉʳ septembre. Les
malades se baignaient autrefois dans des piscines
qui n'existent plus; aujourd'hui ils prennent leurs
bains dans le petit établissement consacré à l'assistance publique.

Pour être admis à jouir du bénéfice de l'admission à l'hospice, le malade, dont la cure est de vingt jours, doit être muni d'un certificat d'indigence, délivré par le maire de sa commune et légalisé par le sous-préfet ; ou bien d'un certificat du percepteur des contributions, légalisé par le maire, constatant que la personne n'est pas imposée à plus de 10 francs. Si le malade est mineur, il doit être porteur d'un extrait des impositions du père ou de la mère. Il est nécessaire toutefois, pour que les malades soient assurés d'y trouver de la place, en arrivant à Vichy, qu'ils adressent à l'avance leur demande par l'intermédiaire du préfet de leur département, lequel est prévenu, par l'administration de l'hospice, de l'époque à laquelle le malade pourra être reçu. Celui-ci fera bien de se munir d'un certificat du médecin dont il aura reçu les soins, pour servir de guide à celui qui doit les lui continuer à son arrivée à Vichy.

Cet hospice est aujourd'hui desservi par sept sœurs de charité, de l'ordre de Saint-Vincent de Paul. Elles préparent dans leur pharmacie, qui est parfaitement tenue, d'excellentes pastilles de Vichy, dont le produit sert à augmenter leurs ressources pour le soulagement des pauvres ; elles dirigent en même temps une école gratuite de jeunes filles, fondée en 1785.

Etablissement hydrothérapique.

Il existe également à Vichy, depuis 1858, un établissement de douches froides, dirigé par le docteur Jardet ; ce nouveau moyen de secours ne pourra qu'être utile aux malades et favorable, par conséquent, aux habitants de Vichy.

Excursions.

Toutes les promenades des environs de Vichy peuvent se faire à pied, à âne ou en voiture. Tous les jours, après chaque repas, des troupeaux d'ânes bien harnachés et des voitures élégantes viennent stationner à la porte des principaux hôtels, et offrir aux baigneurs le plaisir de faire une promenade ou une excursion dans les environs.

La montagne Verte.

Cette promenade, à 4 kilomètres de Vichy, est la plus fréquentée des environs ; c'est aussi une des plus faciles, à cause de la distance. On peut s'y rendre à pied, en voiture ou à âne ; le chemin qui y conduit commence à la rue Ballore ; quelques pas plus loin, on traverse les deux bras du Sichon, qui verse, non loin de là, son tribut à la rivière de l'Allier ; puis on commence à gravir, au milieu des vignes, des vergers et des fermes, un chemin agréablement accidenté, qui conduit à un petit village appartenant à la commune de Creuzier-le-Vieux. Lorsqu'on a atteint les limites de ce hameau, on tourne à droite, et quelques instants après on est au pied d'un monticule entouré de vignes, au sommet duquel se trouve un plateau, limite de l'excursion, d'où la vue s'étend de la manière la plus ravissante sur tout le bassin de Vichy, et permet de distinguer les détours fantasques de l'Allier, les bois et les villages environnants à plusieurs lieues à la ronde. Depuis quelques années, un habitant du hameau voisin a construit sur le plateau un kiosque, où l'on trouve à satisfaire tout à la fois la vue, la soif et la faim.

Allée de Mesdames.

Cette promenade, la plus rapprochée de Vichy, est située au bout de la rue Ballore, et commence à l'établissement hydrothérapique ; c'est la plus fréquentée, comme aussi la plus favorable aux rêveries de l'imagination. Elle consiste en une belle

— 35 —

allée, plantée de très-beaux peupliers, qui rappellent le séjour de Mesdames Adelaïde et Victoire
de France, en l'honneur desquelles furent com-
mencées, en 1785, les premières plantations,
restaurées par les soins du docteur baron Lucas,
lors du premier séjour de la duchesse d'Angoulême.

Indépendamment de l'air pur et frais qu'on y
respire, la vue se perd sur un paysage charmant.
Rien, en effet, n'est plus capricieux que ces belles
prairies émaillées de fleurs; l'oreille, en même
temps, se trouve agréablement flattée par le
bruit des eaux vives du Sichon, bordé d'arbres
ombreux, qui ornent ses deux rives jusqu'au pont
de Cusset.

Le premier objet qui se présente à la vue du
promeneur est un moulin à farine, autrefois destiné au blanchiment des toiles ; plus loin est un
autre moulin, celui du couvent des Célestins, le
même qui jadis procurait de si grands bénéfices à
la communauté. On rencontre ensuite, à côté d'un
autre moulin, une humble et bien triste fabrique
de gros draps, dont les produits, tissés par un seul
métier à main, sont vendus dans le pays aux habitants de la montagne. En continuant cette belle
avenue, on arrive ainsi aux portes de Cusset.

Cusset.

La ville de Cusset est située à 3 kilomètres de Vichy, entre deux petites rivières que l'on appelle : l'une, le Sichon ; et l'autre, le Jolan. Elle est dominée de tous côtés, excepté du côté de l'ouest, par les dernières parties des montagnes du Forez.

Cusset est le chef-lieu du canton et le siége du tribunal de première instance. Son nom lui vient, dit-on, de *Cuzey*, qui, en langue celtique, signifie *caché*.

Cette ville est très-ancienne ; son existence remonte au neuvième siècle ; une foule d'événements qu'il est inutile de rapporter ici, mais que le lecteur trouvera dans l'ouvrage du docteur Giraudet, se rattachent à son histoire.

Nous dirons cependant, à cause des monuments qui existent encore et qui rappellent ces époques reculées de son origine, que ce fut à Cusset qu'eut lieu, en l'année 1440, la fameuse entrevue de Charles VII avec le dauphin son fils, qui fut plus tard Louis XI, et le duc de Bourbon. La maison où ces personnages illustres se réunirent est située sur la place : elle appartient à M. Bélot. Les personnes qui l'habitent se font un vrai plaisir d'admettre les étrangers à la visiter. Il en existe une autre de la même époque, du côté opposé ;

toutes deux sont reconnaissables à leur construction particulière, style du quinzième siècle, moitié en bois, moitié en maçonnerie ; leurs toits sont
très-aigus et soutenus par de gigantesques pignons
faisant saillie au dehors.

L'église, qu'on aperçoit en face, est un ouvrage
du douzième siècle ; à droite on voit le couvent
des chanoinesses avec son cloître, dont quelques
parties datent de l'époque romane : il est aujour-
d'hui occupé par le tribunal et la mairie ; la chapelle a été transformée en halle au blé.

On remarque encore avec intérêt, dans les diverses rues de Cusset, quelques maisons construites dans le style de la fin du quinzième siècle.

En venant de Vichy, après avoir passé le pont
pour entrer dans Cusset, on aperçoit à droite une
tour noire, massive, profondément enracinée
dans le sol, et dont les murs ont vingt pieds
d'épaisseur jusqu'à la plate-forme, laquelle était
autrefois garnie de créneaux et de mâchecoulis.
C'est la dernière des quatre tours qui servaient à
défendre l'entrée d'une des quatre portes principales de la ville, la plus fortifiée sous Louis XI;
ce monarque en fit une place d'armes relevant de
son autorité royale : et bien lui en prit, dit l'histoire, car lors de la révolte des seigneurs du Bourbonnais, de l'Auvergne et du Berry, Cusset tint
bon et resta fidèle à son protecteur. L'intérieur

de cette tour sert aujourd'hui de prison ; les étages sont voûtés, et les cachots placés dans ces divers étages sont taillés dans l'épaisseur des murs.

Les rues de la ville sont étroites et tortueuses. Dans beaucoup de maisons, les habitants du rez-de-chaussée se trouvent au-dessous du niveau du sol, et les ruisseaux nombreux, qui sillonnent les rues en tous sens, contribuent à entretenir une humidité nuisible dans ces maisons.

Les promenades publiques sont larges, aérées et garnies de très-beaux platanes ; les maisons qui les bordent, du côté de la campagne, sont généralement construites avec goût.

Le blé et le vin sont les seules productions du pays. Ce dernier, qui est fortement chargé en couleur, s'acidifie très-promptement.

Cusset possède également plusieurs puits artésiens d'eau minérale alcaline, ainsi qu'un établissement de bains appartenant à **M. Bertrand.**

L'Ardoisière.

Cette excursion, une des plus agréables des environs, à 9 kilomètres de Vichy, commence au delà du faubourg de Cusset ; le trajet se fait sur une route neuve, qui se rend à Ferrières et à la Croix-du-Sud. Le chemin que l'on a à parcou-

rir se trouve encaissé, et dominé à droite et à gauche par deux séries d'épaisses montagnes, dont
les pentes inférieures descendent jusqu'au bord
du Sichon. Celles de gauche sont formées par des
roches primitives de porphyre verdâtre, ou d'un
brun rougeâtre quartzifère, parsemées de cris-
taux de feldspath, de quartz et de talc, entièrement arides et sans traces de végétation. A droite
et en bas on voit couler l'eau du Sichon qui se
rend à l'Allier, d'abord en nappes tranquilles,
plus loin, en se précipitant comme un torrent et
se brisant avec fracas à travers les rochers ; de ce
côté s'élèvent rapidement de hautes montagnes,
les dernières de la chaîne du Forez, recouvertes
d'arbustes et de chênes toujours verts, dont l'aspect forme, avec l'aridité du sol du côté opposé,
un contraste frappant. L'ensemble de cette vallée
a quelque chose de si majestueux, qu'elle n'a rien
à envier aux sites les plus pittoresques de la Suisse.
Le premier objet qui jadis arrêtait le voyageur
dans cette promenade était un rocher connu sous
le nom de *Saut de la Chèvre.*

Comme tous les historiens qui ont écrit sur
Vichy font mention d'une légende qui s'y rattache, je crois nécessaire d'en dire ici un mot,
bien que le rocher qui lui a servi de prétexte
n'existe plus, la mine l'ayant fait disparaître depuis 1846, pour ouvrir un passage plus large à

la nouvelle route. Voici cette légende : « Sur ce lieu existait jadis un rocher qui fermait l'entrée de la vallée. Un jour, sur la partie la plus élevée, une chèvre s'était avancée pour y brouter quelques restes d'une maigre végétation, mais à peine avait-elle achevé qu'un loup affamé s'élançait pour en faire sa proie. La lutte ne pouvant être égale, la chèvre se précipita dans l'espace et vint tomber, *sans accident*, sur le bord du Sichon. Le loup voulut en faire autant ; mais, moins heureux que la chèvre, *il se tua* dans sa chute. » Avant la destruction du rocher, une pauvre femme, Gilberte, avait fait de cette histoire son gagne-pain ; placée là pendant toute la saison des eaux, elle racontait cette légende, et l'auditeur en partant lui laissait toujours un témoignage de sa charité.

Bientôt après avoir franchi cet espace, on arrive au hameau des Grivats, à 5 kilomètres de Vichy, connu par sa belle filature de coton et sa fabrique d'étoffes communes, mais très-estimées. Cette fabrique, qui occupe ordinairement de deux cent cinquante à trois cents ouvriers, est d'une grande ressource pour le pays, à cause du travail qu'elle procure à toutes les familles pauvres des environs, à l'exception des étrangers, qui n'y sont pas admis.

En avançant de plus en plus dans la vallée, d'autres sites toujours plus pittoresques conduisent jusqu'au pont jeté sur le Sichon. Après l'avoir franchi, on gravit une colline assez escarpée, du haut de laquelle on aperçoit l'Ardoisière; on abandonne alors la grande route pour descendre un petit sentier et traverser le Sichon, sur une mauvaise passerelle. Mais si on laisse le pont à sa droite, pour suivre à gauche le sentier tracé dans le bois, formé d'épais taillis de chênes et de coudriers, on arrive, après quelques minutes de marche, à la hauteur d'un petit monticule; de là on entend, à sa droite, le bruit d'une cascade perdue au milieu de l'épaisseur d'une riche végétation, qui indique qu'on est arrivé au Gour-Saillant. Les curieux qui veulent s'en approcher sont obligés de descendre sur le flanc du ravin en s'accrochant aux bouquets de chênes et de fougères; après un repos de quelques instants sur ces rochers, on remonte le sentier qui, quelques pas plus loin, vous conduit à l'Ardoisière.

Autrefois, un homme, pendant la saison des eaux, se tenait dans les environs pour conduire les curieux dans la grotte ou voûte souterraine; au bout de cette grotte, qu'on ne peut visiter qu'à l'aide d'une torche allumée, se trouve un large puits, profond et rempli d'eau, creusé depuis la fin du siècle dernier pour l'exploitation de l'ardoise; depuis longtemps, ce puits est abandonné à cause de la qualité trop cassante de ses produits.

Aujourd'hui, le cicerone solitaire est remplacé par un petit hôtel avec restaurant et jardin d'agrément.

En sortant de la grotte creusée au pied de la colline, on aperçoit, en montant, les ruines d'un vieux château que la chronique du pays dit avoir appartenu à l'ordre des Templiers : c'est le mont Peyroux ; la vue qu'on découvre de là est si étendue qu'on se trouve suffisamment dédommagé de ce surcroît de fatigue ascensionnelle.

Malavaux et le Casino.

Après avoir quitté l'Ardoisière, et du haut des ruines du château des Templiers, on voit en face une vallée profonde, étroite, triste et aride : c'est la vallée du Jolan ; son aspect lugubre lui a valu, dans le langage populaire, le nom de Malavaux. ou vallée Maudite.

Si, au lieu de rétrograder, comme c'est l'usage, on désire continuer le chemin qui est tracé sur la crête de la montagne pour rejoindre Cusset, on se trouve sur un terrain qui porte le nom de la côte de Justice, à cause des exécutions capitales, qui avaient lieu autrefois sur cette colline. A cette localité se rattache un autre souvenir, celui d'une jeune fille qui, victime, il y a seulement quelques années, d'un trop violent amour, et honteuse de sa faiblesse, se précipita dans un lac voisin. Une croix de bois a été posée, en souvenir, dans ce lieu abandonné, qui n'offre au visiteur, pour tout dédommagement, qu'un immense panorama trop commun aux environs de Vichy pour aller en chercher un aussi loin.

Mais si, au lieu de suivre le chemin de l'Ardoisière lorsqu'on arrive aux dernières maisons du faubourg en sortant de Cusset, on prend à gauche le chemin qui gravit la montagne jusqu'au sommet, on arrive ainsi au Casino, lieu de distraction dont la vue est des plus ravissantes ; en suivant cette route, on se trouve bientôt aussi au milieu des gorges sauvages de la vallée Maudite, à 7 kilomètres de Vichy.

La côte Saint-Amand.

On appelle côte Saint-Amand une belle colline, située à 4 kilomètres de Vichy. Cette promenade, qui est une des plus fréquentées, ne peut se faire qu'à pied ou à âne. Cette excursion a pour avantage d'offrir au visiteur, de ce point élevé, les plus beaux sites qu'il soit possible de voir. Du côté de l'ouest, on aperçoit à ses pieds le flanc de la colline, entièrement planté de vignes, qui s'étendent jusqu'au village d'Abrest ; plus loin, et dans la même direction, le cours sinueux de la rivière d'Allier, le village et les sources de Hauterive, la forêt de Randan, et, à l'horizon, la riche et fertile Limagne d'Auvergne. Si la transparence de l'air le permet, on découvre également, de ce point élevé, les tours de la cathédrale de Clermont, le Puy-de-Dôme, le mont Dore et le Cantal; à gauche, les montagnes de Thiers, et le sombre Montoncelle; à droite, Vichy, son établissement thermal, ses beaux hôtels entourés de jardins; au delà, le Sichon, et plus loin enfin les vignes du Creuzier.

Château de Randan.

Ce château est situé au milieu de la forêt de ce nom, à 16 kilomètres de Vichy. Sur la rive gauche de l'Allier, un chemin facile et bien entretenu conduit, à travers la forêt, à cette résidence princière.

L'histoire du château nous apprend qu'il a été bâti et occupé par les religieux de l'ordre de Saint-Benoît, vers le sixième siècle ; mais d'autres historiens pensent qu'il a été commencé sous François Ier ou sous Henri II, son fils. Quoi qu'il en soit, Grégoire de Tours rapporte que ce couvent était célèbre par les vertus de ses religieux. Vers le douzième siècle, il fut transformé en château féodal, et devint en 1491 la propriété d'Anne de Polignac, veuve du comte de Sancerre, tué à la bataille de Marignan.

En 1518, cette veuve ayant épousé François de La Rochefoucauld, cette terre passa, par héritage, dans cette maison.

En 1566, elle fut érigée en comté, et en 1590 elle devint la propriété du comte de Randan.

Ce n'est qu'en 1821 que ce domaine, vendu un si grand nombre de fois, fut acheté par Mme la princesse Adelaïde d'Orléans, sœur du roi Louis-Philippe, à M. le comte de Choiseul-Praslin. De grands travaux et des embellissements ont été exécutés dans cette belle résidence pendant la vie de la princesse, qui l'a léguée par testament à M. le duc de Montpensier, son neveu. Cette propriété appartient aujourd'hui à M. le duc de Galiera.

En arrivant, on voit en face la cour d'honneur, garnie d'une belle grille en fer soutenue par des piédestaux que surmonte un lion combattant un serpent. Au fond est la façade du château, élevé de deux étages couronnés par des tourelles en briques. La façade du côté opposé présente trois étages, d'où l'on voit le panorama le plus agréable des environs. A droite et à gauche, l'œil s'étend dans une vallée baignée par les eaux de l'Allier, et enrichie par une abondante végétation. La grosse tour de l'ouest est la seule partie qui

reste des anciennes constructions ; elle est occupée par les appartements désignés sous le nom
de *logis du roi*. Les autres parties de ce château
ont été modifiées suivant le goût moderne, et les
fossés entièrement comblés.

L'intérieur est remarquable par sa décoration,
ses riches peintures et ses armoires garnies d'une
foule d'objets de curiosité. Après avoir parcouru
le grand salon de famille, la bibliothèque et la
chambre dite du roi, on passe sur une terrasse qui
conduit à la chapelle. Cette chapelle fixe l'attention des visiteurs par ses belles verrières, représentant les trois vertus théologales, la Foi, l'Es-
pérance et la Charité. Dans un petit oratoire, on
remarque également un tableau de grand prix,
représentant le martyre de sainte Dorothée ; les
personnages qui ont servi de modèles sont Mme de
Genlis et ses trois élèves : Louis-Philippe, alors
âgé de douze ans, et ses deux frères.

La salle à manger actuelle, anciennes cuisines
du château, manque d'élévation et de lumière ;
les salons qui la précèdent sont revêtus de stuc
imitant, par la diversité des couleurs, les plus
beaux marbres connus, et ornés d'arabesques dé-
corant les voûtes et les panneaux.

Le parc est de toute beauté ; l'air y est toujours frais ; des allées, grandes et bien sablées,
laissent voir de temps en temps de petites chau-

mières ou des cabinets rustiques. Les bois qui font partie de ce séjour lui donnent une valeur considérable, dont le revenu était consacré, tous les ans, à l'amélioration ainsi qu'à l'agrandissement du domaine, au grand avantage des petits propriétaires voisins. La princesse était la bienfaitrice des pauvres de Randan et des villages environnants. Elle avait fondé des maisons d'asile pour les vieillards et des écoles pour les enfants. Un registre, qu'elle s'empressait de consulter à son arrivée à Randan, est encore déposé dans le salon pour recevoir les noms des visiteurs du château.

Naguère cette riche habitation offrait un intérêt de plus par les tableaux de famille, les aquarelles, les trophées d'armes et les curiosités de toute espèce rapportées des voyages lointains. Tous ces objets ont disparu aujourd'hui des salles qu'ils ornaient autrefois.

Maumont.

En sortant de Randan, on peut se diriger vers le château de Maumont, ou rendez-vous de chasse, dépendance de Randan, à 6 kilomètres de distance. Ce monument, modèle de château gothique, avec tourelles, donjon, créneaux et armoiries, a été bâti par les ordres de Mme Adelaïde, pour être agréable à ses neveux, sur l'emplacement d'une ancienne commanderie de Templiers. On l'a surnommé le rendez-vous de chasse, parce que telle était sa destination, lorsque dans la belle saison les princes venaient rendre visite à Mme Adelaïde. En quittant Maumont, on peut regagner Vichy par la route de Nîmes, en traversant l'Allier sur le beau pont de Ris, dont l'architecture moyen âge s'harmonise parfaitement avec Maumont, bâti à la même époque.

Château d'Effiat.

Le château du maréchal d'Effiat, père de Cinq-Mars, exécuté à Lyon, par ordre de Richelieu, le 12 septembre 1642, est situé à 20 kilomètres de Vichy. Pour s'y rendre, on traverse le pont de Vichy, le village de Vesse, le bois Garot et une partie de la forêt de Randan, on arrive ensuite sur le sol de la riche Limagne, et bientôt après on est en vue du château d'Effiat, de ses pavillons couverts d'ardoises, tels qu'ils existaient dès 1557.

On se rendait, il y a quelques années, au château d'Effiat pour y voir la chambre à coucher du maréchal. Tout y était alors parfaitement conservé, bien que plus de deux siècles eussent passé par là.

On y voyait encore le lit et le fauteuil qui avaient servi au maréchal, le tout orné de riches tentures en velours et soie cramoisis brodés d'or et d'argent. Tous ces objets ayant été vendus, depuis deux ou trois ans le public a dû renoncer à cette excursion, qui n'offre plus aujourd'hui à la curiosité des visiteurs que les murs et les dispositions des salles de l'ancien château.

Châteldon.

La petite ville de Châteldon est située à 21 kilomètres environ de Vichy, arrondissement de Thiers, sur la route de Paris à Nîmes et sur la droite de l'Allier. On traverse, avant d'y arriver, les villages d'Abrest, de Saint-Yorre et de la Maison-Blanche ; à peu de distance de là, et après avoir passé le second pont, on prend le premier chemin à gauche, qui vous conduit directement à Châteldon. Cette petite ville est bâtie au bas d'une colline, sur un sol granitique ; les rues sont étroites, les maisons noires et mal construites, le tout d'un aspect triste et malheureux : un ruisseau d'eau vive, le Vauziron, qui baigne les maisons, traverse la ville dans toute sa longueur. La population y est souffreteuse ; on y voit un grand nombre de femmes affectées de goîtres, maladie attribuée à l'eau du torrent, dont les habitants font un usage

habituel, mais cette cause n'est peut-être pas la
seule. Toutes les collines environnantes sont couvertes de vignes, et le vin qu'on y récolte est, sans
contredit, le meilleur de l'Auvergne : il est léger
et agréable au goût. Du haut de ces coteaux on
découvre un magnifique panorama : les montagnes de Thiers, la chaîne du Forez, le vieux
Montoncelle et ses riches sapins, les châteaux de la
Motte, de Chabannes, du Périger et de Randan,
le mont Dore, Clermont, Riom, le Puy-de-Dôme
et les montagnes du Cantal.

Dans la partie supérieure du village se trouve
le vieux château, monument du moyen âge, d'un
aspect sombre. L'épaisseur des murs, l'entrée des
portes, la distribution intérieure des salles et des
corridors, tout retrace le souvenir des vieux ma-
noirs de la féodalité. On y voit encore un de
ces puits obscurs appelés *oubliettes,* au fond des-
quels la mort par la faim arrivait lentement aux
malheureuses victimes que la barbarie du temps y
précipitait.

Les chroniques du pays rapportent que c'est
en 1108, sous le règne de Louis le Gros, que fut
bâtie cette forteresse.

L'église, que l'on aperçoit en entrant dans le
village, faisait partie de l'ancien couvent des Cor-
deliers ; elle a été bâtie, dit-on, en 1557. Dans
tous les cas, il est facile de voir qu'elle est fort

ancienne, aux sculptures du moyen âge que l'on remarque sur son portail, représentant d'un côté un moine, et de l'autre un satyre écorché.

Châteldon est principalement connu par ses sources d'eau minérale froide et ferrugineuse, dont les propriétés sont depuis longtemps justement appréciées. Ces sources sont au nombre de deux : celle des vignes et celle de la montagne ; toutes les deux sont placées sur le bord du torrent dont nous avons parlé. La première appartient au docteur Desbrest, de Cusset, qui en est en même temps le médecin inspecteur ; et la seconde à M. Papon, propriétaire du château. L'analyse chimique qui en a été faite a constaté que cette eau ferrugineuse avait la plus grande analogie avec les eaux de Spa, avec cette différence que celles de Châteldon renferment beaucoup plus de matières salines. On les prend en boisson seulement, pour rétablir les règles et relever la constitution chez les personnes affaiblies, lymphatiques ou scrofuleuses. On les boit peu sur place, parce qu'elles supportent très-bien le transport et se conservent en bouteilles plusieurs années sans se décomposer. On trouve auprès des sources un petit hôtel avec deux cabinets de bains, pour y recevoir les quelques malades qui s'y présentent tous les ans, à l'époque de la saison.

Château de Busset.

Cette belle propriété, à 14 kilomètres de Vichy, est bâtie sur les dernières montagnes du Forez. La partie la plus élevée du château est une tour gothique, dans le style du quatorzième siècle, et connue sous le nom de tour de Riom.

L'histoire de ce château rapporte qu'en 1374, Guillaume de Vichy en était le seigneur ; que de cette famille il passa dans la maison d'Allègre et enfin dans celle des ducs de Bourgogne, dont les propriétaires actuels sont les descendants, par suite du mariage de Marguerite d'Allègre avec Pierre de Bourbon-Busset. Cette branche de la maison de Bourbon eut pour auteur Louis de Bourbon, fils de Charles Ier et d'Agnès de Bourgogne, nommé évêque de Liége, ce qui ne l'empêcha pas d'épouser la veuve du duc de Gueldres, ni d'obtenir plus tard que ce mariage fût déclaré légitime, par lettres patentes du roi Louis XIII, sur la demande de Philippe de Busset, en 1618. Les descendants de Louis de Bourbon furent reconnus légitimes héritiers de la maison royale de Bourbon, et qualifiés du titre de cousins du roi, titre qui leur fut confirmé, en 1661, par Louis XIV.

De loin, ce château offre une perspective d'une

grande étendue, et le panorama qui se présente à l'horizon, lorsqu'on est arrivé sur les lieux, forme le tableau le plus ravissant et le plus varié des environs de Vichy.

Les points les plus intéressants de ce site élevé et sur lesquels l'œil s'arrête avec plaisir sont : l'élégant pont de Ris, le château de Maumont, la Limagne tout entière, et puis, au loin, la cathédrale de Clermont, le Puy-de-Dôme, le mont Dore et le cours sinueux de l'Allier, qui tantôt se montre, et tantôt disparaît sous la verdure des taillis.

L'intérieur du château est remarquable par le bon goût qui a présidé à sa décoration ; les salles, les corridors et les terrasses offrent dans leur ensemble le type le plus parfait des beaux domaines d'autrefois.

Cette propriété appartenait au général François-Louis-Joseph, comte de Bourbon-Busset, mort le 14 décembre 1856 à Paris, transporté à Busset le 15 septembre 1857, au milieu d'une nombreuse population, accourue de toutes parts pour lui adresser un dernier adieu et le remercier de tous ses bienfaits. Dans ce cortége funèbre se trouvait également le corps de sa belle-fille, la femme de son fils Gaspard, morte quelques jours auparavant par suite d'un accident affreux.

MM. Charles et Gaspard, les deux fils jumeaux

du général, habitent aujourd'hui ce château ; le premier est marié avec la petite-fille de Mme la duchesse de Gontaut-Biron, dont la présence est si utile aux pauvres du pays qui, par ses soins, trouvent dans ce séjour bienveillance, secours et protection.

Château de Charmeil.

Ce château, situé sur la route de Saint-Pourçain, à 8 kilomètres de Vichy, sur la rive gauche de l'Allier, est une des plus jolies propriétés des environs ; sa situation est des plus agréables ; du côté de l'Allier, la vue, après avoir parcouru une étendue considérable de belles prairies, vient se reposer agréablement sur les coteaux du Creusier ; à droite et à gauche, on voit, dans l'espace, un horizon charmant formé par les jardins, les bois et les terres de ce beau domaine.

La construction du château n'est pas très-ancienne ; elle date du temps de Louis XV, si l'on en juge par les peintures placées sur les parties supérieures des portes et des cheminées. La distribution intérieure est parfaite et l'ameublement d'un très-bon goût.

Le château de Charmeil appartenait à Mme la marquise douairière d'Evry, morte en 1851.

Elle venait tous les ans l'habiter pendant la saison des bains.

Ce domaine appartient actuellement à Mme d'E-vry, sa belle-fille, aujourd'hui Mme la marquise de Monteynard, dont le nom continue à être béni par tous les malheureux du pays.

Géologie.

Par sa situation, Vichy fait incontestablement partie de cette partie de l'Auvergne connue sous le nom de Limagne. On suppose que la vallée de Vichy, depuis Cusset jusqu'à Gannat, a été longtemps submergée ; qu'elle formait un grand lac dont l'eau s'était peu à peu dirigée par des rivières et des ruisseaux jusqu'à la mer, et qu'enfin toutes ces voies d'écoulement s'étaient réunies en une seule pour former l'Allier.

Les divers produits souterrains, trouvés à toutes les époques dans cette contrée, ont donné un grand poids à cette opinion. Ces produits, par leur nature, indiquent que ce bassin était rempli par une eau douce : ce sont des cailloux roulés et trouvés sur des montagnes, des assises calcaires, des coquillages, des traces de squelettes d'animaux antédiluviens, de poissons d'eau douce, d'oiseaux aquatiques et de plantes inconnues, enfouis et conservés par la chaux dans des dépôts calcaires. Ce grand lac se trouvait borné par des montagnes de différente nature, mais particulièrement de nature granitique, et des roches primitives, comme celles que l'on trouve sur la route de l'Ardoisière.

On pense aussi que le niveau de ce lac aurait été déplacé par des secousses dues à des mouvements volcaniques, et que des montagnes se seraient montrées par suite de ces ébranlements souterrains; ou bien que des produits salins, déposés successivement au niveau du sol, auraient, en obstruant leurs propres issues, formé, par le mouvement ascensionnel, d'autres montagnes. Dans tous les cas, c'est ainsi que se sont organisées ces masses calcaires, dures, compactes et verticalement ondulées d'arragonite, que nous voyons au-dessus de la source des Célestins. On trouve dans les diverses parties du sol de Vichy, qui appartient aux terrains diluviens et postdiluviens, le calcaire siliceux et argileux pouvant fournir d'excellente chaux hydraulique. Le sol proprement dit est formé par de l'argilo-calcaire plus ou moins plastique; il appartient au terrain tertiaire moyen et au terrain d'alluvion.

Du climat et de la végétation de Vichy.

Le climat de Vichy est doux et tempéré ; pendant l'hiver, on y voit souvent de la neige, à cause du voisinage des montagnes de l'Auvergne ; le printemps, néanmoins, y commence de bonne heure. C'est pourquoi les malades feraient bien, dans l'intérêt de leur santé, de se rendre à Vichy à partir du mois de mai, qui est ordinairement le plus beau et le plus agréable de la saison. Les bords de l'Allier et du Sichon sont alors plus fleuris qu'à toute autre époque de l'année.

Pendant l'été, on y éprouve parfois des chaleurs assez fortes, mais qui heureusement se trouvent tempérées le soir par la brise de l'Allier et du Sichon ; des orages violents éclatent souvent aussi, à cause des hautes montagnes d'Auvergne. En automne, le mois d'octobre est ordinairement très-beau, et ce n'est qu'au mois de novembre que des brouillards, venant des plaines de la Limagne, s'étendent parfois comme un voile épais sur la vallée de Vichy.

Les espèces végétales qui croissent dans les environs sont semblables à celles du Bourbonnais et de l'Auvergne. La flore de Vichy diffère peu de celle de Paris, attendu que l'élévation de

Cusset au-dessus du niveau de la mer, dit le docteur Giraudet, est égale à celle de Paris, ainsi que la moyenne des deux températures.

Du règne animal.

Il suffira, je pense, pour atteindre le but que je me suis proposé, de donner un aperçu des diverses espèces animales qu'on trouve dans les environs de Vichy, afin de faire connaître aux visiteurs les ressources du pays. Au nombre des produits de ce genre, j'aurai à signaler particulièrement parmi les *crustacés* : l'écrevisse commune ; parmi les *poissons* fournis par le Sichon, l'Allier et le Jolan, ainsi que par les étangs environnants : le saumon, la truite, le brochet, la carpe, le goujon, la tanche, l'anguille et la lamproie.

Dans la famille des *oiseaux palmipèdes*, on y voit : le canard sauvage, la sarcelle, le pluvier, le vanneau, la bécasse, le foulque des bords des étangs, la perdrix rouge et la grive.

Parmi les *quadrupèdes*, on y trouve, comme partout ailleurs, le mouton, dont l'espèce est petite, ainsi que le bœuf. Ses veaux seraient de très-bonne qualité si, pour économiser le lait des vaches, les habitants ne les vendaient pour être abattus, aussitôt après leur naissance, à ce point qu'à Vichy le veau le plus âgé n'a jamais plus d'un mois.

Le sanglier y est très-rare. Parmi les animaux nuisibles, on rencontre la vipère, le loup et le renard.

Du règne minéral.

Vichy est bâti en grande partie sur un terrain qui a pour base principale une roche calcaire, formée par les dépôts salins successifs et ascensionnels, laissés par les diverses sources thermo-minérales, qui sourdent de toutes parts ; le rocher d'arragonite de la source des Célestins en offre un exemple indiquant suffisamment les phénomènes qui ont dû s'opérer anciennement sous ce rapport.

La découverte des puits artésiens nous met heureusement à l'abri des inquiétudes qu'il serait permis d'avoir, dans un temps fort éloigné sans doute, au sujet de l'occlusion future des sources naturelles, que l'ancienne source des Célestins tend à faire craindre depuis longtemps.

La roche des Célestins est une sorte de muraille de huit à dix mètres d'épaisseur, et de plus de cent mètres de largeur ; sa disposition représente une suite de couches concentriques, peu épaisses et complétement verticales, à surface mamelonnée. Sa composition est de calcaire cristallisé, basilaire et translucide, dont les fibres sont perpendiculaires au plan des couches ; sa texture est fibreuse ou compacte, ayant la forme et les propriétés de l'arragonite. Sur d'autres points, on voit des cellules oblongues, produites sans doute par un dégagement de gaz, au moment où la matière calcaire était encore à l'état de pâte.

On a vu, en creusant le puits de Lardy, dans l'enclos des Célestins, que plus profondément cette couche verticale devient tout à fait horizontale. Ce travertin, ou masse calcaire concrétionnée, est exploité comme moellon ; le plus récent, qui est cristallisé et grisâtre, sert à faire de la chaux. Il est composé de carbonate de chaux, de magnésie, de fer, de manganèse et d'argile.

Il est permis de croire, d'après les divers trous de sonde qui ont été pratiqués, depuis quelques années, dans les environs de Vichy, que l'étendue de la nappe d'eau minérale peut avoir 10 kilomètres de superficie.

D'après le docteur Giraudet, le terrain de Vichy est formé de marne grisâtre dans les environs du Sichon, et partout ailleurs de calcaire blanchâtre.

Sur la hauteur de la côte Saint-Amand, on

trouve un terrain peu épais, formé de marne jaunâtre, avec des débris de roches primitives, de quartz et de galets ; plus bas, tous ces produits sont mélangés avec une grande quantité de sable, des scories volcaniques de diverses couleurs, des grès ferrugineux, des fragments de porphyre quartzifère variés et des poudingues anciens.

Le lit de l'Allier est formé par du sable, du quartz et des galets ; la nature de ce sol et le cours rapide de la rivière, dans les environs de Vichy, sont deux circonstances qui ne permettent pas, comme quelques personnes l'ont avancé, de supposer que ce soit à l'Allier qu'on doive attribuer les nombreuses fièvres d'accès qui se manifestaient autrefois vers l'automne. Tout indique, au contraire, que le territoire de Vichy est un pays très-sain ; mais il faut dire aussi que le rouissage du chanvre qu'on y cultivait jadis, opération dont on connaît l'insalubrité, devait être considéré comme la cause déterminante des fièvres dont on a tant parlé, et ce qui le prouve, c'est que, depuis que cette culture a diminué dans les environs de Vichy, les fièvres ont disparu.

Origine des sources.

Que de théories n'a-t-on pas imaginées pour expliquer la chaleur constante des eaux minérales ! Mais comme il serait trop long d'entrer dans des détails à ce sujet, je me contenterai de rapporter les explications qui paraissent se rapprocher le plus de la vérité, et qu'on doit admettre comme vraies, jusqu'à ce que des faits plus positifs soient venus nous démontrer le contraire.

Plusieurs ingénieurs des mines, M. Tetra en particulier, ont remarqué depuis longtemps, que plus on s'enfonce dans la terre et plus sa température est élevée, dans la proportion de 1 degré de chaleur par 25 ou 30 mètres de profondeur. M. Arago a également constaté ce fait dans le forage du puits artésien de Grenelle, dont l'eau, à une température de 32 degrés centigrades, provenait d'un sondage qui avait 540 mètres de profondeur, ce qui prouve qu'il existe au centre de notre globe un foyer de calorique, dont l'élévation de température doit nécessairement tenir tout en fusion, même les métaux les moins fusibles. Nous voyons également, d'autre part, que les matières vomies par les volcans nous arrivent toutes en fusion. Ces faits étant parfaitement démontrés, il doit en résulter, par conséquent, que les eaux pluviales, en s'infiltrant plus ou moins profondément dans le sein de la terre, s'échauffent d'autant plus qu'elles arrivent plus près de ce foyer central, et qu'à leur retour sur la surface du globe elles auront suivi, en même temps, une direction plus perpendiculaire. Cette théorie explique évidemment la cause probable de la chaleur toujours égale des eaux minérales.

Il existe, en outre, une grande différence entre les eaux thermo-minérales et les eaux douces, en ce que celles-ci augmentent ou diminuent suivant que les pluies sont plus ou moins abondantes, tandis que rien de semblable n'a lieu avec les eaux thermales, dont le débit ne varie pas. Un autre fait également constant, c'est que, quelle que soit la température de l'atmosphère, celle des eaux thermales ne varie jamais. Une seule circonstance, cependant, peut la faire varier ; c'est un grand tremblement de terre ou une éruption volcanique. Nous ajouterons enfin, comme dernière remarque, que toutes les sources d'eaux thermales se rencontrent généralemeut dans les environs des lieux où existent des foyers volcaniques.

Il est prouvé aussi que toutes les eaux minérales de Vichy, même les sources jaillissantes de Hauterive, sourdent du calcaire d'eau douce, calcaire qui forme le fond de la vallée de l'Allier, et qu'elles proviennent des terrains primordiaux qui, d'après M. Boulanger, constituent, avec le dépôt lacustre, une nappe plus ou moins étendue, d'où elles arrivent ensuite à la surface du sol, après avoir traversé les couches des terrains tertiaires par des fissures naturelles.

Dans un rapport adressé en 1852 à M. le ministre du commerce, par M. Dufrénoy, inspecteur général des mines, il est dit : « Partout où l'on a « sondé dans une étendue de 10 kilomètres autour « des sources de Vichy, on a trouvé des sources al- « calines gazeuses analogues à celles de Vichy. Il y « a donc dans ce bassin une quantité d'eau miné- « rale considérable. Les sondages ont appris que « ces différentes sources sortent toutes d'un terrain « d'alluvion qui couvre la vallée de l'Allier ; elles se « sont arrêtées à une couche argileuse rougeâtre, « paraissant régner partout au même niveau, et « divisant le terrain d'alluvion en deux parties. La « sonde, après avoir traversé cette couche, a, en « effet, constamment rapporté des sables analogues « à ceux de la partie supérieure. On peut donc « considérer le terrain d'alluvion situé au-dessous « de la couche argileuse comme formant une es- « pèce d'éponge, qui reçoit les eaux minérales de « la cheminée d'ascension, et les transmet à la « surface, soit par des puits artésiens naturels, « comme le puits Carré, soit par des ouvertures « tubulaires qu'on pratique dans sa masse au « moyen de forages. »

D'après M. Bouquet, la proportion de sels fournis par les seize sources d'eau minérale du bassin de Vichy, amenées à la surface du sol, est évaluée par ce chimiste à 5,102 kilogrammes par jour, ce qui fait 1,861,230 kilogrammes par année, dont la plus grande partie se perd dans les eaux de l'Allier.

TABLEAU indiquant les diverses températures qui ont été observées à diverses époques à Vichy.

NOMS des SOURCES.	TEMPÉRATURES OBSERVÉES PAR							Le docteur Barthez,		
	Lassonne, le 10 juillet 1775.	Desbrest, le 27 avril 1777.	Berthier et Pubis, le 3 juillet 1820.	Longchamps, en juin 1825.	François, en octobre et novembre 1843.	François et Boulanger, janvier et mars 1844.	François et Boulanger, août 1844.	en août 1847.	en décembre 1850 et janvier 1853.	en novembre 1858.
Gr. puits Carré.	48.75	46,25	45,00	44,88	44,90	43.75	»	46	48	45
Puils Chomel. .	43,13	36,25	40,00	39,26	37,90	28,65	»	41	42	41
Grande-Grille..	48,75	40,63	38,50	39,18	34,20	32,25	»	35	36	42
Hôpital.	36,25	36,25	»	35,25	31,60	29,90	»	31	31	31
Acacias........	31,25	28,13	»	27.25	27,70	24,20	»	»	»	»
Lucas.........	»	»	»	29,75	28,45	28 00	»	29	32	30
Célestins......	27,50	22,19	»	19,75	16,85	8 à 9	22,20	16	»	»
Puits Lardy....	»	»	»	»	»	»	»	27	26	23

Le résultat de toutes ces expériences démontre que la température de la source de la Grande-Grille, après avoir sensiblement diminué, a beaucoup augmenté, ainsi que son débit, depuis les nouveaux travaux de çaptage. La diminution de la température des eaux minérales, dit M. Boulanger, paraît tenir à la variation du produit des sources, dont le refroidissement naturel serait d'autant plus puissant qu'il s'exercerait sur une masse d'eau moins considérable.

Produit ou jaugeage des sources.

NOMS des SOURCES.	PRODUITS DES SOURCES DE VICHY EN 24 HEURES, D'APRÈS LES OBSERVATIONS DE						
	Berthier et Pubis en 1820.	Rose Beauvais, en 1925.	François, en 1843.	François et Boulanger		François.	Pigeon.
				en janvier 1844.	en février, mars, avril et mai 1844.	en novemb. 1854.	en octobre 1858.
	m. c.	m. c.	m. c.	m. c.	m. c.	m. c.	m. c.
Gr. puits Carré.	172,00	180,00	174,594	107,802	140,051	212,544	»
Puits Chomel..	2,50	»					
Grande-Grille..	15,50	»	8,082	6,833	6,277	98,064	»
Hôpital.........	56,00	51,00	56,620	52,005	63,005	65,750	»
Acacias........	6,50	»	2,692	»	54,080	104,200	»
Lucas.........	6,50	»	6,508	»			
Célestins......	0,50	»	0,455	»	0,800	»	508
Idem, nouvelle source......	»	»	»	»	»	»	7,470
Puits Lardy...	»	»	»	»	36,000 lit.	»	»

On voit, d'après ce tableau, que. les sources d'eau minérale de Vichy ont très-peu varié sous le rapport de leur volume, et que l'augmentation qui est indiquée dans les dernières colonnes doit être attribuée aux grands travaux de captage, habilement exécutés en 1854 par M. l'ingénieur François, et plus tard par M. Pigeon.

Des propriétés physiques et chimiques des eaux de Vichy en général.

Les propriétés physiques des eaux alcalines de Vichy sont d'abord d'être chaudes, excepté celles de la source des Célestins ; claires, limpides et gazeuses : la quantité de gaz acide carbonique que ces eaux renferment est si considérable, qu'en s'échappant, ce gaz les rend bulleuses et bruyantes, comme l'eau qui bout. Elles ont un goût piquant, aigrelet, d'une saveur légèrement alcaline, lixivielle, au dire des anciens, caractère distinctif et dominant de toutes les fontaines minérales de Vichy. Cette saveur alcaline n'a d'ailleurs rien de désagréable, à cause de l'acide carbonique qui se dégage lorsqu'on la boit. Cet acide se trouve mélangé avec une certaine quantité d'air atmosphérique, plus oxygéné que celui de l'atmosphère. Les médecins qui ont écrit anciennement sur les eaux de Vichy s'accordent pour attribuer à toutes les sources l'odeur d'hydrogène sulfuré. Cette odeur n'existe plus aujourd'hui d'une manière sensible, si ce n'est à la source Lucas, à la source Chomel, et au puits Lardy. Elles laissent déposer sur les bords des bassins du sous-carbonate de chaux, tenu en dissolution par l'acide carbonique libre, avec quelques traces d'oxyde de fer. On remarque également une matière verte de nature végéto-animale qui se développe à la surface de l'eau, sous l'influence directe des rayons solaires, et qu'on ne remarque pas dans le sein de la terre ; elle est surtout très-apparente à la source de l'Hôpital ; Berzélius l'a trouvée aussi dans les eaux de Carlsbad. Elle a été décrite sous le nom de *tremella thermalis*, parce qu'on la rencontre dans toutes les eaux minérales chaudes ; on y aperçoit en outre de la glairine et de la sulfuraire. Elles colorent en bleu le papier de tournesol rougi par un acide faible ; mais il faut attendre, pour que l'effet soit complet, l'entier dégagement de l'acide carbonique libre.

Voici, d'après l'analyse qui en a été faite en 1825 par M. Longchamps, les substances qu'elles contiennent par litre :

SUBSTANCES contenues DANS LES EAUX.	SOURCES.						
	Grande-Grille.	Chomel.	Grand-Bassin.	De l'Hôpital.	Des Acacias.	Lucas.	Des Célestins.
Acide carbonique.	lit. 0,475	lit. 0,499	lit. 0,534	lit. 0,494	lit. 0,649	lit. 0,540	lit. 0,562
Carbonate de soude	gr. 4,9814	gr. 4,9814	gr. 4,9814	gr. 5,0513	gr. 5,0513	gr. 5,0863	gr. 5,3240
— de chaux...	0,3490	0,3488	0,3429	0,5223	0,5868	0,5005	0,6103
— de magnésie	0,0849	0,0852	0,0807	0,0952	0,0972	0,0970	0,0725
Muriate de soude..	0,5700	0,5700	0,5700	0,5426	0,5426	0,5463	0,5790
Sulfate de soude...	0,4725	0,4725	0,4725	0,4201	0,4202	0,8933	0,2752
Oxyde de fer......	0,0029	0,0031	0,0066	0,0020	0,0170	0,0029	0,0059
Silice............	0,0736	0,0721	0,0726	0,0478	0,0510	0,0415	0,1131
Totaux...	6,5351	6,5331	6,5327	6,6814	6,7461	6,6678	6,9802

TABLEAU *général donnant la composition de plusieurs sources de Vichy, établie pour un poids de 1,000 grammes de liquide (1 litre).*

PRINCIPES MINÉRALISATEURS.	PAR M. O. HENRY EN 1850.			PAR M. BOUQUET EN 1852.			
	Grande-Grille.	Du Parc.	Lardy.	De l'Hôpital.	Des Célestins.	Lucas.	De Mesdames.
Acide carbonique libre	0,231 lit.	0,272 lit.	0,501 lit.	gr. 1,067	gr. 1,049	gr 1,751	gr. 1,908
Bicarbonates anhydres { de soude	4.900 gr.	4,840 gr.	4,137 gr.	5,029	5,103	5,400	4,016
de potasse	indices.	indices.	indices.	0,440	0,315	0,282	0,189
de chaux	0,107	0,094	0,277	0,570	0,434	0,545	0,604
de magnésie	0,065	0,057	0,210	0,200	0,328	0,275	0,425
de strontiane	traces.	traces.	traces.	0,005	0,005	0,005	0,003
de lithine	id.	id.	id.	»	»	»	»
Sulfates anhydres { de soude	0,469	0,410	0,170	0,291	0,291	0,291	0,250
de potasse	0,020	0,004	0,020	»	»	»	»
Chlorures { de sodium	0,538	0,500	0,358	0,518	0,534	0,518	0,355
de potassium	0,004	0,003	0,022	»	»	»	»
Iodure? Bromure { alcalins	sensibles.	sensibles.	sensibles.	»	»	»	»
Phosphate de soude ?	?	?	?	0,046	0,091	0,070	0,003
Nitrate ?	?	?	?	»	»	»	»
Silicate { de soude ou silice	0,400	0,340	0,120	0,050	0,060	0,050	0,032
d'alumine	0,230	0,233	inapprécié.	»	»	»	»
Fer et manganèse	0,001	0,001	0,001	0,004	0,004	0,004	0,026
Matière organique	indices.	indices.	indices.	traces.	traces.	traces.	traces.
Borate de soude	»	»	»	traces.	traces.	traces	traces.
Arséniate de soude	»	»	»	0,002	0,002	0,002	0,003
Substances fixes	6,734	6,482	5,315	8,222	8,244	8,797	7,811

Outre ces produits, M. Henry ajoute qu'il a trouvé l'iode, la lithine et la strontiane; plus tard, d'autres chimistes, tels que MM. Chevallier, Gobley, Poggiale, Bru et Bouquet, ont signalé la présence de l'arsenic dans toutes les sources de Vichy. Ce dernier a reconnu que l'acide arsénique est d'autant plus abondant que les eaux sont plus ferrugineuses, et qu'il se concentre en quantité considérable dans les dépôls que l'on remarque autour des sources. La proportion quantitative déterminée par ce chimiste s'élève à 0^{gr},001 par litre, pour les eaux non ferrugineuses, et à 0^{gr},002, pour celles qui admettent des quantités notables de protoxyde de fer. L'analyse des eaux de Vichy, rapportée dans le tableau général, prouve qu'elles n'ont pas éprouvé de variation notable, depuis un tiers de siècle, ce qui démontre leur parfaite stabilité de composition chimique.

On a constaté en outre, mais ceci s'applique également à toutes les sources minérales naturelles de Vichy, qu'à l'approche des orages, pendant que l'atmosphère est violemment agitée, les eaux sont plus lourdes, plus pesantes, et plus difficiles à digérer. « Dans les temps d'orages, « dit le baron Lucas, il faut les boire avec pré- « caution, car elles sont d'une digestion labo- « rieuse ; elles causent un ballonnement du ventre, « incommode et tellement apparent, qu'on le re-

« garde comme précurseur d'un changement qui
« doit s'opérer dans l'atmosphère. »

Ce fait, qui a été observé dans toutes les eaux
gazeuses et dont on n'a pu se rendre jusqu'à présent un compte bien exact, trouve aujourd'hui
son explication dans le dégagement plus considérable des gaz et la diminution, par conséquent,
de l'air oxygéné et de l'acide carbonique contenus naturellement dans l'eau des sources.

Les expériences récentes de M. Doyère sur
la véritable constitution de l'air atmosphérique
viennent en outre nous donner la clef de ce changement remarquable dans la digestibilité des
eaux. En effet, comme il est prouvé que les sources
de Vichy renferment de quarante à cinquante fois
leur volume d'air, plus oxygéné que celui de
l'atmosphère ; et qu'il résulte de ces mêmes recherches, que plus la pression atmosphérique est
grande, plus aussi les proportions d'air dans l'eau
sont considérables, je pense, d'après ces faits, que
si les sources de Vichy sont plus agitées à l'approche des orages, cela tient à ce que la pression atmosphérique étant plus faible, ainsi que le démontre le baromètre, une plus grande quantité d'air
oxygéné et d'acide carbonique s'échappe dans cet
intervalle, ce qui doit nécessairement rendre
les eaux plus lourdes et plus difficiles à digérer,
en faisant remarquer que les propriétés parti-

culières d'un air plus oxygéné sont de réveiller précisément l'action vitale de nos organes.

Des propriétés particulières à chaque source.

Certains esprits forts diront, ainsi que je l'ai souvent entendu répéter : « A quoi bon se donner « la peine d'aller boire à une source plutôt qu'à « une autre ? Toutes n'ont-elles pas les mêmes « propriétés ? La chimie n'a-t-elle pas reconnu « qu'elles renfermaient les mêmes éléments ? Sans « doute, les chimistes ont bien rencontré quel- « ques petites différences dans les quantités, quel- « ques légères variations dans leur température; « mais tout cela est trop minime au fond pour « donner lieu à des changements dans leurs pro- « priétés médicinales. » Il est vrai que, si nous ne devions nous en rapporter qu'à l'analyse chimique, cette opinion pourrait avoir quelque apparence de vérité; mais, malheureusement pour les incrédules, les faits sont là pour démontrer les résultats divers qui, tous les jours, viennent frapper l'attention des malades.

Il est évident que les eaux, chimiquement, n'ont pas entre elles de différences bien tranchées, et cependant nous voyons souvent qu'elles conviennent à telle personne plutôt qu'à telle autre, et qu'il s'établit, sans que nous puissions nous en rendre compte, une sorte d'affinité entre certains tempéraments et certaines sources. Sans doute, personne ne peut nier que, depuis Bayle, l'analyse des eaux minérales n'ait fait d'immenses progrès ; mais il nous est démontré également, par cette même science, qu'on est encore loin de connaître exactement les éléments qui entrent dans la composition des eaux en général. Ainsi, d'une part, les divers modes d'action produits chez les malades ; de l'autre, l'impuissance de la chimie à nous faire connaître la composition exacte des eaux, nous autorisent à penser qu'il existe des variétés d'action qui sont inhérentes à chaque source. Et, sans aller plus loin, nous pourrions nous arrêter à la différence de leur température, qui devrait suffire, ce nous semble, pour nous convaincre de cette vérité ; car de cette modification seule découlent une foule de considérations qu'il est impossible de nier. Ainsi, par exemple, une température plus élevée indique déjà une profondeur plus grande de la source, par conséquent, des points de contact plus multipliés dans son trajet, des propriétés dissolvantes plus énergiques, et enfin une chaleur qui à elle seule peut déterminer, selon le tempérament, des effets bien différents.

D'après toutes ces considérations, je pense

donc qu'il est utile et sage de s'en tenir à ce que l'expérience nous apprend journellement, et d'écouter la voix de la nature, qui se révèle à nous par les divers effets salutaires ou nuisibles ressentis par les malades eux-mêmes. Voici d'ailleurs quelle était l'opinion des anciens médecins sur les propriétés particulières attribuées aux diverses sources de Vichy; et cette opinion, que je vais faire connaître en décrivant chaque source, a pour moi, je dois le dire, une grande valeur, attendu qu'elle est basée sur l'observation d'un grand nombre de faits, recueillis, comme le faisaient les anciens, avec la plus minutieuse attention.

Source du grand puits Carré.

Cette source est située au milieu de la galerie nord, à l'extrémité de la grande galerie de communication, à droite en entrant sous le vestibule du grand établissement thermal. C'est elle qui fournit la plus grande partie de l'eau nécessaire au service des bains.

La source du puits Carré est aujourd'hui peu fréquentée par les buveurs, à cause de sa disposition peu commode pour y puiser l'eau directement. Aussi l'administration a-t-elle eu soin d'y placer un escalier à l'usage des malades. L'eau de cette source a été employée dans tous les temps contre les maladies des voies digestives, compliquées d'affections pulmonaires; et si la digestion en paraissait quelquefois difficile, on avait soin de la couper avec un tiers de lait. C'est, selon le docteur Desbrest, la plus douce et la moins incendiaire de toutes les fontaines minérales de Vichy.

Les anciens médecins la recommandaient également aux personnes maigres, sèches et nerveuses.

Source du puits Chomel.

Cette fontaine, ornée d'un petit bassin en marbre blanc, est située vers le milieu de la galerie nord du grand établissement, à droite avant d'arriver à la porte grillée, qui conduit dans la grande galerie de communication, et à 4 mètres environ du puits Carré. Elle est aujourd'hui élevée au niveau du sol à l'aide d'une petite pompe aspirante, dont le mécanisme permet de conserver à l'eau tous ses principes naturels.

Cette source, d'après les renseignements qui m'ont été fournis par M. François, ingénieur des mines, a une origine commune et se trouve solidaire avec la source du puits Carré, dont nous venons de parler ; c'est pour cela qu'elle est administrée avec un grand succès, en boisson, dans les mêmes affections que la précédente. Je ne puis cependant passer sous silence les propriétés signalées par les anciens médecins, que le temps n'a fait que confirmer. A cet effet, je laisserai parler ici de préférence le médecin dont la source porte le nom, à cause de la découverte qui en fut faite en sa présence, pendant que les ouvriers creusaient les fondations du bâtiment neuf, en 1775.

« Je ne rapporterai pas, dit Chomel, les effets « merveilleux que les eaux de cette source ont « produits ; il suffit de dire que tous ceux qui en « ont bu s'en sont bien trouvés, particulièrement « ceux qui sont affectés de la poitrine et de l'es- « tomac, et les Anglais qui sont sujets à la ma- « ladie de consomption les boivent avec plaisir. « Je les ai vus souvent les mélanger avec du lait « et du thé, et s'incliner sur les eaux pour en « respirer les parties volatiles. »

Source de la Grande-Grille.

Cette source, ainsi nommée à cause d'une grande grille de fer qui l'entourait encore en 1853, est située à l'extrémité est de la galerie nord du grand établissement, à gauche en entrant par l'arcade de la rue Cunin-Gridaine, en face de l'hôtel des bains.

Si nous devons nous en rapporter, ainsi qu'il convient de le faire, aux écrits publiés par les anciens intendants des eaux sur les vertus particulières de cette source, nous dirons qu'elle était réputée alors comme renfermant beaucoup plus de sels que les autres fontaines, et possédant à un très-haut degré la propriété de remédier aux vices des premières voies, au dérangement des organes de la digestion, ainsi qu'aux obstructions des viscères abdominaux.

« Cette source, dit le docteur Desbrest, doit
« être préférée toutes les fois qu'on a besoin
« d'agir et de remuer plus efficacement la ma-
« chine, et de mettre ses organes dans le plus
« grand jeu. »

Elle est employée aujourd'hui avec succès, principalement dans les pesanteurs d'estomac, dans les mauvaises digestions, l'inappétence, les borborygmes ; mais plus particulièrement encore pour dissoudre les engorgements du foie et de la rate ; dissiper les coliques hépatiques ; favoriser l'écoulement de la bile, et faire disparaître par conséquent les traces de la jaunisse.

L'eau de cette fontaine détermine quelquefois de légères purgations. Elle est prise en bains et

en boisson, et celle que l'on met en bouteilles
peut être transportée dans les diverses contrées
de l'Europe, et se conserver sans altération appréciable.

Source de Mesdames.

Cette source, dont l'écoulement se fait remarquer dans la galerie du grand établissement, à
l'extrémité opposée, faisant pendant à la source
de la Grande-Grille, présente, d'après l'analyse
chimique, une composition analogue à l'eau du
puits Lardy ; toutes deux sont ferrugineuses, et
renferment, d'après M. Bouquet, 12 milligrammes
de protoxyde de fer par litre d'eau ; son jaillissement a lieu également par suite d'un forage
artésien.

Cette eau, d'une température de 16 degrés centigrades et d'un produit de 22,000 litres par jour, a
été amenée à Vichy pendant la saison de 1855, au
moyen d'un tube en fonte qui protége et conserve
dans tout son parcours ses éléments gazeux. Pour
obtenir ce résultat, on a placé à l'origine de la
source un appareil composé d'une colonne ascensionnelle, terminée par deux cuvettes dont l'ensemble forme, avec la soupape fixée au centre de
la vasque, qui reçoit l'eau à son jaillissement, un

joint hydraulique complet, de telle sorte qu'elle
est soumise, par ce moyen, à une pression gazeuse
constante depuis sa source jusqu'à son arrivée à
Vichy, ce qui garantit sa parfaite conservation.
Des analyses faites par M. O. Henry, à l'émer-
gence de la source et à la buvette de Vichy,
prouvent, dit ce chimiste, qu'il y a identité de
principes minéralisateurs, et que le dépôt ocracé
de la buvette est arsenical comme aux autres
sources.

Dans cet état, cette eau possède toutes les propriétés médicales que l'on reconnaît aux sources
alcalines ferrugineuses de Vichy, c'est-à-dire
qu'elle est très-utile aux personnes chlorotiques,
qu'elle améliore et favorise le retour des règles
et remonte l'organisme. La constitution des
malades de l'hôpital qui en ont bu était généralement détériorée, avec mollesse et souvent
infiltration des tissus, ou bien sous l'influence
d'une cachexie paludéenne : c'est, sans aucun
doute, à la réunion de l'alcali et du fer que cette
eau renferme, que nous devons attribuer les résultats favorables que ces malades en ont obtenus.

Source Lucas.

Cette source, située en face de l'hôpital militaire, à 10 mètres de distance, était autrefois celle des Acacias, laquelle, après des travaux de captage exécutés en 1844, par M. François, ingénieur des mines, a été réunie à la source Lucas. Par suite de nouveaux travaux pratiqués en 1854, ces deux fontaines réunies donnent, par vingt-quatre heures, d'après une note qui m'a été remise par M. l'ingénieur François, 105 litres d'eau au lieu de 55 qu'elles fournissaient auparavant. Il paraît que cette source aurait été occupée autrefois par une piscine romaine. Des restes de constructions, trouvés pendant les travaux de captage, ne laissent aucun doute à cet égard.

Cette eau renferme particulièrement une quantité très-notable d'hydrogène sulfuré. Cet acide n'est appréciable qu'à la source, il disparaît complétement par le transport ; car l'analyse qui en a été faite à Paris, peu de temps après son puisement, par M. Bussy, en 1850, sur la demande de M. le ministre du commerce, a démontré qu'il n'en existait pas les plus légères traces dans les bouteilles, ce qui prouve que cet acide n'est là qu'accidentellement, et qu'il est dû, sans doute, à la fermentation de quelques substances organi

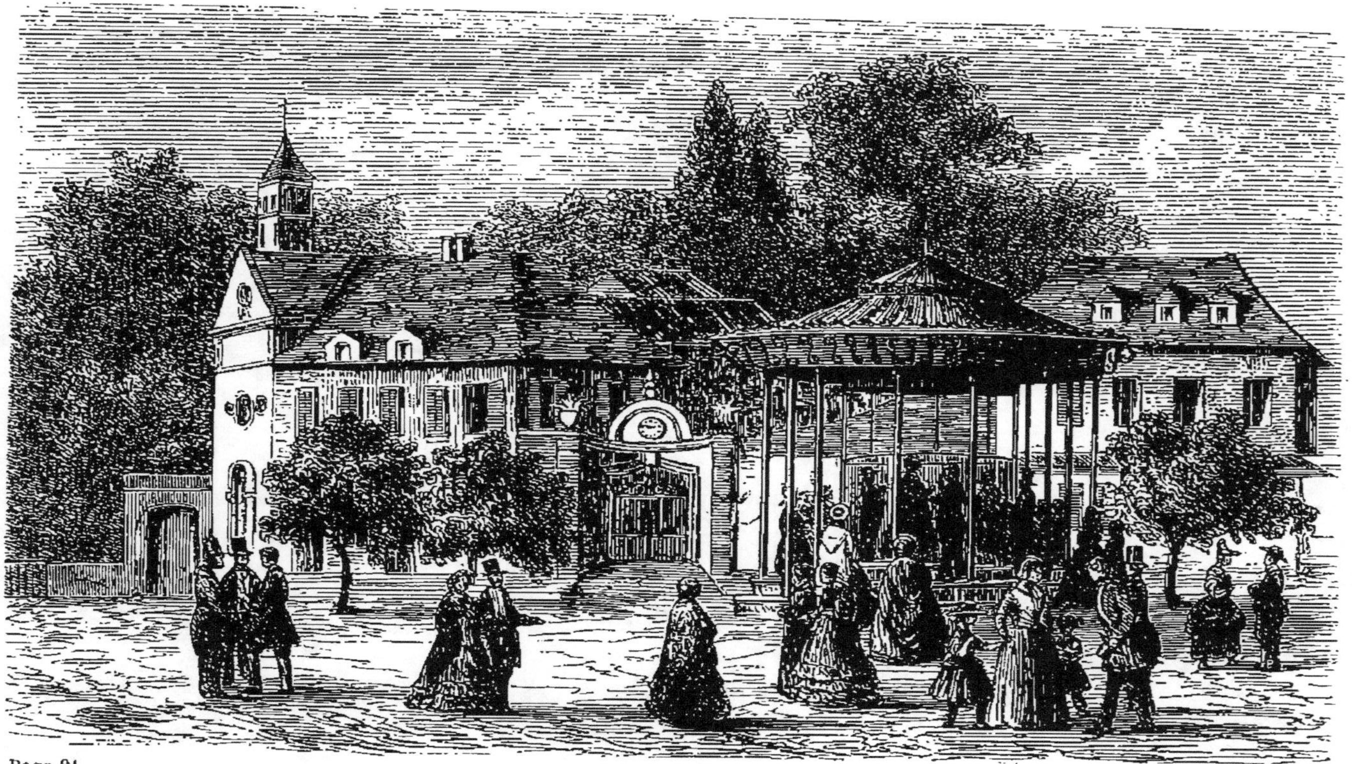

Typ. Hennuyer.

Place Rosalie et source de l'Hôpital.

ques que les eaux traversent ; ce qu'il y a de certain, c'est qu'il n'y est pas combiné, comme dans les sources véritablement sulfureuses.

Son action est très-énergique ; elle favorise activement toutes les sécrétions, et l'impression qu'elle produit sur l'estomac est tellement vive que l'appétit, dit Longchamps, se perd bientôt si on la prend en trop grande quantité.

Elle est très-utile dans les maladies de la peau, sans inflammation de la partie malade. Lorsqu'on la prend en boisson, on doit faire en sorte que l'estomac ne soit pas irrité. Il faut, dans tous les cas, la boire avec ménagement, la couper avec du lait ou une infusion de tilleul, ou, mieux encore, avec de l'eau ordinaire gommée. Son efficacité est surtout très-grande lorsque l'affection gastrique succède à une maladie cutanée, dartreuse ou galeuse. Elle sert, en outre, à alimenter les bains du grand établissement.

Source de l'Hôpital.

Son voisinage avec l'hôpital civil a valu à cette source le nom qu'elle porte ; elle est située sur la place appelée Rosalie, ainsi désignée en l'honneur de la duchesse de Mouchy, qui, en 1819, fit exécuter à ses frais, sur cette place, de grands travaux d'assainissement, rendus nécessaires par suite des eaux stagnantes, qui détrempaient les terres et rendaient fangeux les abords de la fontaine. Un large bassin en pierre, élevé de 2 mètres au-dessus du sol, de forme ronde, sert à contenir l'eau de cette source, protégée, en outre, par une grille en fer surmontée d'une élégante coupole du même métal. Cette coupole a pour but d'abriter la nappe d'eau contre l'action directe d'une trop vive lumière, dont l'influence paraît favoriser particulièrement le développement de l'oscillaire des eaux thermales, dont nous avons parlé plus haut, laquelle recouvre d'une écume verdâtre une partie de la surface de cette fontaine.

Cette source a conservé jusqu'à présent la réputation, méritée d'ailleurs, d'agir principalement dans les affections des voies digestives, en ranimant les forces vitales des organes de la digestion depuis longtemps affaiblies ; de régulariser les digestions dépravées ; de dissiper les jaunisses anciennes, avec dégoût et inappétence. Elle est très-efficace aussi dans la gastralgie et la dyspepsie, autrement dit dans les maladies de l'estomac, caractérisées par un affaiblissement des forces nerveuses de cet organe, ou bien par une exhalation surabondante de gaz après les repas, sans que les sécrétions gastrique et biliaire paraissent en être altérées.

Le docteur Desbrest nous dit qu'elle était autrefois recommandée également dans les engorgements des ovaires et de la matrice, dans les coliques bilieuses et venteuses, les coliques néphrétiques et les suppressions des urines et des règles. Chomel pensait qu'elle était plus purgative que les autres, et que son action s'exerçait de préférence sur les personnes replètes, remplies d'humeurs, ayant la fibre lâche, molle et inerte ; qu'elle convenait surtout lorsqu'il fallait ébranler les solides, diviser et atténuer les fluides.

Il était d'usage à cette époque de prendre, dans les maladies invétérées, un tiers de cette source et deux tiers de la source de la Grande-Grille. Beaucoup de malades se servent encore, de nos jours, des eaux de ces deux sources simultanément. Sa propriété digestive est en effet très-remarquable, et beaucoup de buveurs, dont l'estomac digère difficilement, viennent chaque jour, après leurs repas, en prendre une petite quantité en guise de café.

Source des Célestins.

La fontaine qui porte ce nom est située à l'extrémité de l'ancien Vichy, sur la rive droite de l'Allier. Avant 1844, cette source, qui était renfermée dans un petit pavillon, ne donnait qu'une très-faible quantité d'eau ; depuis cette époque, des travaux exécutés avec soin en ont augmenté les ressources. On y a construit un pavillon commode, qui met à l'abri de la pluie et du soleil les malades qui se rendent à la source ; on y trouve aussi une salle de billard pour l'agrément des buveurs. Un chemin facile, pratiqué dans le roc, et un autre, longeant l'Allier, bordé d'une plantation de beaux tilleuls, conduisent à cette fontaine et la placent aujourd'hui dans des conditions qui ne laissent, sous ce rapport, rien à désirer.

L'eau de la source des Célestins est la plus chargée de toutes en acide carbonique et en substances salines. Avant que l'analyse chimique en eût fait connaître les principes constituants, on avait pour habitude d'y envoyer les malades chez lesquels les médecins craignaient d'irriter trop vivement le système nerveux, comme aussi de trop augmenter la circulation du sang. On ne dirigeait sur cette source que les personnes qu'on ne devait remuer que doucement, afin de tempérer la lymphe, d'enlever les obstructions légères et de préparer les malades à l'administration des eaux chaudes, considérées, à cette époque, comme les plus énergiques de Vichy.

Aujourd'hui, l'analyse chimique et l'expérience ont démontré que, de toutes les sources, celle des Célestins est la plus énergique, et que, bien loin d'y appeler les personnes faibles ou délicates, il faut, au contraire, les en éloigner avec le plus grand soin, ainsi que les personnes nerveuses, irritables, les femmes hystériques, vaporeuses ou trop sensibles.

Le docteur Desbrest avait parfaitement apprécié l'énergie de cette source, car il nous dit qu'elle convient plus particulièrement aux individus lymphatiques, à constitution humide, avec relâchement général des tissus, sur lesquels il est nécessaire d'agir avec force et vigueur, et dont les nerfs ont perdu une partie de leur sensibilité ; et son opinion relativement à l'action excitante de cette eau est telle, que « si elle contenait, dit-il, « ainsi que celle des autres sources, de l'esprit « sulfureux volatil, et qu'elle fût thermale, elle « ne serait peut-être d'aucun usage, à cause des « dangers que courraient ceux qui voudraient la « prendre. » D'après cela, il pensait qu'il ne fallait avoir recours à cette fontaine que lorsque les autres étaient restées sans efficacité.

Aujourd'hui, la source des Célestins n'est fréquentée que par les malades qui sont atteints d'affections des reins, de la vessie, de la gravelle, de la pierre ou de la goutte. C'est elle qui favorise le plus la sécrétion urinaire. Son efficacité dans les deux premières maladies n'est aujourd'hui contestée par personne ; mais il n'en est pas de même à l'égard des trois dernières ; aussi j'ai pensé que, d'après l'importance de ces affections et les diverses opinions médicales, qui ont été émises par des hommes aussi recommandables par leur savoir que par leur longue expérience des eaux, il était nécessaire d'examiner cette question : ce que j'ai fait avec le plus grand soin, ainsi qu'on le verra, lorsqu'il sera question de la goutte et de la gravelle.

Nouvelle source des Célestins.

La nouvelle source des Célestins est située à gauche de l'ancienne source ; elle a été découverte dans le mois d'avril 1858, par M. Pigeon, ingénieur des mines ; cette fontaine est l'objet d'une sollicitude toute particulière, vu le rendement insuffisant de l'ancienne source ; l'eau jaillit directement des parois d'une masse de rochers d'aragonite, avec un volume de 7,470 litres par jour ; ses abords sont protégés par une grotte d'un magnifique et imposant effet ; elle est précédée d'une galerie composée de sept portiques, soutenus par dix colonnes et deux pilastres, d'après le plan de M. Lefaure, architecte du gouvernement. L'intérieur de ce gracieux édifice sert de salle d'attente, d'abri et de promenoir aux malades :

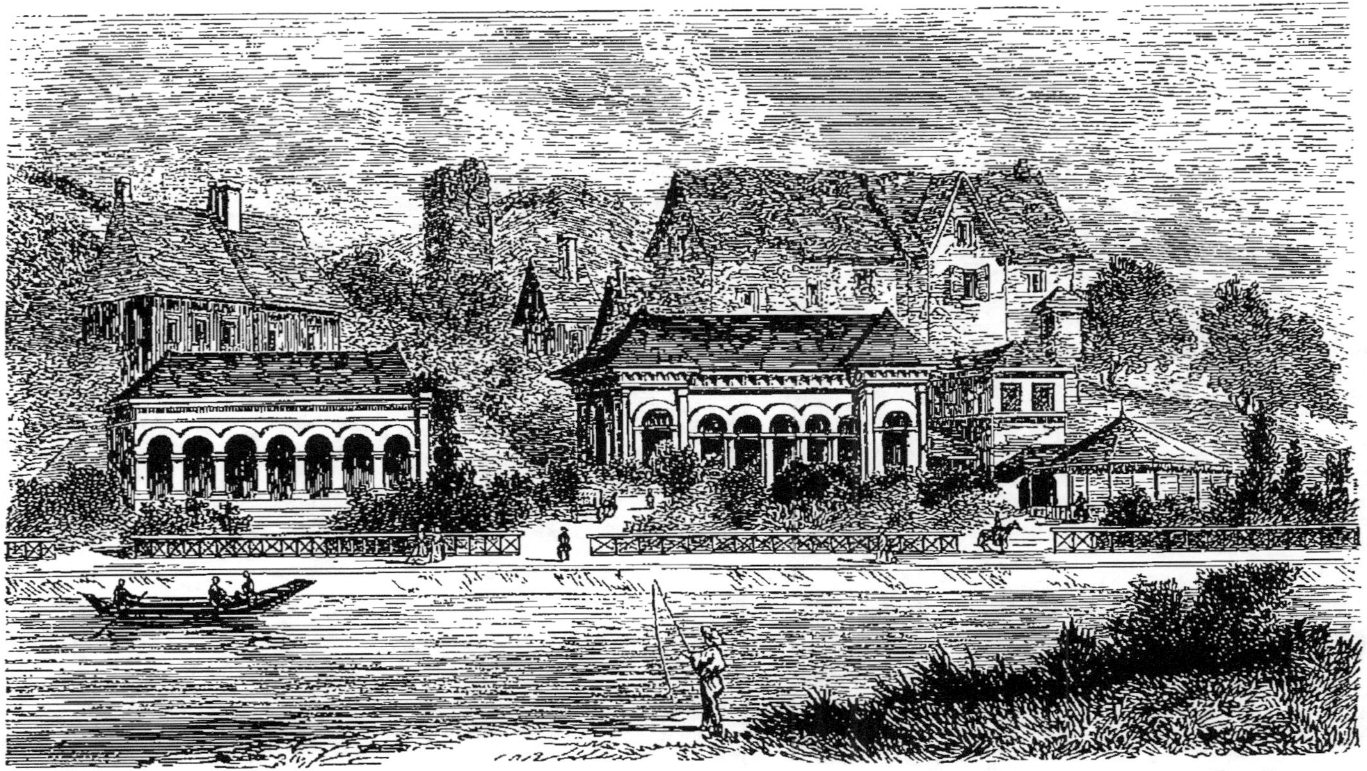

Typ. Hennuyer.

Sources et ancien couvent des Célestins.

le tout est précédé d'un joli parterre, sillonné par deux avenues, qui permettent aux voitures d'arriver jusqu'à la grotte.

L'analyse chimique a démontré que les eaux de ces deux sources étaient identiqnes.

Source du puits artésien Lardy.

Cette source, qui a 150 mètres de profondeur, est située dans l'enclos des Célestins, à quelques mètres au-dessus de la fontaine qui porte ce nom. Son eau se distingue par sa nature à la fois ferrugineuse, alcaline et gazeuse. L'analyse qui en a été faite par M. Henry, et que l'on trouve au tableau général, fait voir qu'elle renferme tous les éléments des sources naturelles alcalines.

L'expérience nous a prouvé que cette eau jouit en effet des mêmes propriétés, en y ajoutant celles du fer, substance qui est démontrée par le dépôt abondaut qu'elle laisse sur son trajet. On reconnaît à l'odorat la présence bien manifeste de l'hydrogène sulfuré ; cette odeur est plus sensible à l'approche des orages.

Les propriétés médicales de cette source sont très-énergiques, sous le rapport de leur excitation; certains tempéraments ne peuvent la supporter; elle agite sensiblement le système nerveux, cause de l'insomnie et produit chez quelques malades, chez les femmes en particulier, les mêmes phénomènes cérébraux que le vin de Champagne. Elle convient particulièrement aux personnes chlorotiques, aux constitutions molles, lymphatiques, ainsi que dans l'aménorrhée : dans ces sortes d'affections, le principe ferrugineux de l'eau vient augmenter la matière colorante et la richesse du sang, dont ces sortes de constitutions ont un grand besoin.

Source du Parc.

Il existe à Vichy, depuis le mois de janvier 1844, une seconde source d'eau minérale jaillissante, connue sous le nom de source Brosson, aujourd'hui du Parc. Elle a une profondeur de 40 mètres et une température de 23 degrés centigrades. Cette source, qui a été achetée par MM. les fermiers, fait partie aujourd'hui des sources de l'Etat. D'après l'analyse qui en a été faite officiellement par M. O. Henry, et qu'on trouve au tableau général d'analyse, cette eau, étant composée des mêmes éléments minéralisateurs que ceux des sources découvertes à Hauterive et à Vichy, doit nécessairement, son origine étant la même, jouir des mêmes propriétés médicales. Ce puits artésien coule aujourd'hui d'une manière intermittente, mais peu régulière. Sur un des côtés du parc, un kiosque de $2^m,50$ de hauteur protége les abords de la source; l'eau qui s'échappe du tube est reçue dans une vasque octogone placée au centre du pavillon.

Sources de Hauterive-lès-Vichy.

Il existait jadis à Hauterive, petit village situé à 4 kilomètres de Vichy, sur les bords de l'Allier, deux petites fontaines, qui s'écoulaient lentement au niveau du sol ; elles n'avaient d'autre usage que d'être employées en boisson par les habitants de la localité. Une de ces sources, que l'on croyait perdue dans les sables voisins, ayant cessé de couler, MM. Brosson, qui en étaient propriétaires, se livrèrent à des travaux de sondage qui donnèrent naissance à deux sources jaillissantes que l'on voit aujourd'hui.

Le rendement de la source principale est, dans les vingt-quatre heures, d'environ 86 mètres cubes, et sa température de 14 à 15 degrés centigrades. L'analyse, qui en a été faite par ordre du gouvernement, prouve que sa composition est analogue à celle des sources de Vichy.

Ces deux sources, ainsi que les quatre baignoires qui forment ce modeste établissement, ont été achetées par les fermiers de Vichy pour être réunies à celles de l'Etat.

Source de Saint-Iore.

On connaît depuis longues années à Saint-Iore, petite commune à 5 kilomètres de Vichy, sur la route de Nîmes, deux sources minérales naturelles, dont l'eau a la plus grande analogie avec celles de Vichy. Ces eaux sont froides, d'une température de 12 degrés, gazeuses et alcalines; elles coulent avec un débit de 10,000 litres par jour : les gens du pays s'en servent depuis longtemps avec succès, pour les besoins de la médecine.

Sur la demande de MM. Larbaud et Badoche, fermiers de ces eaux, l'Académie de médecine a chargé M. O. Henry d'en faire l'analyse; et la conclusion de son rapport a été que rien ne s'opposait à ce que l'autorisation d'exploiter les sources de Saint-Iore, au point de vue médical, fût accordée aux propriétaires, attendu que les produits de ces sources peuvent répondre, dit ce chimiste, à certaines exigences maladives.

Depuis le mois de mai 1857, M. Larbaud, pharmacien à Vichy, est devenu seul concessionnaire de ces sources.

De l'action physiologique des eaux de Vichy.

TABLEAU comparatif de l'action de l'eau minérale pure et de l'action de l'eau ordinaire sur la circulation, l'eau étant administrée sous la forme de bains de piscine, après un séjour d'une heure et demie; la température du bain étant, en entrant, de 34 degrés centigrades, et de 30 degrés en sortant:

Nos DES LITS.	Le matin au lit, avant de partir pour le bain.	En arrivant au bain.	En sortant du bain.	Au lit, une heure après.	Au lit, deux heures après.	Au lit, trois heures après.	OBSERVATIONS.
	NOMBRE DE PULSATIONS PAR MINUTE.						
							Eau minérale.
1	68	96	80	88	100	100	
2	70	68	60	64	68	68	En sortant du bain. { Pulsations en plus. 7
4	68	80	70	64	68	68	Id. en moins. 4
12	72	68	64	68	64	64	Id. égales.... 2
13	68	80	80	80	78	72	Une heure après. { Pulsations en plus. 5
14	72	72	64	64	68	68	Id. en moins. 6
15	72	80	80	56	52	56	Id. égales.... 2
18	60	80	64	72	68	68	Deux heures après. { Pulsations en plus. 6
51	54	104	84	80	72	76	Id. en moins. 6
54	56	80	84	64	52	56	Id. égales..... 1
55	64	72	64	64	68	68	Trois heures après. { Pulsations en plus. 6
B.	68	84	56	88	67	76	Id. en moins. 2
D.	64	84	80	76	68	72	Id. égales..... 2
							Eau ordinaire.
1	68	80	84	84	85	84	En sortant du bain. { Pulsations en plus. 7
2	72	72	60	60	60	60	Id. en moins. 5
4	68	72	72	68	60	64	Id. égales...... 1
12	72	72	68	72	60	60	Une heure après. { Pulsations en plus. 6
13	68	76	72	72	72	72	Id. en moins. 5
14	72	80	60	64	68	68	Id. égales.... 2
15	72	80	84	68	68	64	Deux heures après. { Pulsations en plus. 5
18	68	76	64	72	64	68	Id. en moins. 7
51	80	88	80	76	80	76	Id. égales.... 1
54	86	76	58	52	52	52	Trois heures après. { Pulsations en plus. 4
55	64	68	72	72	68	64	Id. en moins. 7
B.	67	68	72	68	68	68	Id. égales..... 2
D.	67	68	64	68	72	72	

Il résulte du tableau qui précède, que vingt-six

malades ont été soumis aux diverses expériences relatives à l'action de l'eau minérale, prise en bains, sur la circulation du sang, ce qui fait en tout quatre-vingt-dix épreuves.

Sur ce nombre : cinquante fois la circulation du pouls a été plus élevée que dans l'état normal, plusieurs heures après le bain ; trente fois elle a été au-dessous ; et neuf fois dans un état complet d'égalité. Sur trente épreuves faites sous l'influence de l'eau minérale refroidie, vingt fois la circulation du pouls a été plus élevée, plusieurs heures après le bain, que dans l'état normal ; huit fois elle a été au-dessous, et deux fois dans un état complet d'égalité.

Ces expériences ont été entreprises dans le but de connaître l'action de l'eau minérale sur la circulation du sang, action qui, d'après l'opinion qui m'avait été communiquée par plusieurs de mes confrères, devait produire une diminution très-considérable dans les battements du pouls. L'expérience a prouvé qu'il n'en était pas ainsi, de même qu'après les bains de trois et quatre heures de durée.

Nous devons cependant ajouter que, encore bien que la circulation du sang soit augmentée, par suite de l'excitation que l'eau alcaline détermine sur la peau, excitation qui dure encore, vingt-quatre heures après, chez certains malades, ce phénomène n'empêche pas l'action dynamique hyposthénisante de se produire sur le système musculaire, ainsi que le remarquent en général les malades, après quelques jours de traitement. J'aurais désiré pouvoir indiquer ici, comme j'en avais l'intention, la quantité d'eau minérale absorbée, l'augmentation ou la diminution du poids du corps, dans un bain d'une durée déterminée, et mettre d'accord sur ce point les diverses opinions des physiologistes, mais j'ai reconnu qu'une appréciation de ce genre, pour être exacte, était très-difficile, car il aurait fallu pour cela connaître la perte exacte que faisaient éprouver, dans ce même espace de temps, et à toutes les époques de la journée, les facultés exhalantes de la personne placée en expérimentation, ce qui est de la plus grande difficulté. J'ai pu remarquer seulement que le poids des personnes augmentait légèrement, après un bain d'une heure. Les expériences de Séguin nous ont appris en outre que le corps perdait infiniment moins dans l'eau qu'à l'air libre. A toutes ces considérations, il faut ajouter que l'absorption varie suivant l'organisation de la peau ; ainsi les personnes qui ont la peau sèche absorbent peu, mais aussi elles ne transpirent jamais.

Règle générale : pour bien connaître les effets physiologiques d'un médicament, il faut les observer sur un sujet jouissant d'une parfaite santé, chez lequel l'équilibre des organes et des fonctions ne laisse rien à désirer. C'est pourquoi j'ai cru nécessaire de soumettre à cette épreuve plusieurs personnes bien portantes, qui ont consenti à me prêter leur concours à cet effet ; mais comme il serait trop long de rapporter en détail toutes les observations qui s'y rattachent, j'ai pensé qu'il me suffirait d'inscrire ici les conclusions que j'ai pu en tirer.

Conclusions concernant les nombreuses expériences que j'ai faites pour connaître l'action physiologique qu'exercent les eaux minérales de Vichy, prises à haute dose, en boisson seulement, sur des personnes bien portantes et sur des malades.

Ces expériences démontrent :

1° Que dans l'état de santé, les eaux alcalines de Vichy, prises en boisson à haute dose, de douze à quinze verres en moyenne par jour, et souvent plus, pendant une période de vingt à trente jours, n'exercent pas de modification sensible sur la circulation du sang ; cependant, si un changement a lieu, il est à remarquer que c'est plutôt dans le sens de la diminution que dans celui de l'augmentation des battements du pouls.

2° Qu'elles rendent la respiration pulmonaire plus facile et les mouvements musculaires plus libres.

3° Qu'elles déterminent parfois de la lourdeur de tête, avec propension au sommeil, et quelquefois aussi avec un léger sentiment d'ivresse, phénomène qui se remarque plus particulièrement chez les personnes nerveuses, les femmes et les enfants.

4° Qu'elles réveillent rapidement le besoin de manger et rendent les digestions plus faciles.

5° Que leur action sur le tube intestinal détermine plus souvent la constipation que la diarrhée; néanmoins, s'il arrive parfois que dans le cours du traitement les selles soient augmentées, ce dérangement ne tarde pas à s'arrêter; si l'on diminue la quantité d'eau minérale pendant ce temps, la tolérance s'établit, et il n'est pas rare de voir ensuite ces mêmes personnes supporter, sans aucun autre dérangement, des doses d'eau beaucoup plus fortes qu'auparavant.

6° Que les urines, dont l'alcalinité se manifeste généralement une demi-heure après avoir pris les premiers verres d'eau, sont ensuite claires, limpides et sans sédiment d'acide urique ; sous le rapport de la quantité, elles perdent un démilitre et souvent plus; en tenant compte de l'eau minérale bue et de la proportion d'urine rendue journellement par la personne, cette différence en moins s'explique par la transpiration cutanée, qui est augmentée pendant qu'on boit les eaux.

7° Qu'il se manifeste chez les deux sexes, dès les premiers jours, une excitation très-remarquable sur les organes de la génération, qui diminue ensuite vers le milieu du traitement.

8° Que la plupart des personnes qui ont bu les eaux, à la dose de six à huit verres par jour, en moyenne, éprouvent généralement, vers le vingtième jour, du dégoût et de la pesanteur à l'estomac, avec diminution sensible dans les forces physiques.

Ces diverses phénomènes se manifestent plus rapidement encore si les verres d'eau sont plus nombreux ; cette satiété vers le vingtième jour a fait penser aux anciens médecins que la cure était terminée, et que la nature alors avait horreur de l'eau.

9° Que si les organes renfermés dans l'abdomen ne paraissent pas affectés, pendant une période de trente jours de boisson, il n'en est pas de même lorsque ces organes se trouvent sous l'influence d'une irritation plus ou moins vive ; on voit alors la partie irritée s'exaspérer et un trouble consécutif dans les sécrétions intestinales, sous forme de diarrhée, se manifester bientôt après; ce qui indique que c'est avec la plus grande modération qu'il faudra prendre ces eaux, lorsqu'un organe sera sous l'influence d'une phlegmasie plus ou moins intense.

10° Lorsque les eaux fatiguent ou surexcitent les organes, ces divers phénomènes se traduisent de la manière suivante :

a. Sur l'estomac, par un sentiment de pesanteur, de ballonnement ou de brûlure, sans soif ;

b. Sur les intestins, par des coliques, des borborygmes ou de la diarrhée ;

c. Sur les reins, par une sorte de chaleur avec picotements, un quart d'heure ordinairement après avoir bu les premiers verres d'eau ;

d. Sur la vessie, par un poids ou un malaise dans la région vésicale, avec fréquents besoins d'uriner ; d'autres fois, avec difficulté d'accomplir cette fonction ;

e. Sur le foie ou la rate engorgés, par un sentiment de fourmillement, de chaleur ou de pesanteur, ce qui indique un commencement de travail de résolution plastique dans ces organes.

11° On remarque généralement aussi qu'aux approches des troubles atmosphériques et pendant les orages, les personnes qui dans ce moment prennent les eaux éprouvent, les unes de la pesanteur avec ballonnement à l'estomac, les autres de l'inappétence ou des étouffements, avec un sentiment de chaleur dans la poitrine ou le dos, et presque toutes un anéantissement général des forces physiques, ce qui démontre que les eaux, sous cette influence atmosphérique, ne sont pas

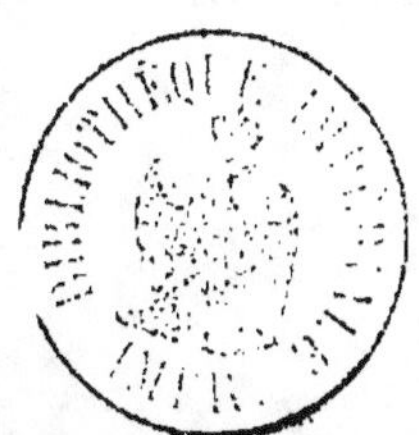

aussi bien digérées que dans les temps de calme. Ce changement ne peut s'expliquer qu'en l'attribuant, ainsi que je l'ai dit plus haut, à la pression atmosphérique; en effet, celle-ci étant moins grande durant les orages et tempêtes, les eaux alors bouillonnent davantage et perdent une plus grande partie de leurs gaz, ce qui les rend naturellement plus lourdes.

Conclusions concernant les nombreuses observations que j'ai recueillies pour connaître l'action de l'eau minérale de Vichy sur l'organisme, quand elle est administrée en bains seulement, dans l'état de santé ou de maladie.

De toutes ces observations il résulte :

1° Que la circulation du sang n'est pas sensiblement modifiée par l'eau de Vichy sous forme de bains, à la température ordinaire, depuis une heure jusqu'à trois ou quatre heures de durée, et que si l'on remarque quelques changements, c'est plutôt dans le sens de la diminution que dans celui de l'augmentation des battements du pouls.

2° Qu'il se produit ordinairement, au bout du vingtième ou trentième bain, un sentiment de lassitude générale qui indique qu'il est temps de suspendre ce mode de traitement.

3° Que les bains provoquent, particulièrement chez les personnes nerveuses et à peau délicate, une agitation qui trouble le sommeil et qui peut aller jusqu'à déterminer des contractions des fibres musculaires, si les bains sont préparés avec l'eau minérale pure et continués plusieurs jours de suite.

4° Que l'eau de Vichy favorise la transpiration cutanée en excitant la peau. Cette excitation produit ordinairement, chez les personnes qui ont la peau délicate, de la démangeaison ; d'autres fois, mais rarement, une éruption de petits boutons sous forme exanthémateuse, laquelle est de courte durée.

5° Qu'il est constant que les plaies ou les parties enflammées de la peau s'exaspèrent vivement, parleur immersion dans les eaux de Vichy.

6° Que les urines acides deviennent alcalines après un quart d'heure ou une demi-heure de séjour dans un bain d'eau minérale pure, et que la sécrétion urinaire en est sensiblement augmentée.

7° Qu'il est utile d'ajouter, comme observation générale s'adressant à tous les malades, que les influences dont nous venons de parler, apparentes avec des doses élevées, sont à peine sensibles lorsqu'on prend les eaux à des doses modérées, ce qui, dans tous les cas, est préférable, car elles peuvent alors être administrées pendant un temps plus long, et, par conséquent, avec des avantages et des résultats beaucoup plus favorables.

8° Qu'il est convenable de faire cesser tout

traitement, après quarante jours rigoureusement employés, ou même avant, si l'état de lassitude ou d'hyposthénisation musculaire vient à se manifester plus tôt. Dans tous les cas, quelques jours de repos paraissent nécessaires aux malades, après le vingtième jour de traitement.

9° Qu'il est impossible de faire usage avec succès, comme aussi sans danger, des eaux minérales de Vichy à haute dose, et d'introduire en même temps dans l'estomac une grande quantité d'aliments.

Expériences ayant pour but de constater l'action chimique des eaux sur divers tissus animaux.

Dans les expériences comparatives que j'ai faites avec l'eau minérale de la source des Célestins et l'eau ordinaire, sur divers tissus appartenant à un bœuf, chaque portion soumise à l'expérience pesait 200 grammes; l'immersion dans des vases contenant un litre d'eau a duré un mois et demi, et l'eau de chaque côté a été renouvelée trois fois dans cet espace de temps.

EAU MINÉRALE.	EAU ORDINAIRE.
TISSU GRAISSEUX.	**TISSU GRAISSEUX.**
N'a rien perdu de son poids; est devenu presque friable, s'est saponifié et transformé pour ainsi dire en stéarine.	N'a rien perdu de son poids; a conservé son aspect et pris une consistance spongieuse très-élastique.
MEMBRANES DE L'ESTOMAC.	**MEMBRANES DE L'ESTOMAC.**
La membrane muqueuse est comme de la bouillie. Sécheresse et friabilité pour ainsi dire des couches subjacentes.	Ramollissement léger de la membrane muqueuse; couches subjacentes spongieuses.
POUMONS.	**POUMONS.**
Réduits en putrilage.	Réduits en putrilage.
FOIE.	**FOIE.**
Il ne reste plus au fond du vase que quelques grammes d'une substance réduite en bouillie grise, très-molle.	Il a perdu 95 grammes de son poids; sa consistance et sa couleur n'ont éprouvé aucun changement sensible.
RATE.	**RATE.**
Même résultat que pour le foie.	Transformée en une substance très-molle, sans changement de forme.
TISSU MUSCULAIRE.	**TISSU MUSCULAIRE.**
Il a perdu 109 grammes de son poids; sa couleur rouge a pâli et sa consistance est devenue très-molle. Les portions graisseuses qui s'y trouvaient mêlées se sont saponifiées.	Il a perdu 45 grammes de son poids; sa consistance et sa couleur sont restées les mêmes, ainsi que les portions graisseuses qui s'y trouvaient mêlées.
CAILLOT DE SANG (100 grammes).	**CAILLOT DE SANG (100 grammes).**
Dans cette expérience, l'eau alcaline a été renouvelée tous les jours pendant quinze jours. Ce caillot a perdu 20 grammes de son poids; il s'est ramolli après avoir pris une teinte brune foncée presque noire, sans pellicule fibrineuse autour du caillot.	Dans cette expérience, l'eau ordinaire a été renouvelée tous les jours pendant quinze jours. Il a perdu 60 grammes de son poids; il s'est rapetissé; sa consistance est devenue plus ferme; il était entouré d'une pellicule blanchâtre fibrineuse assez épaisse.

Je dois ajouter que l'effet des eaux est, à circonstances égales, plus prononcé sur les parties mortes que sur les parties vivantes, à cause de la résistance de la force vitale ; en faisant remarquer qu'elles n'opèrent pas seulement comme le ferait un neutralisant chimique, mais bien comme un modificateur des tissus organiques.

Propriétés médicales des éléments des eaux de Vichy en particulier.

D'après l'analyse chimique rapportée plus haut, il nous sera facile de nous rendre compte des vertus médicales que possèdent les sources en général, en passant en revue les propriétés chimiques, physiologiques et thérapeutiques des substances qui entrent, en particulier, dans leur composition.

Mais avant d'aller plus loin, il est indispensable de faire remarquer que lorsqu'un principe prédomine d'une manière frappante, comme cela a lieu pour le bicarbonate de soude dans les eaux de Vichy, ce principe doit imprimer non-seulement un caractère distinctif à cette source, mais encore donner à l'eau une action particulière et plus importante que les autres principes minéralisateurs qu'elle renferme. C'est pourquoi nous

.croyons pouvoir établir les règles suivantes, en disant :

1º Le bicarbonate de soude donne aux eaux de Vichy la propriété de modifier dans leur nature chimique, comme s'il était libre de toute association, les fluides du corps en les alcalisant, d'augmenter les sécrétions, de diminuer la plasticité du sang et d'empêcher, d'après les expériences de M. Baron, par une action locale directe ou prises en boisson, la formation des pseudo-membranes dans la diphthérite et l'angine couenneuse ; de se combiner avec l'albumine, le mucus et la matière biliaire, de manière à les empêcher d'être coagulés par les acides qui existent dans l'estomac ou qui se produisent dans le sang ; de favoriser le ramollissement et la transformation en fibrine de l'élément albumineux de certains aliments, dans l'acte de la digestion, et de rendre, par conséquent, cette fonction plus facile. Le bicarbonate de soude, en excitant les membranes de l'estomac, augmente en outre le suc gastrique ; il saponifie, par une action chimique, les matières grasses ; il aide les sucs gastriques, hépatiques et pancréatiques, à transformer les aliments, et ceux-ci à devenir parties intégrantes de notre propre substance.

Le bicarbonate de soude possède également des propriétés altérantes des vices, cachexies ou âcretés du sang, ainsi qu'une action fondante à l'égard des engorgements ou obstructions du foie, de la rate, des ganglions mésentériques, de la matrice et des reins ; en faisant disparaître peu à peu les matériaux épanchés et en ramenant leur tissu à l'état normal, résultats démontrés d'ailleurs par de nombreuses observations cliniques.

Sous le rapport physiologique, on a reconnu, en outre, que la soude était indispensable à notre existence et à notre santé, puisque les aliments qui n'en renferment pas ne peuvent servir à entretenir la vie, ce qui a été reconnu toutes les fois qu'on a voulu nourrir des animaux avec des aliments qui étaient privés de ce sel ; et la preuve qu'il en est ainsi, c'est que la soude, combinée avec divers acides, fait partie intégrante de tous nos organes et que, sans la présence de cette substance, il ne pourrait se former ni sang, ni fibrine musculaire, ni os, ni lait, etc. C'est pourquoi aussi les matières nutritives, pour constituer de bons aliments, doivent contenir des sels alcalins dans les proportions convenables pour satisfaire à la reproduction normale du sang, et cela est si vrai, que les alimens végétaux, tels que les navets, les pommes de terre et la plupart des substances alimentaires dont nous faisons habituellement usage, renferment précisément, dans les mêmes proportions, les mêmes éléments incombustibles que le sang des auimaux.

Les alcalis, outre leur utilité comme agents de nutrition, sont également indispensables dans l'acte de la respiration ; car il est bien reconnu aujourd'hui que l'alcalinité du sang est une des premières conditions de la combustion pulmonaire, et consécutivement aussi de la chaleur animale, de la transmutation et de la reconstruction de nos organes. C'est ainsi que beaucoup d'agents de respiration, tels que l'amidon, le sucre ou la gomme, ne brûlent pas, dit M. Chevreul, s'ils ne se trouvent au contact d'un alcali libre ou d'un carbonate alcalin ; l'incombustion, dans ces cas, ajoute le célèbre chimiste, tient au manque d'alcalinité, laquelle est l'intermédiaire indispensable de l'oxygène de l'air, dans la combustion pulmonaire .

Le bicarbonate de soude existe dans les sources de Vichy dans une proportion si considérable, qu'il est impossible de ne pas lui attribuer la plus large part dans la vertu des eaux. Ce sont les seules, en Europe, qui renferment 5 grammes par litre de ce sel ; celles d'Ems, qu'on met en parallèle, en Allemagne, avec celles de Vichy, n'en contiennent pas la moitié.

2° L'acide carbonique, de son côté, agit dans l'état de liberté sur la peau, la membrane muqueuse gastro-intestinale ou vésicale, en déterminant une excitation vive, locale, analogue à celle que tous les acides produisent, quand ils reviennent de l'estomac par éructation, sur les poumons, sur les yeux ou le nez.

En ce qui concerne ses effets thérapeutiques, l'acide carbonique, employé comme médicament, possède des propriétés rafraîchissantes; on l'administre avec succès dans toutes les maladies inflammatoires, aiguës ou chroniques. Tout le monde connaît d'ailleurs l'effet favorable de ce gaz sur l'estomac, à la suite d'une alimentation trop copieuse. Il produit alors une excitation prompte mais passagère sur le système nerveux et sur les organes de sécrétion; il agit comme les spiritueux, en produisant un trouble léger vers le cerveau, avec cette différence qu'il ne laisse point de traces d'irritation, mais bien des effets sédatifs, hyposthénisants, très-prononcés, que l'on remarque surtout dans les affections hystériques, ou dans les douleurs nerveuses de la matrice par défaut d'écoulement des règles; on l'administre, dans ce cas, directement, sous la forme de douches. Cet acide, dont les eaux de Vichy renferment une si grande proportion, prend une part notable dans le résultat de la cure.

3° La quantité d'hydrochlorate et de sulfate de soude qui se trouve dans ces eaux étant très-faible, leur action, par conséquent, doit être peu sensible.

4° Quant au brome et à l'iode, ces deux corps donnés à petite dose, ainsi qu'on les trouve précisément dans les sources de Vichy, exercent une action stimulante sur le système muqueux, et une action fondante sur le système ganglionnaire.

L'idole modifie aussi nos humeurs viciées. C'est précisément dans un état de combinaison alcaline, semblable à celle qui existe dans les eaux de Vichy, que, d'après les expériences de M. Dorvault, cette substance fluidifie l'albumine et la fibrine. C'est le sédatif des douleurs osseuses, et le fondant par excellence des engorgements glandulaires. M. Gendrin se loue beaucoup de l'emploi de l'iode dans le traitement de la goutte, soit aiguë, soit chronique; ce célèbre médecin dit avoir vu les plus vives attaques disparaître en quelques jours et les nodosités diminuer, sous l'influence de cet agent uni à la soude ou à la potasse.

5° L'arsenic, donné également à petites doses, ainsi qu'il existe dans ces eaux, a été préconisé par mon collègue Boudin comme un excellent antipériodique dans les névralgies et les fièvres d'accès, et par Fowler comme un moyen puissant de guérison des maladies de la peau, du rhumatisme, de la syphilis, des **exanthèmes** et des affections cancéreuses.

6° Le fer qu'on y trouve modifie la composition du sang, dont il augmente la matière colorante et la consistance ; il soutient aussi les forces physiques, dans les convalescences des maladies avec débilité ou inertie des organes, de même que dans l'anémie et la chlorose par suite de pertes de sang trop abondantes.

Nous passerons sous silence les autres substances que renferment les eaux de Vichy, les propriétés qu'elles possèdent nous étant peu connues, ainsi que les autres principes que la chimie n'a pu encore y découvrir. Ajoutons cependant, comme fait général d'observation, que les médicaments associés par la nature, tels qu'on les trouve dans les eaux minérales, voient souvent leurs effets se décupler ; c'est ainsi qu'il faut de 30 à 40 grammes de sulfate de magnésie, pour obtenir un effet purgatif, lorsqu'il est isolé, tandis que 10 à 15 grammes de ce sel, contenu naturellement dans l'eau de Pulna, suffisent pour arriver au même résultat.

De l'influence des maladies chroniques et diathésiques sur la santé en général.

L'expérience des siècles ayant démontré combien il est difficile de guérir les maladies chroniques, il en était résulté que la plupart des médecins avaient fini par abandonner les malades

aux seuls efforts de la nature, les considérant
comme tout à fait incurables ; ou bien, si des médicaments étaient administrés, c'était dans l'espoir
de rétablir les forces affaiblies, et, dans ce cas, on
agissait par des toniques plus ou moins incen-
diaires et presque toujours funestes. C'est alors
que Bordeu, après avoir écrit qu'il ne regardait
comme incurables que les maladies chroniques qui
avaient résisté aux eaux minérales, conseilla avec
juste raison l'emploi de ce moyen à tous les malades qui, avant lui, se trouvaient pour ainsi dire
abandonnés à une mort certaine; et cela est si
vrai, que nous ne voyons arriver dans les établissements thermaux que des personnes qui, en général, ont épuisé tous les moyens ordinaires de
secours, et renoncé, pour ainsi dire, à tout
espoir de guérison par les agents pharmaceu-
tiques, préparés ou associés par la main des
hommes.

Il est indispensable de dire ici, pour démontrer l'utilité incontestable des eaux minérales en
général et de celles de Vichy en particulier, que
dans toutes les longues souffrances, soit physiques, soit morales, la constitution s'altère, et qu'au
milieu des divers signes morbides qui les caractérisent, on voit presque toujours, comme symptômes prédominants, un trouble général se manifester dans les fonctionsdigestives et réparatrices,

sous forme de gastralgie, de dyspepsie ou de spasmes des viscères abdominaux.

Sous l'influence de toutes ces causes directes ou indirectes, on voit peu à peu l'équilibre des forces vitales diminuer dans leur ensemble, de telle sorte que la nutrition et l'assimilation s'arrêtent, le sang s'appauvrit ; de là, cet état de langueur et de dépérissement de l'individu.

Mais, au milieu de cet anéantissement de la vie causé par les souffrances de l'organisme, il se produit des altérations humorales qu'il est important de faire connaître aussi, lesquelles donnent aux sécrétions des propriétés ou des réactions acides qu'elles n'avaient pas auparavant, comme cela a lieu, du reste, toutes les fois qu'il existe un état de fièvre ou d'irritation quelconque, dans une des parties du corps.

C'est ainsi, par exemple, que les larmes, naturellement alcalines, deviennent acides à la suite d'une ophthalmie, et que le mucus nasal ou bronchique se présente avec de semblables propriétés dans le coryza et la bronchite inflammatoire. Sous ce rapport, Prout assure également que la sueur, ainsi que les autres fluides sécrétés, contiennent de l'acide acétique dans toutes les maladies chroniques, quel que soit l'organe malade.

MM. Becquerel et Cohen ont démontré de la manière la plus positive, par de nombreuses expériences, que la soude diminue dans le sang, chez tous les sujets affectés de fièvre lente, inflammatoire, et ces auteurs ajoutent également que cette humeur prend dans ces cas une réaction acide, laquelle est incompatible avec les fonctions que le sang remplit dans la nutrition et la respiration, et s'oppose par conséquent à un état de santé convenable. Ajoutons, en outre, que par suite de ce ralentissement des actes de la vie organique, le nombre de globules rouges du sang diminue, tandis que la partie séreuse et les globules blancs augmentent, et que cette asthénie générale, ou mieux cette viciation humorale, a pour effet de rendre les éléments du sang moins liés, moins fibrineux, et d'entraver consécutivement toutes les fonctions vitales.

On a observé, aussi, dans les fièvres lentes hectiques, avec faiblesse générale, qu'une partie de l'oxygène et de l'azote diminuait dans le sang, ce qui rend cette humeur proportionnellement plus riche en carbone. Disons également que tous ces phénomènes, qui signalent une vie qui s'éteint, sont occasionnés, la plupart du temps, par la souffrance d'un seul organe, qui s'irradie et réagit sur tous les autres, par l'enchaînement naturel des fonctions organiques. C'est dans cet état fâcheux que se présentent le plus ordinairement les personnes qui viennent demander aux eaux une entière guérison, ou tout au moins quelque soulagement. Nous devons, en pareil cas, prévenir celles qui pourraient se décourager au milieu d'un traitement toujours long dans ses résultats, que ce n'est pas seulement pour un organe malade qu'on vient réclamer le bénéfice des eaux, mais aussi pour rétablir dans son ensemble une constitution plus ou moins détériorée. Ajoutons également que, dans toutes ces affections, on doit chercher une guérison prompte, attendu que ce sont presque toujours des organes essentiels à la vie qui souffrent, tels que l'estomac, les intestins, le foie, les reins, la vessie, la matrice ou les poumons, ou bien encore des diathèses à combattre, comme il s'en produit à la suite de fièvres d'accès ou d'intoxications miasmatiques, palustres, avec engorgement du foie ou de la rate, maladies que l'on contracte principalement dans les pays chauds.

Toutes ces altérations dont nous venons de parler doivent faire comprendre aux malades qu'il faudra apporter dans la cure, non pas une médication superficielle, mais bien imprimer à l'économie tout entière une modification profonde et soutenue, puisqu'il s'agit ici de détruire des accidents morbides, qui s'opposent depuis longtemps déjà au rétablissement de la santé.

L'utilité des eaux alcalines, d'après ce que nous venons de voir, nous paraît suffisamment démontrée, je pense, car il est évident que toutes ces maladies dépendent, en dernière analyse, d'un épuisement général par défaut d'assimilation et d'élaboration incomplète des substances alimentaires, dans les divers appareils organiques, avec altération consécutive dans la nature chimique du sang et des humeurs.

Il ne faut pas oublier, non plus, que l'étude des liquides animaux appartient tout entière à l'étude de la nutrition, et que tous les actes de la vie organique se trouvent placés, d'une manière absolue, sous leur dépendance : ce qui nous fait voir que c'est dans l'altération des humeurs que le médecin doit chercher les causes de la plupart des maladies et les moyens, par conséquent, de les combattre. Ce n'est pas, il faut le dire, l'état fébrile seul, qui, dans les maladies chroniques, fait diminuer les sels et la fibrine du sang ; ces mêmes résultats peuvent être produits par d'autres causes, telles que : une diète ou l'abstinence prolongée, un régime trop sévère, les saignées, les purgations fréquentes, des urines ou des sécrétions très-abondantes, lesquelles nous font maigrir, en nous enlevant du corps les produits les plus animalisés ; car les boissons que prennent les malades habituellement ne suffisent pas pour compenser cette déperdition des éléments salins ou fibrineux du sang.

D'après ces faits qui, dans les maladies chroniques, peuvent dépendre tout à la fois, comme nous venons de le voir, de la maladie, du traitement ou du régime diététique auquel ces malades ont été soumis, s'en rapporter dans cette circonstance au traitement d'un seul organe, ce serait évidemment commettre une grave et préjudiciable erreur, puisque nous avons vu que dans toutes ces maladies, il y avait un état général, une altération profonde de l'organisme et des humeurs à modifier; et ce qui le prouve, c'est qu'on ne réussit bien, dans ces sortes d'affections, qu'en employant une médication générale, qui puisse s'adresser à l'organisme tout entier.

Dans ces divers états morbides, les médicaments toniques ou autres, préparés dans nos pharmacies, étant restés impuissants, et les émissions sanguines, les purgatifs, les vomitifs ou autres moyens de ce genre ne pouvant plus être employés, la médication reconstitutive des eaux minérales reste donc la seule qui puisse véritablement être invoquée, et la seule qui puisse produire en effet des résultats réellement efficaces, en introduisant dans le sang les éléments reconstitutifs de composition, dont l'état physiologique du malade était privé depuis longtemps déjà par les souffrances du mal.

Eh bien ! au nombre des eaux minérales de

nature à remédier à un pareil état de souffrances
ou mieux à des altérations semblables des éléments constitutifs du sang et des humeurs, il n'en
est pas de plus convenables que celles de Vichy,
car elles renferment précisément, dans leur
composition chimique, un ensemble de substances salines à base de soude, dont les propriétés
curatives, neutralisantes et reconstituantes tout à
la fois, conviennent plus parfaitement à la réalisation d'un pareil résultat. Elles renferment en
outre de l'oxygène et de l'azote en assez grande
quantité pour pouvoir décarboniser le sang, ainsi
que nous l'avons vu en examinant les propriétés et
la nature particulière des éléments constitutifs des
eaux minérales de Vichy.

Du mode d'action des eaux de Vichy et des considérations générales qui s'y rattachent.

Après avoir examiné, comme nous venons de
le faire, les questions physiques, physiologiques
et thérapeutiques des eaux alcalines, ainsi que la
nature des maladies qu'elles sont appelées à guérir, il est convenable, je pense, de rechercher par
quel mode d'action s'opèrent tous ces phénomènes,
dont les résultats, en général, se traduisent par
la guérison des maladies, c'est-à-dire par le ré-

tablissement du rhythme normal des fonctions organiques, en faisant remarquer, toutefois, que les affections qui se présentent à Vichy se caractérisent le plus ordinairement par des lésions physiques ou matérielles, et quelquefois seulement par des perturbations nerveuses dans les phénomènes vitaux.

Les eaux de Vichy, comme toutes les eaux minérales, forment un médicament complexe dans ses éléments constitutifs : des explications sur leur mode d'action doivent par conséquent être très-difficiles, attendu qu'à côté des propriétés générales il y a une propriété spéciale, laquelle dépend de la nature des éléments qu'elles renferment, ce qui prouve qu'on ne peut les remplacer les unes par les autres, et démontre la difficulté qu'il y a de fixer la part que chacun des éléments de cette association peut prendre à l'effet général. Nous devons également déclarer qu'il est impossible d'admettre que le bicarbonate de soude soit l'agent exclusif ou essentiel des eaux, de même qu'on ne peut affirmer que la strontiane ou la lithine, dont les vertus médicales sont à peu près ignorées, ont un rôle absolument passif; et, en effet, quel que soit l'agent prédominant d'une eau minérale, cet agent n'agit pas seul ; c'est un tout qui a pris sa force et sa spécialité thérapeutique dans l'association des divers principes

minéralisateurs qui le composent ; nous savons
également que l'association, ou mieux la réaction
des substances médicamenteuses entre elles, donne
des propriétés différentes, qui n'appartiennent ni
à l'une ni à l'autre de ces substances prises isolément. Quoi qu'il en soit, disons ici que les diverses propriétés des eaux ne doivent pas être
étudiées empiriquement, ni d'après des théories
transmises et acceptées d'âge en âge, comme celles
de l'*excitation*, de la *tonicité* ou de la *révulsion* ;
car il est à remarquer que les théories et les
systèmes dénaturent souvent les faits pour se les
rendre favorables, et peuvent, par conséquent,
nous conduire aux plus funestes conséquences.
C'est donc dans le sens des lois physiques et
physiologiques que j'ai dû diriger mes recherches
depuis que je viens à Vichy ; j'en ai puisé les
principaux résultats dans la clinique de l'hôpital
dont le service m'est confié. J'ai dû, ainsi qu'on
l'a vu plus haut, examiner simultanément l'action
des eaux sur diverses personnes bien portantes,
afin de suivre avec plus de fruit les effets qu'elles
produisent sur les malades. Les observations recueillies de cette manière sont et seront toujours
éternellement vraies, attendu que la vertu d'un
médicament ne peut être connue que par les résultats obtenus dans les divers actes physiologiques ou pathologiques, et non par les expériences

sorties du laboratoire des chimistes, dont les théories sur la prétendue liquéfaction du sang, en
ce qui concerne du moins les eaux de Vichy, sont
loin d'être exactes, ainsi que nous le verrons
d'ailleurs lorsqu'il sera question des maladies de la
rate avec appauvrissement du sang.

Le mode d'action thérapeutique des eaux minérales, disions-nous, est en général d'une explication difficile ; cependant nous croyons qu'il
n'en est peut-être pas ainsi à l'égard des eaux
minérales de Vichy, à cause de la facilité que
donne la chimie de reconnaître par nos sens et
en tous lieux la présence du principal agent qui
les minéralise, et dont l'étude se prête parfaitement aux conditions d'une bonne expérimentation
physiologique. On sait depuis longtemps que l'a-
gent principal des eaux réside dans le bicarbonate
de soude, dont les propriétés chimiques, lorsqu'elles prédominent, comme cela a lieu dans les
eaux, peuvent être signalées et suivies pas à pas,
soit dans nos solides, soit dans nos humeurs.

Cette facilité que présente en particulier l'eau
minérale de Vichy permet au médecin de graduer
à volonté la dose du médicament, et de donner
par là à la science médicale la précision des
sciences exactes, moins la connaissance des lois
organiques et vitales, lois toutes mystérieuses, et
par conséquent cachées à notre intelligence, mais

que nous sommes obligés d'admettre, si nous voulons expliquer les divers phénomènes qui président à notre conservation. Ces phénomènes, par cela seul qu'ils se passent sous le voile du mystère, ne peuvent nous servir ici; et cela est si vrai, que les hommes qui se livrent à l'étude des lois vitales sont forcés, pour s'entendre, d'admettre des mots ou des idées de convention. Ce n'est donc pas ainsi que nous devons procéder, pour expliquer à nos lecteurs les propriétés médicales des sources alcalines. Ces explications seront comprises avec d'autant plus de facilité qu'elles auront l'avantage de satisfaire tout à la fois les sens et la raison, si, comme nous allons le voir, nous les cherchons dans les réactions que les sciences physiques et physiologiques nous permettent d'apprécier, en étudiant, par l'analyse des faits, les modifications qu'éprouvent les sécrétions sous l'influence des eaux employées, ainsi que le conseille d'ailleurs l'Académie de médecine, *comme le seul moyen à l'aide duquel on puisse arriver à des résultats réellement utiles à la pratique de la médecine.* Cependant, comme quelques médecins ont prétendu que les eaux de Vichy n'agissaient principalement que par une propriété *excitante, tonique* et *révulsive,* je crois utile, dans l'intérêt de la vérité et des principes qui m'ont guidé jusqu'à présent dans l'étude de ces eaux, comme aussi pour éclairer l'opinion du lecteur sur toutes ces questions, de les examiner en peu de mots. Mais, avant d'aller plus loin, disons ici combien il est curieux de voir, dans des questions aussi importantes que celles qui concernent les propriétés des eaux minérales, de voir, dis-je, les auteurs de toutes les époques se copier successivement depuis des siècles et se transmettre de confiance, comme une monnaie courante, sans rien vérifier par eux-mêmes, et sans examiner si toutes ces théories sur l'excitation ou la révulsion n'étaient pas au fond de pures hypothèses.

Prenons d'abord le mot *révulsion*. Eh bien, la révulsion ne saurait être efficace qu'autant que toutes les maladies reconnaîtraient pour cause un principe mobile, capable d'être déplacé ou éliminé. Mais il est évident qu'elles ne dépendent pas d'un simple mouvement vital, et que vouloir les guérir de cette manière, c'est faire à plaisir de cette thérapeutique de révulsion un système de bascule, une sorte de locomotive invisible, entraînant tout ce qu'on veut d'une région dans une autre ; comme si les maladies qui affectent les organes intérieurs étaient des êtres isolés, susceptibles, par conséquent, d'être attirés au dehors, déplacés ou rendus mobiles par l'influence de tel ou tel agent de révulsion, ce qui n'est pas.

Le mot de *tonicité* exprime naturellement une

tension, une résistance dans la fibre animale, dans les tissus organiques, ce qui, en bonne logique, devrait s'opposer, ce nous semble, à la fonte des engorgements ou des obstructions; et, cependant, nous voyons tous les jours des maladies de ce genre disparaître sous l'influence des eaux de Vichy. Ce qui prouve évidemment que la *tonicité* est ici un mot usé et sans valeur. Les résultats cliniques d'ailleurs sont là pour démontrer la fausseté de pareilles assertions.

Quant à l'*excitation*, ce mode d'action, exprime également le resserrement des pores, des vaisseaux ou des glandes, dont l'effet doit naturellement arrêter toute sécrétion, et amener par conséquent la suppression ou tout au moins la diminution des urines, de la sueur et de la bile. Or, si les partisans de l'excitation n'admettent pas la diminution des urines ni la sécheresse de la peau, ce qu'il est impossible d'admettre, les eaux de Vichy ne sont donc ni *toniques* ni *excitantes*, comme ces médecins le disent. Ou bien, si l'action des eaux alcalines consiste dans ces propriétés, il faut que ces médecins renoncent alors à ces expressions, et rejettent toutes les lois thérapeutiques et physiologiques les mieux établies de nos jours, pour ne faire que de l'empirisme, c'est-à-dire une médecine qui n'a ni méthode ni théorie. Tout cela prouve évidemment que ceux qui ont adopté de pareilles idées sur l'action principale des eaux minérales de Vichy sont dans une erreur fondamentale. Et cette erreur, remarquez-le bien, n'est pas ici une chose indifférente, une affaire de pure théorie, car elle peut conduire à des applications fâcheuses, par cela même que les indications qu'elle renferme ne sont pas exactes ; c'est à quoi n'ont pas réfléchi les médecins qui propagent de semblables chimères, sans s'occuper de mettre à profit les moyens d'investigation que nous offrent les sciences physiques et physiologiques, les seules qui puissent nous conduire à de bons résultats en fait de traitement.

Nous avons suffisamment démontré, je pense, que ce n'est point sur l'excitation qu'il faut compter, pour la guérison des maladies organiques, mais bien sur les éléments matériels des eaux. Ceux qui souffrent trouveront des excitants nerveux partout ; quant aux modificateurs du sang, des nerfs et des organes, indispensables pour produire une guérison réelle et durable, il faudra, pour les trouver, se rendre aux sources qui renferment les éléments modificateurs spéciaux à la guérison de ces maladies ; car, n'avoir pour action curative, comme on le proclame dans presque tous les écrits théoriques sur les eaux minérales, qu'une réaction organique nerveuse, c'est se

faire une très-fausse idée de la maladie et du remède, c'est n'envisager la question que sous un
seul de ses côtés, et ne satisfaire qu'à la moins
importante et à la plus facile des indications thérapeutiques. Aussi, que de cruelles déceptions
n'éprouverait-on pas, si, dans les maladies chroniques, on s'imaginait qu'il ne faut qu'exciter
une fièvre plus ou moins légère pour faire disparaître la maladie ! Si, à côté de l'excitation, on
n'avait pas un modificateur spécial ou spécifique,
on nuirait beaucoup plus alors qu'on ne serait
utile ; car, pour guérir une maladie, il faut d'a-
bord détruire la cause qui rend l'organe malade,
ou bien le principe qui vicie ou mine la constitution ; or, personne ne croira que les *excitants* et
les *révulsifs,* ce qui revient au même, puissent
amener un pareil résultat. Il est également ab-
surde de soutenir que la poussée, par l'irritation
qu'elle détermine à la peau, épiphénomène acci-
dentel et momentané, puisse révulser des phleg-
masies ou des engorgements intérieurs. Sous ce
rapport, cette action thérapeutique est évidemment nulle, attendu que l'excitation, ainsi que je
le disais tout à l'heure, n'est, par rapport aux
eaux alcalines, qu'une très-faible partie de leur
puissance médicale. Elle peut suffire cependant
quand, derrière la maladie, il n'y a pas autre chose
qu'un état nerveux, tel que langueur, trouble

ou perturbation dans une fonction, ainsi qu'on le voit dans la dyspepsie et la gastralgie, par rapport à la digestion : dans toutes ces circonstances, la médication excitante peut suffire. Mais vouloir s'appuyer sur une pareille puissance curative, cela ne peut convenir, en conscience, aux trois quarts des malades qui se rendent à Vichy, parce qu'ils ont des affections organiques qu'il faut, avant tout, détruire matériellement, ou bien des diathèses ou des constitutions de mauvaise nature qu'il faut corriger, ce qu'on ne pourra jamais obtenir avec l'excitation, médication basée sur un effet purement mécanique, et, par conséquent, d'une valeur médicale insignifiante et sans portée. Laissons donc de côté ces théories de l'*excitation* ou de la *révulsion*, empruntées à une vieille routine ; mots sur lesquels s'appuient quelques médecins de Vichy pour expliquer la principale propriété curative des eaux, propriété que les sources minérales de tous les pays pourraient revendiquer au même titre, en procurant aux malades les mêmes avantages. Heureusement, comme je l'ai démontré plus haut, il ne faut pas beaucoup de science pour comprendre que c'est là une erreur fondamentale ; car il est incontestable qu'une différence aussi marquée dans la nature et les proportions des principes constituants des eaux minérales doit faire varier considérablement aussi les effets et les résultats dans le traitement des maladies.

Mais ce qui prouve physiquement que l'action des eaux de Vichy ne peut être basée, comme on le dit, sur l'excitation, c'est que les alcalis donnent au sang une couleur plus foncée, qu'ils l'empêchent de se coaguler, et qu'ils redissolvent même les précipités produits dans le sang par les acides.

Ajoutons également que les eaux minérales en général, et celles de Vichy en particulier, agissent très-peu par propagation dynamique ou par excitation, mais bien par transition matérielle dans le système vasculaire sanguin. La première de ces actions est purement locale, elle ne laisse rien qu'un coup de fouet ou une friction sèche sur la partie touchée ; on ne peut raisonnablement lui demander autre chose ; tandis que la transmission moléculaire opère par un effet général, que nul médicament ne peut produire s'il ne passe dans le sang par absorption. C'est ainsi que l'eau de Vichy agit matériellement par sa nature chimique spéciale. C'est aussi dans les réactions par contact direct que s'opère véritablement l'effet tonique et fortifiant des eaux sur les organes, et non par l'excitation nerveuse, révulsive ou dérivative, laquelle ne sert tout au plus qu'à mettre le système nerveux en rapport avec la fonction, tandis que les matériaux absorbés forment dans l'organe et la fonction l'objet spécial de la guérison.

Nous devons, d'après l'examen que nous venons de faire du mode d'action des eaux, poser en principe que celles de Vichy agissent de deux manières, chez tous les malades : d'abord sur le sang, qui, soit dit en passant, est par sa nature le tonique par excellence et le meilleur de tous les excitants connus, comme étant chargé de fournir les matériaux nécessaires à la construction des solides et à la composition des humeurs ; ensuite sur le système nerveux, sur lequel elles n'opèrent qu'indirectement et selon les constitutions individuelles : c'est-à-dire qu'elles vont au but avant de modifier les moyens. Les sels des eaux sont éliminés, sans doute, par les sécrétions, mais ce n'est qu'après avoir agi moléculairement par leur présence sur l'ensemble de l'organisme. Car il est évident qu'un grand nombre de médicaments ne doivent leur efficacité qu'aux modifications qu'ils impriment aux qualités du sang, lequel modifie à son tour, améliore, ralentit ou arrête l'action vicieuse des organes et des fonctions. Sous ce rapport évidemment, les eaux de Vichy occupent le premier rang.

Voici, dans tous les cas, comment on doit interpréter leur action thérapeutique ou médicale :

Ces eaux, en pénétrant dans le corps par les

voies digestives, sont absorbées par les veines, les vaisseaux chylifères et la surface intestinale ; elles partent de là pour reconstituer, en vertu des principes qu'elles contiennent en dissolution, les organes dans leur substance, et les humeurs viciées dans leur nature, ce qui veut dire qu'elles procèdent par une action de présence, action qui est tout à la fois chimique et vitale : chimique, en allant toucher, provoquer ou modifier les divers éléments organiques, phénomènes démontrés par le changement immédiat qui se produit dans la nature chimique de nos humeurs et par la réaction consécutive qui se manifeste sur nos diverses fonctions, telles que les sécrétions, la régénération, l'hématose et la nutrition, dont les résultats définitifs se traduisent par les actions fondantes et reconstituantes organo-plastiques, que nous voyons peu à peu s'opérer chez les malades qui ont fait usage des eaux pendant un temps plus ou moins long ; et ce qui prouve, en outre, qu'elles s'adressent en même temps au principe vital, c'est l'impressionnabilité qu'elles exercent sur l'organisme, en réveillant l'atonie des organes et l'inertie des fonctions.

Dans les maladies chroniques, dit M. Patissier, « les eaux minérales agissent surtout en imprimant aux organes un état aigu qui les réveille « de leur engourdissement. »

Il est rationnel d'admettre également qu'en pénétrant dans les parties les plus profondes de nos tissus, ces eaux les nettoient, pour ainsi dire, en entraînant les matières hétérogènes morbides qui s'y trouvent; elles sont reprises ensuite, et rejetées hors de l'économie par les voies d'excrétion, les urines, la sueur, ou par les intestins, entraînant, après avoir modifié la partie avec laquelle elles ont été en contact, les produits altérés ou viciés du corps.

En résumé, la seule théorie admissible aujourd'hui, concernant le mode d'action des eaux de Vichy, est celle qui nous la fait envisager comme une médication altérante ou dépurative, réellement curative, par laquelle nous sollicitons des éliminations, des résolutions et des régénérations à l'égard des maladies chroniques, ainsi que le fait d'ailleurs l'organisme pour les maladies aiguës, en faisant remarquer toutefois que les altérants, en modifiant, par une action moléculaire, les divers états morbides, changent consécutivement aussi la vitalité dans l'ensemble de l'organisme, ce qui n'a pas lieu avec les excitants, qui n'ont rien de spécifique comme fortifiants s'ils ne sont accompagnés d'analeptiques ou modificateurs matériels du sang; ils ne peuvent suffire, dans ce cas, qu'aux maladies nerveuses, mais leur action peut avoir aussi pour inconvénient de réveiller d'anciennes inflammations.

Quant à ce qui concerne la quantité d'eau nécessaire à chaque malade pour satisfaire convenablement aux exigences d'une cure complète, cette appréciation est tout à fait du ressort du médecin qui, seul, peut diriger le traitement; elle doit être établie d'une manière, non pas invariable, mais assez générale cependant pour constituer une méthode de traitement, comme il en existe d'ailleurs pour toutes les grandes médications, afin d'arriver aussi promptement que possible et sans accident au rétablissement du malade. Ces principes, qui n'existaient pas à Vichy, j'ai dû les établir en prenant pour point de départ et pour base l'effet physiologique des eaux sur nos humeurs, comme le moyen le plus rationnel et le plus sûr pour arriver au résultat désiré. J'engage donc une partie des malades, ceux qui sont atteints, par exemple, d'engorgement des viscères abdominaux, de goutte, de gravelle, de diabète, de cachexie paludéenne, ou de toute autre maladie ayant altéré sa constitution, à porter jusqu'à l'alcalinité les humeurs acides du corps, l'urine en particulier, comme pouvant servir à mesurer l'état humoral morbide de l'économie, lequel, se trouvant changé dans des proportions convenables par la présence des éléments de l'eau dans le sang, pendant une période déterminée, doit constituer la cure. On aura ainsi tout lieu d'espérer que cette modification momentanée, mais certaine, des humeurs, amènera nécessairement, par la suite, un changement favorable et soutenu dans la situation anormale et vicieuse dans laquelle le malade se trouvait placé avant de venir à Vichy, situation qui compromettait sa vie, minée sourdement et de toutes parts par la cause morbide.

Si cette manière de procéder dans l'administration des eaux n'est pas rationnelle aux yeux de quelques personnes, intéressées sans doute à faire croire le contraire, je dois dire du moins que mes expériences sur des individus bien portants prouvent qu'elle n'a jamais fait du mal, et que mes observations sur les malades démontrent, au contraire, qu'elle opère avec les plus grands avantages.

D'après cette méthode d'appréciation, basée sur des faits et non sur des hypothèses, il est évident que le médecin et le malade auront du moins la conviction que le remède aura pénétré jusqu'à l'organe affecté, surtout quand cet organe ne peut être mis en rapport direct avec l'eau, comme cela a lieu pour l'estomac ou la peau. Dans ces derniers cas, on conçoit qu'il est moins important d'arriver jusqu'à l'alcalinité des humeurs, on peut même s'en dispenser complétement, sans nuire pour cela au résultat favorable de la cure.

Cette prédominance alcaline dans nos humeurs me paraît indispensable à la réalisation d'un traitement efficace et sérieux, toutes les fois, du moins, que la tolérance le permet; agir autrement, c'est, selon moi, agir en aveugle, naviguer sans boussole, je dirai plus, c'est se rendre coupable. Le moyen d'ailleurs de s'assurer de la quantité d'eau convenable à chaque malade est des plus faciles à déterminer; on le trouvera indiqué au chapitre qui traite de l'eau prise en boisson.

Examinons maintenant l'effet salutaire et gradué que font éprouver ces eaux, lorsqu'on les prend intérieurement, à doses modérées, et que leur emploi trouve sa véritable indication : l'estomac est légèrement excité, au bout de peu de jours l'appétit se réveille; la digestion est plus facile, plus régulière, plus prompte; toutes les fonctions s'exécutent avec plus de facilité, et le malade éprouve un sentiment de bien-être et d'agilité qu'il ne ressentait pas auparavant : les aigreurs d'estomac disparaissent, la bile devient plus fluide, son écoulement plus facile ; l'assimilation des substances réparatrices ou alimentaires est plus complète; les selles, par conséquent, sont plus rares et plus consistantes; la nutrition

se fait mieux ; les chairs prennent plus d'embonpoint et de fermeté ; le teint devient plus frais,
plus coloré ; le malade est plus dispos ; tout annonce enfin que l'organisme a reçu un grand
bienfait, et que les eaux ont rendu aux organes
la force fonctionnelle dont ils étaient privés, et
calmé leur état de souffrance par un effet sédatif
général.

A l'extérieur, les eaux alcalines de Vichy produisent sur la peau une excitation parfois suivie
de rougeur. Cet effet n'a lieu ordinairement que
lorsqu'on prend plusieurs bains de suite avec
l'eau minérale pure. Ces rougeurs sont suivies de
vives démangeaisons et de picotements ; le sommeil est agité, souvent avec un peu de fièvre. Il
est prudent, dans ce cas, de suspendre les bains,
ou mieux d'y ajouter un tiers ou moitié d'eau
douce en commençant. Toutes les constitutions
n'éprouvent pas les mêmes phénomènes d'excitation ; il est même des personnes qui peuvent
prendre un grand nombre de bains d'eau pure
sans en être incommodées. Toutefois l'effet le plus
remarquable des eaux, sous cette forme, indépendamment de son absorption, est de favoriser
la perspiration cutanée, de donner à la peau de la
douceur et de l'onctuosité, en dissolvant la matière écailleuse épidermique qui la recouvre.

Par leur absorption sous les deux formes précédentes, soit en bains, soit en boisson, elles déterminent au bout de quelques minutes, d'autres fois au bout de quelques heures, l'alcalinité des urines, lesquelles deviennent en même temps plus abondantes, claires, limpides ; et le dépôt sédimenteux rouge, qu'on voyait sur les parois du vase, cesse en même temps de se produire.

La sueur devient alcaline, elle augmente ainsi que la salive ; la circulation, la respiration sont plus libres ; les plaies, les dartres vives s'irritent, s'enflamment à leur contact, et les douleurs que les malades en éprouvent les obligent souvent à suspendre l'usage des eaux.

L'action chimique de l'eau est plus sensible, du moins en apparence, sur nos humeurs que sur nos solides ; mais puisque les sécrétions sont modifiées, il faut bien reconnaître aussi que les organes sécréteurs ou autres le sont également.

Les traces de la soude, chez les individus qui ont été alcalisés pendant plusieurs jours de suite, ont une durée variable après la cessation de tout traitement. C'est ainsi que nous avons vu des malades conserver des urines alcalines pendant huit ou dix jours, alors même qu'ils n'avaient pris pour arriver à l'alcalinité que de très-faibles doses d'eau, deux verres, par exemple, en vingt-quatre heures. Pour maintenir l'état alcalin des urines d'une manière durable pendant la cure avec une quantité d'eau moyenne, il est essentiel que les malades éloignent toutes les causes d'irritation physique ou morale, qu'ils s'abstiennent d'acides, et qu'ils observent un régime convenable.

Un fait remarquable et digne d'attention, c'est que les urines, alcalines avant les repas, cessent de l'être chez la plupart des malades, dès que la digestion commence, à moins que cette fonction ne soit très-facile, pour ne reprendre leur alcalinité qu'après qu'elle est terminée. Cet état dure quelquefois de cinq à six heures, suivant que la digestion est plus ou moins longue à se faire. Ce fait physiologique pourrait servir également à constater la durée du travail digestif chez les divers individus. Ce changement assez curieux ne peut s'expliquer qu'en admettant que l'alcalinité du sang, fournie par les eaux de Vichy, se trouve détruite pendant l'acte de la digestion, durant lequel toutes les matières introduites dans l'estomac passent à l'état acide, ainsi que le prouvent d'ailleurs les belles expériences de Montègre. Le suc gastrique, disent également MM. Tiedmann et Gmelin, est peu acide et en petite quantité avant la digestion ; mais il augmente, sous ce double rapport, après l'ingestion des substances alimentaires ; or, dès que cette fonction est terminée, le sang ne recevant plus les principes acides qui détruisaient son alcalinité artificielle, les produits sécrétés reprennent alors leurs propriétés alcalines, momentanément suspendues. Le mouvement fébrile que détermine la digestion, n'est pas étranger non plus à ce changement passager de l'alcalinité des fluides.

Les forces musculaires se trouvent bien plus affaiblies, par suite de l'usage prolongé des bains alcalins, contre l'opinion de Petit, que par les bains d'eau douce. Des exemples nombreux sont venus confirmer mon opinion à cet égard, car j'ai vu les mêmes faiblesses se produire chez des malades qui n'avaient fait usage des eaux qu'en boisson. Cet effet est dû, sans aucun doute, à l'action hyposthénisante des eaux. Ceci, dans tous les cas, n'a rien qui puisse nous surprendre, puisque leur propriété dominante est de ramollir la fibrine et l'albumine qui constituent la trame de nos organes, et de rendre par conséquent les tissus plus mous et plus perméables.

Sous l'influence des eaux de Vichy, le système nerveux est vivement excité ; chez quelques malades, la tête devient lourde et pesante, avec propension au sommeil ; d'autres fois, c'est une espèce d'ivresse que les malades éprouvent ; les femmes surtout sont plus influencées sous ce rapport que les hommes. Quelques-unes comparent cette excitation à l'effet que produit le vin de

Champagne sur le cerveau ; ce phénomène est dû à la présence de l'acide carbonique, très-abondant dans les eaux de Vichy, prises à la source.

L'appareil génital est modifié chez les femmes par l'exhalation plus considérable et plus précoce de la menstration ; les eaux calment les douleurs qui la précèdent ou l'accompagnent. C'est probablement aussi à l'excitation exercée tant sur les organes génito-urinaires que sur les nerfs de ces parties, qu'est due l'opinion généralement répandue et très-souvent motivée, qu'elles favorisent la conception.

Elles passent pour être peu favorables ou contraires aux affections pulmonaires. Je dois dire à cet égard que, parmi les nombreux malades que j'ai observés, je n'en ai vu qu'un seul atteint de bronchite chronique, qui ait ressenti une augmentation dans les symptômes de la maladie ; les autres n'en ont éprouvé aucun résultat fâcheux.

Prises en petite quantité, ces eaux paraissent favoriser l'artérialisation du liquide sanguin, et augmenter par là la vitalité générale et la décarbonisation du sang veineux. En général, c'est par petites doses, longtemps administrées et sans excitation générale sensible qu'il faudra agir, si l'on veut remédier complétement à l'altération d'un organe malade, ou détruire un principe morbide inhérent à la constitution.

Lorsqu'on les prend à haute dose, d'une manière persistante, elles paraissent ramollir le principe fibrineux sanguin des engorgements morbides, et empêcher dans l'angine couenneuse et le croup la formation des fausses membranes.

C'est ainsi qu'elles agissent sur les divers tissus, qu'ils soient membraneux, comme l'estomac et la vessie, ou de la nature des glandes, comme le foie et la rate, ou bien encore que la maladie soit de nature inflammatoire, ou produite par une congestion sanguine prolongée. Dans toutes ces circonstances les eaux, en s'adressant aux organes élaborateurs ainsi qu'aux fluides, opèrent en diminuant la phlogose ou congestion sanguine, action analogue à celle des agents antiphlogistiques ou contre-stimulants. Elles relâchent et calment par leur effet sédatif les vaisseaux et les tissus des organes, en faisant cesser l'irritation morbide ; le sang et ses produits reprennent alors leur cours physiologique et leur nature chimique normale, et les engorgements ou épaississements qui avaient résisté jusque-là à tous les traitements ordinaires disparaissent ; c'est ainsi que s'opère enfin cette aisance donnée à la circulation du sang par les eaux de Vichy, aisance reconnue et admise par tous les médecins, sans que personne jusqu'à présent se soit rendu compte de la valeur précise de ses résultats, ou ait cherché à expliquer

le mode d'action des eaux, dans toutes ces trans-
formations organiques ou vitales. Tous ces phénomènes, en dernière analyse, démontrent que ces
eaux ont la propriété de faire cesser les souffrances des organes malades, et de ramener les
fonctions qui en dépendent à leur état normal;
c'est ainsi qu'on doit expliquer en un mot leur
action tonique et fortifiante.

Mais indépendamment de cette action organique
et vitale, qui modifie la constitution et met le
malade en voie de guérison, il en existe une autre
qu'on peut appeler *fondante*, laquelle s'exerce
plus particulièrement sur les tissus engorgés, sur
la matière plastique, l'albumine et la fibrine,
dont l'excès constitue ce genre d'altération. Voici,
d'après l'étude des faits, l'explication la plus rationnelle qu'il soit possible d'admettre sur cette
propriété des eaux. Prenons pour point de com-
paraison un des organes malades pour lesquels on
vient le plus ordinairement à Vichy, le foie, par
exemple, ou la rate engorgés, qui, soit dit en
passant, reçoivent une très-grande quantité de
sang, nous dirons à cet égard que le sang, une
fois alcalisé et mis en contact avec nos tissus,
agit de deux manières : 1° par sa fluidité plus
considérable, qui s'oppose d'abord à l'accroissement de l'engorgement; 2° par sa nature chimique, en agissant par son alcali, comme agent de

dissolution et de destruction, sur la fibrine et l'albumine qui constituent l'engorgement, en remplissant les intervalles des mailles du tissu organique. Ces matières plastiques étant ainsi délayées sont ensuite éliminée par les urines, les sueurs ou les autres émonctoires naturels de l'économie.

Cette propriété des alcalis de dissoudre les dépôts fibrineux n'a pas été seulement remarquée de nos jours ; car Tardy, dans sa *Dissertation sur les eaux de Vichy*, en 1755, dit, « que le méde-« cin de Mony, après avoir lavé exactement la « couenne d'un sang pleurétique, la fit macérer « dans un verre d'eau de la Grande-Grille, et que « du soir au lendemain elle fut totalement dis-« soute, et qu'il n'en restait aucun vestige. »

M. le docteur Baron a publié également des observations fort intéressantes sur le traitement de la diphthérite par l'eau de Vichy et le bicarbonate de soude, lesquelles confirment l'opinion de Tardy, et démontrent leur action curative et préservative contre la formation des dépôts pseudo-membraneux dans l'angine couenneuse et le croup, en agissant sur le sang par un effet anti-plastique et antiphlogistique.

D'après ces faits, comme aussi d'après mes propres expériences, dont j'ai parlé plus haut, il n'est plus permis de révoquer en doute aujourd'hui la propriété antiplastique des eaux alcalines de

Vichy, et cette opinion est d'autant plus fondée qu'elle s'accorde parfaitement aussi avec la
théorie, généralement admise, des obstructions,
ainsi que le prouvent les expériences microsco-
piques rapportées par un grand nombre de sa-
vants, tels que Thomson, Hastings, Wilson, Kat-
tenbrunner, etc. Ces auteurs, pour expliquer
l'engorgement ou l'épaississement de nos organes
à la suite des maladies, disent que le sang, par
suite d'une cause irritante ou inflammatoire
quelconque, afflue avec abondance dans les points
irrités ; que, dans cette circonstance, la transformation du sang artériel en sang veineux ne se
fait plus aussi complétement ; que les globules de
sang se trouvent, par conséquent, serrés les uns
contre les autres ; qu'ils se collent et forment par
leur réunion de petits caillots, dont une partie
seulement passe dans les capillaires veineux. Si
cet état fluxionnaire continue, il arrive un moment, disent également ces auteurs, où la circulation s'arrête ; les veines alors se dilatent, en
laissant perspirer et déposer dans les parties environnantes intrafibrillaires des tissus une matière
coagulable, albumineuse et fibrineuse, qui s'é-
paissit, après s'être extravasée par inflammation
ou par hémorrhagie, ce qui donne lieu aux divers
engorgements que nous constatons chez les malades.

Cette théorie est d'autant plus admissible que partout où est l'inflammation, nous voyons la nature développer des produits fibrineux ou pseudo-membraneux.

Ce qu'il y a de certain, en outre, c'est que dans l'état inflammatoire chronique, ou bien dans les simples congestions sanguines prolongées, comme cela a lieu le plus ordinairement dans les organes de la femme, le foie et la rate, dans les fièvres intermittentes rebelles, les membranes s'épaississent, et les organes parenchymateux acquièrent plus de volume ; les vaisseaux y sont dilatés et gorgés de sang, de telle sorte que la circulation dans ces tissus ainsi condensés et endurcis est ralentie et souvent nulle ; la sécrétion finit alors par s'éteindre ; de même que, dans un état inflammatoire aigu, la fièvre supprime la sueur par l'accroissement de tension qui a lieu, et la transpiration ne reparaît qu'après un certain relâchement de la peau.

Or, il est bien évident qu'en augmentant les sécrétions les eaux dégagent et rétablissent la liberté dans les organes secrétoires et qu'elles s'opposent en même temps à la formation des concrétions sanguines vasculaires nouvelles.

D'après ce qui précède, nous pouvons donc admettre que les eaux alcalines de Vichy doivent agir également, d'une manière moins active, il est vrai, à cause de la résistance vitale, sur les parties saines de notre organisme, puisque dans presque tous nos tissus nous trouvons de l'albumine et de la fibrine. Cette manière de voir nous donne en même temps l'explication de la diminution remarquable des forces physiques qu'éprouvent les malades qui ont fait un long ou abusif usage des eaux, particulièrement eu bains.

Quant aux organes qui pèchent par faiblesse, qui manquent d'action ou de force nerveuse, faiblesse dépendant de l'organe lui-même, et non d'une maladie de la moelle ou du cerveau, que les organes ainsi affectés soient placés à l'intérieur du corps, comme l'estomac ou la vessie, dans les articulations, ou dans le tissu musculaire des membres, l'expérience constate que les eaux de Vichy exercent à l'égard de ces affections les résultats les plus favorables, par une action physico-chimique, produite en partie par la composition saline des eaux, leur température et l'acide carbonique qu'elles renferment.

Les eaux de Vichy, d'après nos observations, jouent dans les maladies diathésiques ou cachectiques un double rôle, celui de neutraliser la cause morbide, goutte, gravelle ou cachexie, et, en second lieu, de rétablir les fonctions lésées par ces mêmes causes morbides ; c'est là l'action substitutive ou altérante à laquelle vient s'unir l'action physiologique ou vitale.

L'heureuse influence que les malades atteints de fièvres lentes, irrégulières, avec cachexie paludéenne, obtiennent des eaux de Vichy avait été signalée déjà par Baglivi, qui rapporte que rien n'est plus utile que les substances lixivielles, alcalines, dans les fièvres intermittentes anciennes.

Je dois ajouter ici que tout le secret de la réussite des eaux de Vichy réside dans la juste proportion des doses à administrer, eu égard à l'intensité de la maladie, à son ancienneté, à sa nature et à la tolérance du malade ; car la vertu du médicament n'est au fond qu'un phénomène secondaire, dépendant d'une seule et même propriété, selon la dose et les conditions organiques. C'est ainsi, par exemple, que l'émétique, dont tout le monde connaît les effets, produit, à très-faible dose, des évacuations, et, à une dose plus élevée, des sueurs qui réduisent le malade à un état de faiblesse extrême avec prostration des forces ou hyposthénie générale. Il en est de même de tous les médicaments actifs, dont l'effet varie suivant les proportions.

Guyton de Morveau a dit avec raison : « Moins « d'un millième d'une substance ajoutée ou sous- « traite dans une composition y produit des chan- « gements de propriété notables. »

Ce qui indique que ce n'est pas toujours de la quantité d'un médicament que dépend sa force curative, mais bien de ses divers états de division ou de combinaison.

C'est, en un mot par des phénomènes analogues, mais qu'on n'a pas étudiés jusqu'à présent, que les eaux de Vichy exercent leurs bonnes ou mauvaises influences : c'est pourquoi j'engage les malades à ne jamais dépasser la limite de la tolérance, ni produire une alcalinité humorale trop prononcée. Ajoutons aussi que, pour faciliter l'action thérapeutique d'un médicament, il faut que la personne se trouve dans des conditions particulières d'état maladif. Ces conditions, rigoureusement indispensables quand il s'agit d'appliquer un traitement quelconque, doivent être particulièrement observées lorsqu'on se propose de faire usage des eaux de Vichy, si l'on veut éviter les effets nuisibles qu'on observe parfois, et qu'on attribue le plus ordinairement à l'acuité des eaux, quand, pour être dans le vrai, il ne faudrait en accuser que l'inopportunité de la situation du malade, quelquefois son intempérance, et souvent aussi une trop grande quantité d'eau minérale prise dans un trop court espace de temps. C'est ainsi, je dois le dire, qu'à de bonnes choses on fait souvent une mauvaise réputation.

Ce qu'il y a de remarquable, même dans les

insuccès de guérison chez les malades qui viennent à Vichy, c'est qu'en général ils éprouvent une influence favorable sur l'ensemble de la santé ; en sorte que si les forces vitales de la personne ne sont pas trop affaiblies, l'impulsion vers le rétablissement harmonique des fonctions étant donné, la santé peut s'améliorer, ou du moins se soutenir, et permettre d'attendre le secours d'autres moyens plus salutaires.

Nous devons dire aux malades, pour rectifier leurs idées ou détruire leurs préjugés, que l'affaiblissement qui accompagne les maladies en général ne tient pas toujours à la faiblesse du corps, mais bien à la souffrance des organes malades ; et cela est si vrai, que dans les maladies, excepté celles où il y a délire, on n'est faible que parce qu'on souffre ; faites cesser la souffrance, un mal de tête, par exemple, une douleur dans le genou ou dans le pied qui vous empêche de vous tenir debout, et à l'instant vous recouvrez vos forces : ce qui veut dire, en un mot, que les forces générales ne reviennent que lorsqu'on a guéri l'organe ou la partie souffrante ; les partisans de la doctrine excitante et révulsive, au contraire, veulent que l'organe malade ne se guérisse qu'après que les eaux ont déjà rétabli les forces vitales, ce qui n'est pas logique ; car tout le monde sait que pour faire cesser l'effet, il faut, avant tout, supprimer la cause.

En résumé, l'action remontante des eaux minérales a rendu et rend tous les ans d'innombrables services aux malades, qu'ils y viennent pour une seule affection, ou bien pour le rétablissement d'une santé totalement épuisée, attendu que dans toutes les maladies il y a solidarité d'action, et qu'en guérissant une affection qui n'est que locale, on modifie à l'instant même l'ensemble de l'organisme, de même que dans l'état normal chaque fonction s'enchaîne à toutes les autres; ainsi, sans sécrétion, point de digestion; sans exhalation, point d'absorption; sans digestion, point de nutrition. Notons en passant aussi qu'il n'existe pas de maladie sans un trouble quelconque dans cette dernière fonction.

Règle générale : comme les maladies qui intéressent la santé tout entière ont besoin de suivre un long traitement, il sera utile, dans ce cas, que les malades reviennent plusieurs années de suite, afin de débarrasser complétement l'organisme de toutes ses dispositions maladives.

Quelques médecins pensent qu'il s'opère des crises chez les divers malades qui viennent à Vichy, c'est-à-dire que la cause morbide est déplacée et entraînée par un mouvement d'excitation causé par les eaux : phénomènes caractérisés, dans les anciennes doctrines médicales, par les sueurs, les urines et les selles, ou bien encore par des éruptions cutanées. Les urines et la transpiration sont augmentées, sans doute, mais leur abondance ne peut constituer une véritable crise. Or, j'avoue n'avoir jamais vu aucun de ces phénomènes se produire d'une manière positive. Dans tous les cas, s'ils ont lieu, ils doivent s'opérer bien lentement, car j'ai observé bien des malades qui souffraient beaucoup en arrivant, et qui se rétablissaient en éprouvant simplement une diminution lente et progressive dans les principaux symptômes de leur maladie ; ce qui prouverait, dans tous les cas, qu'un déplacement par des crises ou par des réactions vitales n'est pas indispensable à la guérison. L'organisme, au contraire, accepte les eaux de Vichy à doses convenables, sans développer dans la circulation des phénomènes d'excitation, ni de réaction manifeste. Je n'ai jamais vu non plus, je dois le dire, des congestions cérébrales ni pulmonaires se produire. Ce qui prouve que toutes ces théories par des crises ne peuvent plus leur convenir ; elles sont reconstitutives, c'est là ce qui ressort, de la manière la plus évidente, des effets thérapeutiques observés chez tous nos malades.

En ce qui concerne le tempérament lymphatique, l'opinion générale des médecins est que les alcalis ne sont pas applicables aux affections qui dépendent de ce tempérament. Ceci pourrait être vrai en principe ; c'est pourquoi il est utile de préciser les cas dans lesquels cette médication pourra être employée, sans aggraver la situation fâcheuse du malade. Or, il est évident que si les affections, pour lesquelles les malades viennent réclamer l'usage des eaux alcalines, dépendaient directement de la nature lymphatique ou vicieuse du sujet, comme tumeurs blanches, engorgement des glandes cervicales, etc., ces eaux, dans ce cas, ne pourraient évidemment leur être favorables. Mais si ces affections sont la conséquence d'un tempérament lymphatique acquis, soit sous l'influence du genre de vie, des habitudes, du climat, de la profession, soit par suite de maladies chroniques, avec débilité consécutive dans l'organisme, de fièvres intermittentes rebelles, de cachexie paludéenne, d'engorgement du foie, de la rate ou des ganglions mésentériques, avec épanchement de sérosité et même avec des signes d'hémorragies passives, les eaux alcalines de Vichy, ainsi qu'un grand nombre d'exemples nous permettent de l'affirmer, ce que nous verrons d'ailleurs lorsqu'il sera question des maladies de la rate, seront alors employées avec le plus grand avantage, pour la guérison de la maladie et le rétablissement de la constitution des malades.

Le traitement par les eaux de Vichy, bien loin,

dans cette circonstance, d'augmenter la faiblesse des malades et les hémorrhagies passives, comme on l'a cru à tort jusqu'à présent, relève au contraire les forces, tarit les pertes de sang, en lui donnant de la plasticité, par suite du rétablissement des fonctions digestives et assimilatrices, que les eaux tirent de leur engourdissement, comme aussi en diminuant l'acidité des humeurs inhérentes à ces affections, en y introduisant enfin la soude qui leur manque.

Il faudra seulement modérer ici les doses et administrer les eaux pendant un certain temps avec quelques intervalles de repos. A ce sujet, nous ferons remarquer que les tempéraments sont quelquefois tellement modifiés par la nature des maladies et par la durée des souffrances, qu'on a souvent bien de la peine à reconnaître l'origine de la constitution normale de l'individu, au moment où il arrive pour commencer la cure. Le tempérament nerveux est peut-être celui qui ne disparaît pas aussi complétement que les autres ; lui seul, par conséquent, nous a permis de faire quelques remarques que l'on trouvera au chapitre des indications.

Il existe à Vichy des sources dont l'analyse chimique n'indique aucune différence de composition, mais qui, néanmoins, ont acquis par l'expérience des temps une spécialité d'action qui fait qu'elles s'appliquent plus particulièrement au traitement de certaines affections organiques.

C'est ainsi, par exemple, que les eaux thermales de la source de l'Hôpital paraissent plus spécialement indiquées dans les affections qui ont leur siége dans l'estomac et dans les intestins. Celles de la Grande-Grille, également thermales, sont administrées dans les maladies biliaires du foie, de la rate ou du mésentère. Celles des Célestins, qui sont froides, s'adressent de préférence aux goutteux, aux graveleux, ainsi qu'aux affections de la vessie et aux maladies des reins.

Je dois en terminant, pour confirmer la bonne direction que j'ai donnée au traitement des malades par les eaux de Vichy, rapporter ici l'opinion suivant laquelle l'Académie de médecine entend qu'on étudie l'action médicale des eaux minérales en général.

« Pour se livrer à des études sérieuses sur les
« propriétés médicales des eaux minérales, a dit
« l'Académie de médecine, il faut mettre à profit
« tous les moyens d'investigation que possèdent
« maintenant les sciences physiques et physiolo-
« giques ; c'est en étudiant par l'analyse *chi-*
« *mique* les modifications qu'éprouvent les sécré-
« tions, sous l'influence des eaux employées,
« qu'on peut arriver à des résultats qui pourront
« réellement devenir utiles à l'enseignement

« et à la pratique de la médecine, car il y a beau-
« coup de choses inconnues encore dans l'ac-
« tion des eaux minérales. » (Séance du 22 avril
1850.)

C'est précisément dans ce sens que j'ai dirigé
mes recherches en arrivant à Vichy, ainsi qu'on
peut le voir d'ailleurs par les observations nombreuses qni m'ont servi à les établir.

En résumé, nous pouvons conclure de tout ce
qui précède que la médication thermo-minérale
alcaline de Vichy est un ensemble d'éléments
médicamenteux, une tisane composée par la nature, dont la valeur, d'après les connaissances
chimiques que nous possédons, l'étude physiologique et les observations cliniques que nous avons
rapportées plus haut, peut être déterminée par
l'observation, comme celle de tout autre médicament. C'est en nous appuyant sur ces données
les plus certaines pour arriver à connaître les
propriétés médicales des eaux, que nous pouvons
préciser aujourd'hui leur action thérapeutique et
régler définitivement les cas de leur application,
en disant :

1° Qu'elles opèrent par une action altérante,
que Bordeu appelait *remontante*, ou tonique de
l'économie ;

2° Que cette action s'exerce par le moyen des
éléments de l'eau minérale agissant directement

en touchant, provoquant ou modifiant les organes et les humeurs du corps ;

3° Qu'elles agissent par un effet métasyncritique, qui change et dissipe l'état morbide anomal de l'organe en souffrance ou des humeurs altérées ;

4° Qu'en provoquant une augmentation de sécrétion des sucs ou fluides gastriques, biliaires, urinaires ou cutanés, elles rendent la circulation sanguine plus facile, phénomène qui a pour résultat la diminution des obstructions et une élimination dépurative générale ;

5° Qu'à l'égard des engorgements ou empâtements, elles agissent, d'après les faits observés, par une puissance décomposante et reconstituante incontestable, en faisant disparaître les matériaux épanchés et en ramenant graduellement les tissus à leur organisation normale ;

6° Qu'elles corrigent, neutralisent et détruisent, par leur nature chimique spéciale, certains produits acides ou hépatiques de l'économie ;

7° Qu'elles apaisent ou font cesser les douleurs goutteuses et rhumatismales, par la présence des éléments salins, ainsi que par la thermalité et l'excitation que les eaux impriment à la peau par le mode balnéaire;

8° Qu'elles agissent sur les membranes muqueuses, en modifiant l'organe et sa sécrétion morbide ;

9° Qu'elles agissent par leur action *remontante* ou reconstitutive spéciale, dans certaines diathèses ou cachexies, suite de fièvres paludéennes ;

10° Qu'elles impriment à la débilité des fonctions digestives dans les longues convalescences, les faiblesses de constitution, les cachexies par défaut d'assimilation, ou atoniques, une modification vitale, un *remontement* général organique et fonctionnel très-remarquable, en régularisant les fonctions et en corrigeant la nature des sécrétions altérées ;

11° Qu'elles font cesser les diverses maladies nerveuses de l'appareil digestif et du foie, les gastralgies, les entéralgies et les coliques hépatiques, en les modifiant favorablement, propriété admise aujourd'hui par tous les médecins et tous les malades, sans contestation aucune.

En résumé, ce qui donne aux eaux de Vichy une si grande valeur médicale, c'est qu'elles s'adressent à la plus importante de toutes nos fonctions, à la digestion ; car si cette fonction est insuffisante, aucun aliment ne peut nourrir le corps ; de là trouble dans l'équilibre et l'exercice harmonique de toutes les opérations physiologiques de la vie : c'est le commencement de la diminution du sang, dont la cessation de la respiration est la fin.

Opinion des anciens médecins sur les propriétés attribuées aux sources de Vichy.

Si, après avoir tracé, ainsi que nous venons de le faire, les principaux caractères des éléments particuliers des eaux de Vichy, nous ouvrons les livres des auteurs anciens qui ont écrit sur ces eaux, nous trouvons qu'il n'est pas de maladies ni d'infirmités dont elles ne puissent opérer la guérison. Cette opinion d'une vertu curative sans bornes n'est pas plus exacte, disons-le tout d'abord, que celle de leurs propriétés purgatives ; « car, dit Chomel, dans un ouvrage publié en 1734, les eaux de nos fontaines sont apéritives, désopilatives et *purgatives*, les unes plus, les autres moins. » Cette dernière vertu est si peu vraie qu'elles produisent ordinairement un effet tout contraire, surtout si, comme le recommande Fouet, on a soin de ne les prendre qu'à très-petites doses. De cette manière aussi elles agissent avec plus de fruit ; car si elles purgent, dit également ce médecin, cela ne peut être dû qu'à leur propre poids, c'est-à-dire que le malade en aura pris une trop grande quantité à la fois. Après ce dérangement, il n'est pas rare de voir une constipation opiniâtre s'établir, et la personne être obligée souvent d'avoir recours ensuite aux lavements purgatifs.

« Les sources de Vichy, continue le même auteur, ont des propriétés si naturelles qu'elles commencent à agir en arrivant dans la bouche ; elles fortifient les gencives, lavent la langue et le palais, et dégagent par là les organes du goût. Elles donnent issue au suc salivaire, elles guérissent la paralysie de la langue, elles débouchent l'orifice de l'estomac, et réveillent l'appétit ; elles agissent sur l'estomac par leur alcali fixe et volatil, qui déterge, divise et emporte les humeurs épaisses qui enduisent les parties, en se chargeant de l'acide étranger qui les a fixées et en le détruisant. Cet acide étranger abandonne ces voies, et de cette manière les humeurs se précipitent et sont entraînées hors de l'estomac. Elles favorisent aussi les autres parties naturelles ; elles guérissent les coliques venteuses, néphrétiques et bilieuses ; pour les coliques néphrétiques, toutes nos eaux d'ailleurs sont infaillibles. Elles guérissent l'asthme, elles répandent une rosée bienfaisante, particulièrement sur les poumons. Je ne parle pas, dit Chomel, des pulmoniques avérés, chez qui l'ulcère est formé. Elles sont bonnes pour les hydropisies de poitrine naissantes ; elles arrêtent les crachements de sang, ainsi que les autres hémorrhagies et les mois des femmes. Elles ne guérissent pas la phthisie, mais elles en préservent ; elles guérissent aussi les migraines, la dépravation de l'odorat ; elles calment les coliques hépatiques ; elles soulagent toujours les personnes atteintes de péritonite chronique, d'aménorrhée, de chlorose, d'hystérie et de leucorrhée. Elles sont évidemment nuisibles aux maladies de l'encéphale, aux personnes menacées d'apoplexie ou de maladie organique du cœur. » En lisant les autres ouvrages publiés anciennement sur Vichy, nous trouvons partout de semblables citations.

Indications dans l'administration des eaux de Vichy.

L'efficacité des eaux est toujours subordonnée à la justesse de leur application ; de là nécessité de régler les indications qui doivent se déduire de la nature du médicament, des proportions des matériaux qu'il renferme, du mode de l'administrer, et surtout de l'état du malade. Sans doute toutes les affections dont nous avons parlé plus haut peuvent trouver dans les eaux alcalines un puissant moyen de secours ; mais, pour qu'il en soit ainsi, il faut le concours de certaines conditions que nous allons indiquer. Avant de commencer l'usage des eaux, on devra d'abord rechercher avec soin si les organes qui servent à administrer le médicament peuvent en supporter l'effet ; il est important ensuite de mesurer, pour ainsi dire, suivant chaque individualité, le degré d'action qu'il faut atteindre sans le dépasser. Ce sont là des difficultés pratiques qui regardent le médecin des eaux.

Celui-ci ne perdra pas de vue que c'est plutôt l'état de la lésion organique que les tempéraments, qui disparaissent souvent à la suite de longues maladies, qu'il faudra consulter avant d'administrer ce médicament. Il devra régler aussi les doses d'eau et les faire prendre selon les conditions morbides, et non suivant la tolérance de l'estomac ; c'est en cela que consiste le secret de la cure et le bon effet des eaux.

Dans tous les cas, il convient de procéder avec prudence et par tâtonnements ; car il y a des personnes, rares à la vérité, qui ne peuvent en supporter la plus petite quantité sans que l'estomac se révolte, ou que les fonctions intestinales ne s'en trouvent profondément dérangées ; ce qui prouve qu'il faut aller avec prudence, sonder la susceptibilité du malade avant de pouvoir régler le traitement et déterminer là dose à prendre. Les petites quantités, en général, sont préférables, toutes choses égales d'ailleurs, parce qu'elles ne chargent pas l'estomac, qu'elles sont mieux absorbées et qu'elles ramènent plus aisément les fonctions à leur état naturel. Cette précaution est surtout utile dans les maladies aiguës du foie, du poumon ou des reins, à cause de la vascularité de ces organes.

Les enfants et les femmes nerveuses ne doivent pas, sous le rapport des doses, être traités comme les hommes, dont la tolérance est toujours beaucoup plus grande. Il en est de même pour les tempéraments nerveux, qui exigent que les eaux soient prises avec ménagement, afin de ne pas surexciter le système nerveux. Il faut, dans ces cas, avoir soin de commencer la cure avec des doses faibles, qu'on élèvera peu à peu ; d'autres fois, il sera nécessaire de les couper, soit en boisson, soit en bains, avec de l'eau ordinaire, de l'eau gommée, des infusions de tilleul, de feuilles d'oranger, de camomille, et quelquefois avec du lait.

Il serait avantageux de se reposer de temps à autre pendant le traitement, un jour ou deux, afin de mieux disposer les organes à l'action des eaux et d'éloigner plus sûrement le moment de la satiété, chose qu'il faut autant que possible éviter, parce qu'elle nuit à la cure et fatigue les organes. Il ne faut pas non plus trop prolonger le traitement ni chercher à obtenir une guérison forcée; de graves inconvénients ou la perte du bienfait de la saison ont été souvent le résultat de pareilles imprudences : il vaut beaucoup mieux revenir une autre année et attendre avec patience l'effet consécutif des eaux; car, en toutes choses, il faut donner le temps au temps.

La variété des tempéraments et des maladies fait qu'il est des personnes ou très-sensibles ou très-réfractaires à l'action des eaux. D'après cela, il importe au médecin de bien connaître et la maladie et la constitution du malade; c'est ainsi qu'il jugera du parti qu'il peut tirer du remède, et saura en arrêter ou en augmenter l'emploi, suivant les indications.

En général, les malades doivent boire la quantité d'eau nécessaire dans la matinée plutôt que dans la journée, en se promenant, et non dans la chambre ni dans le bain; le dernier verre d'eau sera pris une demi-heure ou une heure avant de se mettre à table. Dans tous les cas, il faudra faire en sorte que la plus forte dose soit prise avant le déjeuner, à cause de la vacuité de l'estomac et de l'absorption plus facile alors des principes minéralisateurs de l'eau; car il est démontré que les médicaments déploient une efficacité plus grande chez les malades qui sont à la diète ou au régime. Après le déjeuner, qui sera toujours léger, ou après le dîner, elle peut troubler la digestion, à moins, toutefois, qu'un intervalle de deux ou trois heures ne se soit écoulé depuis le dernier repas. Il est cependant des malades dont les digestions sont accompagnées de rapports acides, ou qui digèrent difficilement; ceux-là pourront boire, après le repas, en guise de café, un demi-verre ou un verre entier d'eau minérale.

Il serait convenable aussi de prendre de préférence les bains dans le courant de la journée; par ce moyen, on n'aurait pas à craindre le refroidissement que peut causer l'air frais du matin; et, si rien ne s'y oppose, la personne se couchera dans un lit chaud, pendant une heure après la sortie du bain, afin de favoriser la transpiration cutanée, si nécessaire à l'efficacité du traitement.

Il serait certainement possible d'obtenir, dans certains cas, la guérison des maladies par l'eau prise en boisson seulement; mais il est préférable d'y joindre le secours puissant des bains.

Les eaux de Vichy ne doivent provoquer qu'à un degré très-faible des phénomènes de réaction et des mouvements critiques, à cause de la fièvre qu'il faut éviter, parce qu'elle engendre des acides qui s'opposent naturellement à l'efficacité spéciale des eaux ; il est du reste convenable de les suspendre ou de les mitiger lorsqu'il survient pendant la cure quelques phénomènes fébriles, attendu qu'elles n'agissent convenablement qu'autant que leur administration a lieu avec lenteur, sourdement, et en pénétrant intimement jusqu'à la trame la plus profonde de nos tissus, afin de modifier doucement, par leur contact, la nutrition, les sécrétions et la vitalité organique, sans jamais amener de secousses violentes. En général, l'action lente et modérée guérit ; trop forte, elle exaspère ou ramène les inflammations, et hâte parfois les dégénérescences organiques. Il ne faut pas oublier non plus que le calorique des eaux est comme le calorique artificiel, qu'il élève le pouls momentanément, ce qui indique que les eaux froides ou tempérées seront préférables aux malades qui sont sujets aux congestions. C'est dans l'application rigoureuse de tous ces préceptes que l'on trouvera le secret des cures merveilleuses opérées tous les ans aux sources de Vichy.

Les personnes qui ne sont pas malades doivent s'abstenir de boire ces eaux; beaucoup se sont trouvées fort mal d'avoir voulu satisfaire leur curiosité ou se traiter pour une maladie à venir, car il est à remarquer que la tolérance semble diminuer chez les malades à mesure que l'organisme rentre dans son état normal.

Nous ajouterons ici, comme indication générale, que les eaux alcalines sont utiles dans toutes les maladies qui offrent une déviation générale des fonctions, dans les cachexies ou les vices constitutionnels acquis ou héréditaires, dans les faiblesses des fonctions digestives, suite de maladies chroniques; dans les dispositions de nature acide des premières voies; dans les engorgements, l'induration des glandes ou la tuméfaction des viscères parenchymateux du ventre. Elles conviennent également dans les difficultés de la circulation de la veine porte, pour rappeler les hémorroïdes supprimées, ou les exanthèmes de la peau, coïncidant avec l'acidité des voies digestives ou la difficulté des sueurs; elles conviennent aussi, dans les cas de pléthore et d'accumulation de principes nutritifs, engendrés par une alimentation trop azotée ou par l'abus des boissons alcooliques ou acides.

Contre-indications dans l'emploi des eaux de Vichy.

Il est du devoir du médecin de prévenir les malades qui se proposent de faire usage des eaux de Vichy, que ces eaux ne peuvent convenir en boisson à des estomacs frappés d'inflammation

vive; qu'elles n'agissent d'une manière favorable
qu'autant qu'on les oppose à des affections qui ne
sont ni trop anciennes ni trop aiguës. Dans l'état
aigu, ou avec fièvre, elles seront rarement utiles,
parce qu'elles déterminent un surcroît d'irritation
suivie de fièvre, et par suite d'acidité dans les
humeurs. Dans un état de chronicité trop avancée,
il est aussi à craindre qu'elles ne demeurent sans
efficacité, la maladie ayant eu le temps de prendre
une position pour ainsi dire normale, définitive
ou incurable.

Il est à noter, en même temps, que tous les
mouvements fébriles, que la diarrhée, une indi-
gestion, la fatigue, une irritation vive et étendue
de la peau ou des intestins, un trouble moral
quelconque, etc., qui s'opèrent en nous, modifient les propriétés chimiques de nos humeurs,
celles de l'urine en particulier, en les faisant
passer avec la plus grande promptitude de l'état
alcalin à l'état acide ; c'est ce que nous avons
observé chez tous nos malades qui, présentant un
état alcalin des fluides, venaient à éprouver pendant la cure des préoccupations morales, ou des
dérangements physiques ; dans ces cas, on voit
bientôt après les acides se mêler au sang et apparaître par toutes les voies d'excrétion. Ce
changement chimique se manifeste parfois avec
une facilité telle, que le simple malaise fébrile

qui se produit ordinairement pendant la digestion stomacale suffit pour l'opérer, ce qui prouve, d'autre part, combien l'acidité augmente toutes les fois qu'une perturbation quelconque a lieu dans la marche régulière de nos fonctions.

Par ces mêmes motifs, la poussée, si utile pour la thérapeutique dans la plupart des établissements thermaux, ne saurait convenir aux malades traités par les eaux de Vichy ; c'est pour cela que les médecins qui, à toutes les époques, ont dirigé le traitement des malades dans cette localité thermale, n'ont jamais recherché, sans trop s'en rendre compte, il est vrai, ce mode d'action thérapeutique balnéaire.

Ces retours à l'acidité peuvent interrompre et empêcher chez certains malades le bienfait de la cure ; c'est pour cela aussi que les anciens médecins recommandaient aux personnes de n'arriver à Vichy qu'avec l'esprit tranquille et le corps sans souffrances aiguës. La chimie aujourd'hui rend parfaitement compte, par les remarques qui précèdent, de l'utilité de ces recommandations, qu'une longue pratique et les mauvais résultats obtenus en pareil cas leur avaient appris à connaître.

Toutes ces sages recommandations s'expliquent aujourd'hui et se trouvent démontrées par les observations physiologiques et chimiques qui constatent que l'alcalinité naturelle du sang diminue chez les personnes qui souffrent, et dont le rétablissement ne peut s'opérer qu'autant que cette humeur a repris son état normal d'alcalinité.

Elles sont également contre - indiquées sous forme de bains toutes les fois que la peau est ulcérée, irritée ou sur le point de s'enflammer.

Sous le rapport des quantités d'eau prises en boisson, il est reconnu en principe que, quelle que soit sa nature, une trop grande quantité de liquide fatigue l'estomac, diminue l'énergie de ce viscère, et rend les digestions plus pénibles. Or, il arrive parfois, lorsque la dose d'eau minérale est trop considérable, que la diarrhée, des coliques ou des gonflements abdominaux se déclarant, la santé peut être gravement compromise et l'effet de la cure perdu. Il vaut mieux, dans tous les cas, boire moins que trop, puisque des accidents graves peuvent être la conséquence de cette intempérance.

Quelques médecins ont prétendu que lorsque les eaux alcalines avaient un effet purgatif, elles étaient plus avantageuses pour les malades. Tardy pense qu'à l'égard des eaux de Vichy, cet effet doit être évité; mais que si, par hasard, on désire l'obtenir, on n'a qu'à boire vite et beaucoup à la fois. Ces sources, il faut le dire, n'agissent jamais

plus efficacement que lorsqu'elles ne causent aucun trouble ni dérangement du côté des voies
digestives.

On se plaint souvent que ces eaux portent à la
tête ; qu'elles échauffent ou causent de la diarrhée,
des pesanteurs d'estomac suivies de crampes ;
qu'elles affadissent le cœur ; qu'elles déterminent des gonflements de ventre, avec irritation de
l'estomac et des intestins, accompagnée de chaleur à l'anus, de démangeaisons à la peau. Tout
cela n'est dû le plus souvent qu'à la trop grande
quantité d'eau prise dans un trop court espace de
temps, et dont l'écoulement n'a pu se faire dans
les mêmes proportions ni par les urines ni par la
transpiration. Il arrive parfois que les malades
éprouvent dès les premiers jours de la diarrhée,
de l'irritation ou du malaise du côté de l'estomac,
avec agitation et lourdeur de la tête, et qu'ils
vomissent l'eau minérale qu'ils prennent. Ces
symptômes, quand la dose est modérée et que le
malade suit un régime convenable, ne sont ordinairement que passagers ; il ne faut pas s'en effrayer, car souvent les eaux ne sont bien supportées qu'après qu'elles ont été prises pendant quelques jours. Mais si les symptômes gastriques per-
sistaient, ce serait un indice certain que l'estomac
est très-irrité ou trop susceptible ; il faudrait
alors suspendre le traitement pour le reprendre

ensuite à plus petite dose, ou bien couper les eaux avec une boisson douce ; il est permis de supposer aussi que la tolérance n'est pas encore établie, et qu'il y a nécessité de surveiller l'action des eaux.

Cette tolérance de la part de l'estomac et des intestins, sans laquelle le traitement est impossible, a lieu presque toujours dès le début, si on a eu soin d'augmenter insensiblement la dose, ou de mitiger l'eau minérale avec de l'eau douce, ce qui est souvent nécessaire à Vichy, à cause de la richesse des éléments constitutifs des sources. Prises à des doses élevées, elles occasionnent quelquefois un sentiment de pesanteur et de chaleur à l'estomac et même des vomissements ; le pouls devient alors plus fort, plus fréquent ; la fièvre se déclare souvent chez les personnes douées d'un tempérament très-irritable, les selles deviennent plus fréquentes. Les eaux purgent alors par leur propre poids, comme disait Fouet, c'est-à-dire qu'elles ne sont pas tolérées à cette dose. Dans ce cas, on voit survenir la soif, la perte de l'appétit et la difficulté de digérer : il faut aussitôt suspendre les eaux et ne les reprendre qu'avec une grande réserve. La quantité d'eau est toujours relative, car celle qui est forte pour l'un sera peut-être trop faible pour l'autre ; tout cela tient à la constitution, à l'état maladif de la personne ou aux organes chargés d'en supporter l'action.

Il y a contre-indication relativement aux eaux alcalines dans les maladies organiques du cœur, dans les anévrismes, dans les paralysies ou dans les engourdissements des membres qui dépendent d'une apoplexie ou d'une lésion de la moelle épinière, de même que dans les névralgies aiguës liées à l'hystérie ou à l'épilepsie, la chorée, la démence ou les convulsions, comme aussi dans les cas de dégénérescence organique cancéreuse, tumeurs kysto-hydatidiques ou tuberculeuses avec fièvre hectique, dans les hémorragies actives où la fièvre ardente; on aura d'ailleurs un criterium certain dans les phénomènes que provoquera son emploi. Si, par exemple, les eaux augmentent ou provoquent la diarrhée, il est évident qu'elles sont contre-indiquées. Il en est de même dans le scorbut, à moins que cet état, comme nous en avons vu des exemples de guérison, ne soit dû à un vice dans les fonctions digestives, ou à une altération de la constitution par suite d'un état cachectique paludéen, d'une nourriture mauvaise ou insuffisante. Les observations rapportées plus loin offrent, sous ce rapport, de nombreux exemples de guérison, même chez des malades atteints avant ou pendant la cure d'hémorragies passives abondantes, sous-cutanées ou autres, ce qui prouve que les hémorragies passives ne sont pas toujours une contre-indication à l'usage de ces eaux. Elles sont contre-indiquées également dans la phthisie et le catarrhe pulmonaire, dans l'asthme, avec ou sans altération organique du cœur ou des gros vaisseaux, dans les constitutions irritables et disposées aux inflammations, aux congestions sanguines, actives, pulmonaires ou cérébrales. Dans les palpitations nerveuses du cœur, ainsi que dans les hémorragies actives, il ne faut pas abuser des eaux alcalines : elles peuvent jeter l'économie dans un état de fatigue considérable, car il est démontré qu'on ne peut maintenir long-temps l'organisme au-dessus du type normal, par quelque cause que ce soit, sans que le ressort des organes ou des fonctions s'en trouve dérangé. Ainsi administrées, c'est alors que les eaux sont prises avec dégoût, qu'elles fatiguent l'estomac et déterminent de la faiblesse musculaire; il faut, dès que ces symptômes se présentent, en discontinuer l'usage, sans quoi il y aurait danger pour la cure et pour le malade.

Il existe aussi pour l'affection graveleuse, sables ou calculs, des contre-indications qu'il est important de connaître. C'est pourquoi l'analyse chimique devra indiquer préalablement aux médecins et aux malades s'ils peuvent ou non faire usage avec fruit des eaux minérales alcalines, lesquelles sont salutaires dans la gravelle d'acide urique ou d'urate d'ammoniaque, et dangereuses lorsque la gravelle est de nature phosphatique ou oxalique, ainsi que nous allons le démontrer en parlant de la gravelle.

Affections des organes de la digestion.

DE LA GASTRITE.

Les maladies qui s'adressent à l'appareil digestif sont très-nombreuses ; elles peuvent être longues, mais elles n'en sont pas moins mortelles, et méritent par conséquent la plus sérieuse attention ; leur importance d'ailleurs est si grande, que si la digestion ne se fait pas, la vie cesse ; et si elle se fait mal, la nutrition est incomplète, le sang s'altère comme dans l'inanition, ou bien, par suite d'alimentation insuffisante, l'individu, éprouvant des pertes continuelles sans pouvoir les réparer, tombe nécessairement dans le marasme ; tandis qu'avec de bonnes digestions tout le reste du corps vit, croît et se développe.

La gastrite, en particulier, aiguë ou chronique, amène généralement une altération de la membrane muqueuse, et quelquefois aussi des deux autres tuniques de l'estomac, avec des modifications dans la nature des sucs gastriques. Cette

altération se présente le plus ordinairement sous
la forme d'épaississement, d'induration ou de
ramollissement, ce qui équivaut évidemment à
l'engorgement ou aux obstructions des organes
parenchymateux, comme le foie ou la rate ; elle
doit, par ces motifs, réclamer les mêmes moyens
de guérison. Les eaux de Vichy, dans cette circonstance, atteignent un double but : celui d'agir
directement sur la membrane muqueuse de l'estomac, et de diminuer en même temps l'acidité
du suc gastrique, acidité d'autant plus grande
que les affections de cet organe se rapprochent
davantage de la chronicité.

Toutes ces explications concernant l'estomac
s'appliquent également aux maladies chroniques
du reste de l'appareil digestif, des gros et des
petits intestins.

Je ne reviendrai pas ici sur les effets physiologiques que produisent les eaux sur ces organes,
cette question ayant été suffisamment étudiée
dans les conclusions déduites des expériences que
j'ai faites à ce sujet ; je dirai seulement que les
eaux de Vichy administrées à propos, à des doses
convenables, suivant l'âge, le tempérament, la
date de la maladie et l'état des organes malades,
jouissent d'une efficacité miraculeuse pour rétablir les organes et les fonctions digestives, en
détruisant les sécrétions vicieuses de l'estomac,

en favorisant la dissolution des parties albumino-fibrineuses des aliments, matières insolubles par leur nature, ou coagulées par les acides du suc gastrique. La nutrition et l'assimilation des aliments étant plus complète, les forces affaiblies ne tardent pas à se réveiller de leur engourdissement.

Causes. — Les causes directes qui peuvent donner lieu à la gastrite sont très-nombreuses ; il me suffira de citer ici les principales, qui sont : l'usage prolongé d'aliments difficiles à digérer, ceux qui sont trop salés, trop poivrés ou trop épicés ; les excès de table, les liqueurs fortes, les vins acides, les boissons fermentées, surtout pendant qu'on est à jeun ; une vie trop sédentaire, des emportements de colère, des affections morales tristes, les pertes du sang, l'emploi imprudent des vomitifs, des purgatifs, ou d'autres médicaments dont les malades font ordinairement dans cette maladie un usage abusif.

En examinant toutes ces causes, chaque malade pourra mieux apprécier par lui-même celles qui ont produit sa maladie ; il devra, par conséquent, les éviter soigneusement après avoir quitté Vichy, s'il veut que le bienfait des eaux ne soit pas perdu pour l'avenir. Cette recommandation de prendre des habitudes de sobriété est une chose d'autant plus digne d'attention, qu'on doit savoir qu'un organe qui a été déjà malade est toujours très-disposé à s'affecter de nouveau, plus promptement et plus gravement encore que la première fois.

Il n'est pas rare, dans tous les cas, de voir à Vichy des malades atteints de gastrite être affectés en même temps de diarrhée et de dyssenterie aiguë ou chronique. J'ajouterai à cet égard, d'après les nombreux exemples qui se présentent tous les ans à l'hôpital chez des malades venant d'Afrique ou des colonies, et atteints de semblables complications, que l'action des eaux s'exerce d'une manière tout aussi satisfaisante que si la gastrite était la seule affection du malade. J'aurais, à cet égard, un grand nombre d'observations à citer, dans lesquelles on verrait que des individus arrivés dans un état complet de marasme, ne digérant plus ou digérant à peine depuis des mois et même des années, tourmentés par un besoin continuel d'aller à la selle, sortirent de l'hôpital, après un traitement de trente ou quarante jours, pleins de force et de santé, en bénissant les eaux de les avoir arrachés en si peu de temps à une mort certaine. Il me paraît utile de rapporter ici une observation de ce genre à l'appui de ce que je viens de dire.

Observation. — M. G***, âgé de quarante-huit ans, d'un tempérament nervoso-sanguin, malade depuis 1831. A la suite d'un empoi-

sonnement présumé, des douleurs violentes s'é-
taient déclarées à la région de l'estomac ; depuis lors, troubles considérables dans la digestion,
nausées ou vomissements continuels, avec malaise
général ; d'autres fois, après quelques jours de
calme, nouvelles douleurs d'estomac qui nécessi-
taient ordinairement l'application de sangsues.
Malgré cet état de souffrance habituelle, malgré sa
faiblesse et son amaigrissement, M. G*** n'aban-
donnait pas entièrement ses occupations. Il avait,
en 1847, fait usage des eaux de Vichy, qui lui
avaient procuré un grand soulagement; mais son
état n'était pas encore très-satisfaisant, car à son
retour à Vichy, en 1848, vers le milieu de juillet,
il ressentait de vagues douleurs au creux de l'estomac ; les digestions étaient laborieuses, il n'é-
prouvait pas de soif, mais il était très-constipé.
Le lendemain de son arrivée il est mis à l'usage
de l'eau de la source de l'Hôpital, il en boit
graduellement jusqu'à six verres par jour, et
prend un bain. Après un mois de traitement, et
un repos dans l'intervalle, ce malade quitte Vichy
dans un état parfait de santé ; ses digestions se
faisaient librement, quoiqu'il mangeât beaucoup.

L'année suivante, le 12 septembre, je reçus
une lettre constatant qu'à cette époque M. G***
était entièrement rétabli.

Le relevé statistique des observations de ce

genre, constatées une ou plusieurs années après la cure, démontre que sur 100 malades 51 ont été guéris, 36 améliorés et que 13 sont restés dans la même situation qu'avant de venir à Vichy.

DE LA PYROSIS.

La pyrosis est encore une variété de la gastrite aiguë ou chronique; elle présente comme caractère spécial un sentiment d'ardeur, de brûlure, de gonflement et de plénitude de l'estomac, avec éructations d'un liquide âcre, acide et brûlant, qui se fait sentir parfois jusque dans l'arrière-gorge.

Il existe quelquefois des régurgitations de sucs acides dans la bouche et des vomissements d'une saveur aigre, qui surviennent à jeun et agacent les dents. On ne peut, en pareil cas, attribuer ces acides au suc gastrique, mais bien à de mauvaises digestions, à une espèce de fermentation acide, laquelle, passagère d'abord, amène bientôt après la pyrosis, si le malade ne les arrête pas dès le début.

Causes. — D'après ces symptômes, nous n'avons pas besoin de dire que les eaux de Vichy doivent, par leur nature particulière, être favorables à cette maladie, et d'ajouter qu'une guérison complète pourra en être la suite, si toutefois, après la cure, le malade consent à éloigner les causes qui ont pu occasionner la maladie, et, en particulier, les aliments trop gras ou huileux, les fritures, les pâtisseries, les viandes salées ou fumées, les fruits ou boissons acides, ainsi que les liqueurs fortes et les fromages avancés, pour les remplacer par une nourriture moins grasse, lac-tée, plutôt animale que végétale, en mangeant peu à la fois, en ne faisant usage que de boissons douces ou peu alcoolisées, telles que le vin de Bordeaux coupé.

Une seule observation suffira pour démontrer la puissance des eaux dans cette affection.

Observation.—M. P***, âgé de trente-deux ans, d'un tempérament nerveux, après quelques écarts de régime, remarque que ses digestions devien-nent difficiles, qu'elles sont suivies de douleurs de tête et qu'il éprouve dans l'estomac, trois ou quatre heures après avoir mangé, un sentiment d'ardeur et de brûlure qui s'accompagne parfois de nausées ou de régurgitation de sucs acides dans l'arrière-gorge, avec sensibilité et ballon-nement à la région épigastrique. Ce malade n'est pas altéré, mais il éprouve souvent de la constipation. Après avoir fait usage sans succès de la magnésie, du bismuth, du charbon végétal, après avoir appliqué des liniments et des emplâtres de toute espèce et employé inutilement à l'homœopathie, il se décide enfin à venir à Vichy, où il arrive avec les symptômes ci-dessus indiqués, sans appétit, et dans un état d'affaiblissement considérable des forces physiques. Pendant un mois, ce malade prend en moyenne de trois à quatre verres d'eau par jour de la source de l'Hôpital et vingt bains. Un mieux considérable existe dans tous les signes morbides à la fin de la cure; et quand M. P*** quitte Vichy, ses digestions sont moins laborieuses et son appétit satisfaisant.

Son médecin ordinaire m'écrit l'année suivante : « La guérison est complète, car M. P***, depuis son retour de Vichy, est en très-bon état de santé. — *Nantes*, etc. »

Le résultat de mes observations, confirmé par le temps, donne dans cette maladie une proportion de 80 guéris sur 100.

DE LA GASTRALGIE.

La gastralgie, ou névralgie douloureuse de l'estomac, présente les caractères spéciaux suivants : douleurs ou coliques de l'estomac, se renouvelant quelquefois tous les deux ou trois jours; d'autres fois, se présentant à chaque heure de la journée, alternant avec une douleur du côté, de la tête ou de la poitrine, qui se manifeste le plus ordinairement deux ou trois heures après l'ingestion des aliments, avec un grand développement de gaz qui provoque de l'étouffement, de la faiblesse et du délabrement. Ces douleurs, en général, se traduisent par un poids, avec des tiraillements qui simulent la faim, et par des crampes atroces pouvant durer plusieurs heures; d'autres fois elles sont accompagnées de vomissements prompts, suivis le plus ordinairement d'un abaissement du pouls, avec chaleur brûlante à la région de l'estomac; ou bien encore par des bâillements avec oppression et un besoin réel d'élargir les vêtements qui compriment l'épigastre. L'appétit néanmoins se soutient; il est même parfois pressant, imprévu, et se renouvelle souvent dans la journée; le malade n'est pas altéré; la langue n'est pas rouge; la fièvre n'existe pas, mais il y a tendance à la mélancolie et à l'irascibilité.

Les douleurs de la gastralgie se montrent surtout à jeun, avec des alternatives de constipation ou de diarrhée; elles sont plutôt soulagées que réveillées par l'introduction des aliments, ce qui est le contraire de la dyspepsie. Cette douleur, chez les personnes chlorotiques, s'étend de l'estomac au sternum; il y a alors gêne de la respiration. Il arrive souvent qu'on voit la gastralgie et la dyspepsie exister chez le même individu, avec prédominance de l'une ou de l'autre de ces deux maladies, comme aussi elles peuvent se succéder réciproquement. Lorsqu'il y a souffrance de l'estomac, les eaux sont moins bien supportées que dans l'état de calme : il faut, dans ce cas, suspendre le traitement pour le reprendre ensuite ; il en sera de même si les vomissements persistent après les repas : il faudra dès lors changer le mode d'administration des eaux et ne les prendre qu'en bains, en lavements ou en douches.

Causes. — Les causes de la gastralgie sont le plus ordinairement de nature stimulante locale : tels sont, par exemple, des repas trop copieux, un régime trop succulent, l'abus du vin ou des liqueurs fortes, les acides, la moutarde, les aliments trop salés ou trop épicés. D'autres fois ces causes sont purement nerveuses ou éloignées : ainsi les tempéraments nerveux, le sexe féminin, une vie sédentaire, des travaux intellectuels, des affections morales concentrées, l'état de grossesse, les maladies de la matrice, les pertes blanches ou la chlorose. Quelquefois aussi la gastralgie a pour cause le déplacement de la goutte, du rhumatisme ou d'une névralgie errante. Toutes ces causes peuvent donner lieu tantôt à la gastralgie, tantôt à la dyspepsie, comme aussi ces deux affections peuvent succéder à la gastrite aiguë ou chronique, ou bien encore à une sécrétion vicieuse des sucs gastriques acides qui sont contenus dans l'estomac ou qui s'y forment.

A tous ces caractères il est impossible de ne pas reconnaître une maladie purement nerveuse, avec d'autant plus de raison que l'entéralgie, ou colique nerveuse d'entrailles, ressemble beaucoup à la gastralgie, avec cette seule différence, ainsi que nous allons le voir, que les douleurs passagères qui lui sont propres se font sentir sur divers points du ventre.

Les coliques intestinales ou entéralgies sont produites, la plupart du temps, par des émotions morales vives, par des travaux intellectuels trop prolongés ; d'autres fois elles se déclarent après une impression de froid, ou coïncident avec l'interruption d'une évacuation habituelle, ou enfin succèdent soit à la goutte, soit au rhumatisme. Les personnes hystériques en sont souvent atteintes ; les tempéraments nerveux y sont prédisposés, de même qu'à la gastralgie ; mais les causes qui paraissent développer plus particulièrement cette dernière affection sont l'abus des sucs végétaux, des fruits acides, des boissons aqueuses ; l'époque de la menstruation et de la grossesse, ainsi que les affections morales tristes et concentrées. L'observation suivante indiquera mieux encore les signes caractéristiques de la gastralgie, ainsi que les effets salutaires des eaux à cet égard.

Observation.—M. Th***, âgé de trente-six ans, d'un tempérament nerveux, éprouva en 1834 les premières douleurs gastralgiques. Ces douleurs, qui arrivaient aussitôt après les repas, étaient accompagnées de vomissements continuels. Il avait suivi un traitement par les émollients et les sangsues, lequel lui avait procuré un peu de soulagement; mais, dix-huit mois après, les douleurs de l'estomac ayant reparu avec plus d'intensité qu'auparavant, ce malade n'avait cessé, depuis cette époque, d'éprouver des alternatives de calme et de souffrance. Cependant comme, depuis quelques années, les symptômes gastriques devenaient plus fréquents, que les digestions se faisaient mal, que l'amaigrissement faisait tous les jours de nouveaux progrès, son médecin lui conseilla de prendre les eaux de Vichy. C'est en 1846 que M. Th*** en fit usage pour la première fois. Cette saison lui ayant fait le plus grand bien, il crut pouvoir se dispenser de revenir l'année suivante; mais la maladie ayant reparu, son médecin l'envoya de nouveau à Vichy, où il arriva en 1848, vers le milieu de juillet. A cette époque, les vomissements étaient fort rares, mais les nausées reparaissaient fréquemment après les repas, de telle sorte que la gastralgie semblait vouloir revenir avec tous ses symptômes primitifs, car il y avait déjà plénitude de l'estomac, douleurs

épigastriques, diarrhée ou constipation alternatives, ballonnement, gêne de la respiration, expulsion plus ou moins difficile des gaz, et maux
de tête continuels. Ce malade, à son arrivée, est
mis, avec modération, à l'usage de l'eau de l'Hôpital; il prend un bain tous les jours, et, un mois
après, il quitte Vichy dans un état complet de
guérison.

En 1849, dans le rapport qui m'est adressé,
tous les ans, sur les effets consécutifs des eaux, il
est dit que M. Th*** avait obtenu une grande amélioration; et que si son état s'était aggravé en
1847, il fallait l'attribuer à ce qu'il avait cessé
trop tôt l'emploi de ce puissant remède. J'ai revu,
en effet, ce malade : sa guérison était complète;
son embonpoint et ses digestions ne laissaient
plus rien à désirer.

Il résulte des observations de ce genre, confir-
mées par le temps, que sur 100 malades 52 ont
été guéris, 43 ont été améliorés, et 5 seulement
n'ont obtenu aucun résultat.

DE LA DYSPEPSIE.

Cette maladie, vu le nombre considérable de
malades qu'elle amène à Vichy, mérite d'être
exposée avec plus de détails que les autres affec-

tions ; nous dirons donc que la dyspepsie, dont le nom signifie *trouble* ou *difficulté dans les diges-*
tions, se présente sous la forme d'une névrose non douloureuse de l'estomac : on peut la confondre avec la gastralgie qui a aussi pour cause, lorsqu'elle se déclare directement, une simple lésion des nerfs de cet organe, avec cette différence, toutefois, que dans la dyspepsie il n'y a pas de douleur, et qu'il y en a dans la gastralgie. Les symptômes principaux de l'affection dyspeptique consistent dans de mauvaises digestions, avec cette particularité bizarre que l'estomac tantôt digère le porc, les viandes les plus grossières ou les plus lourdes, tantôt, et quelquefois dès le lendemain, cet organe ne peut supporter les aliments les plus légers, même le lait, Il y a langueur, trouble et perversion dans l'ordre fonctionnel ; c'est, en un mot, ce qu'on appelle vulgairement un estomac capricieux. Dans cette maladie, l'appétit est nul ; il n'y a ni fièvre ni soif, les digestions seulement sont accompagnées d'une grande quantité de gaz ou de flatuosités. Ces gaz compriment le ventre et gênent la respiration ; la constipation est habituelle, rarement la diarrhée existe ; mais lorsqu'elle a lieu, c'est subitement et après chaque repas qu'elle se manifeste la plupart du temps. Ce n'est ordinairement que deux ou trois heures après avoir mangé,

d'autres fois c'est en sortant de table que les malades dyspeptiques éprouvent vers l'épigastre du ballonnement, de la pesanteur avec douleur vague, accompagnée quelquefois d'aigreurs, de bâillements, d'éructations, de céphalalgie, et presque toujours de faiblesse générale ou d'accablement, suivis d'un faux besoin de manger ou d'une sensation de vide dans l'estomac : cela dure ordinairement pendant tout le cours du travail digestif, une ou deux heures et souvent plus, puis le calme renaît lorsque la digestion alimentaire est terminée, pour recommencer de nouveau avec une nouvelle digestion. Ce sont là les phénomènes qui se rencontrent le plus souvent dans la dyspepsie ; toutefois il n'est pas indispensable, pour qu'il y ait dyspepsie, que les signes que nous venons d'énumérer existent, car il arrive parfois que la personne n'éprouve que de la céphalagie ou de la courbature durant la digestion. Ce qu'il y a de particulier, c'est que, si le malade ne mangeait pas, il n'éprouverait pas de souffrances ; mais si la maladie se prolonge, la nutrition se trouve altérée par le résultat des mauvaises digestions, l'individu s'affaiblit, les forces s'épuisent, le sang s'appauvrit, se décompose, et de là les conséquences les plus graves.

Causes. — Elles sont directes ou indirectes ; au nombre des premières on doit placer les diverses maladies de l'estomac, l'usage habituel d'une nourriture de mauvaise nature, d'une trop grande quantité d'aliments ou de boissons. Sous ce rapport, l'estomac se trouvant trop souvent dilaté, ses membranes s'affaiblissent et perdent de leur tonicité organique. La constipation habituelle peut également donner lieu à la dyspepsie, à cause de la paresse qu'elle détermine dans tout l'appareil digestif. Au nombre des causes indirectes, on doit placer toutes les souffrances des organes renfermés dans le ventre, le foie, la rate, la matrice, les reins ou la vessie. La dyspepsie se présente fréquemment aussi dans les longues convalescences, à la suite d'affections morales tristes, lesquelles dépriment et diminuent les sécrétions de l'estomac. Les personnes molles, faibles, chlorotiques, nerveuses, hypocondriaques ou hystériques y sont très-sujettes, de même que les individus qui ont supporté des jeûnes trop prolongés ou qui ont été soumis à un régime lacté trop rigoureux. Elle reconnaît encore pour causes les pertes abondantes de sang, soit naturellement, soit par des saignées trop souvent répétées ; la vie sédentaire, les préoccupations pendant les repas, le travail d'esprit, l'irrégularité dans les heures de manger, une alimentation insuffisante, le séjour prolongé dans les pays chauds, une frayeur ou une émotion vive quelconque ; l'im-

mersion subite dans l'eau froide ou tout saisisse-
ment qui viendrait troubler la digestion.

La maladie dont nous venons de tracer suc-
cinctement les divers syptômes est originairement
de nature nerveuse, ce qui indique que les émollients et les opiacés, que l'on emploie presque
toujours dès le début, auraient dû suffire pour
la guérir, sans qu'il fût nécessaire de recourir
aux eaux de Vichy. Mais il est à remarquer que
toutes les névroses entraînent avec elles, à la
longue, des désordres physiques et physiologiques
dans les organes de la digestion ; et, de nerveuses
qu'elles étaient d'abord, elles finissent bientôt
par déterminer, à cause des souffrances qu'elles
impriment aux parties qui en sont le siége, de
véritables lésions organiques.

La dyspepsie peut dépendre également d'un
principe goutteux, rhumatismal ou dartreux, ré-
percuté sur l'appareil digestif.

Traitement. — Le régime est ici une des conditions indispensables de la guérison, de même
que dans toutes les maladies qui ont pour siége
l'estomac ; le malade, par conséquent, pourra, dans
ce cas, être tout aussi habile que le médecin ; lui
seul peut connaître quels sont les aliments qu'il
digère le mieux en état de santé : ceux-là aussi
seront le mieux supportés dans l'état de maladie.

Règle générale, tout aliment qui offre de la

répugnance est rarement bien digéré ; ceux qui purgent doivent être rejetés, car ils sont indigestes. Disons, toutefois, que le régime qui convient particulièrement aux dyspeptiques est celui qui consiste dans les potages, maigres ou gras, les viandes blanches rôties, et les légumes farineux, de préférence aux viandes noires et aux légumes herbacés. Comme médicaments, on a recours à une foule de substances, telles que l'opium, le bismuth, la rhubarbe, les vomitifs, les purgatifs, l'éther, la belladone, le charbon de Belloc, etc. Mais il est rare qu'après l'emploi de tous ces moyens le malade ne se trouve pas obligé d'avoir recours aux eaux de Vichy, qui sont incontestablement, de tous ces remèdes, celui qui réussit le mieux, et dont l'effet est le plus durable ; car il ne faut pas s'y tromper et croire qu'elles n'agissent qu'en saturant les acides de l'estomac par un phénomène chimique : leur action a pour effet surtout de modifier l'organisme tout entier, en faisant rentrer dans des conditions normales les humeurs viciées par les souffrances de l'organisme.

Comme règle générale dans la dyspepsie, les remèdes doivent être administrés à des doses minimes homœopathiques, pour être augmentés ensuite graduellement : il va sans dire que si la dyspepsie a pour cause un principe goutteux, rhumatismal ou dartreux, il faudra, avant tout traitement interne, essayer de rappeler ces principes morbides sur les parties habituellement affectées.

L'observation suivante fera mieux ressortir encore les signes caractéristiques de cette maladie, et l'efficacité si remarquable des eaux de Vichy à son égard.

Observation. — M. R***, âgé de trente-sept ans, d'un tempérament nerveux, éprouve depuis six ans des digestions lentes, pénibles, qu'il attribue à un travail de cabinet, et surtout à des peines morales ; l'appétit néanmoins est passable, mais les aliments se digèrent difficilement. Il y a constipation habituelle, et, après chaque repas, il éprouve du malaise et de la fatigue. Après avoir employé sans succès, pendant six ans, tous les remèdes en usage dans ces sortes d'affections, tels que la magnésie, la poudre de Dower, la moutarde blanche, les emplâtres de toute espèce, et de plus l'homœopathie, M. R*** se décide à venir à Vichy, où il arrive dans l'état suivant : constitution très-affaiblie, pesanteur à l'épigastre, digestions laborieuses, appétit capricieux, rapports nidoreux très-fréquents, sans soif ni fièvre sensible, faiblesse musculaire considérable, particulièrement deux ou trois heures après avoir mangé, gêne de la respiration, gonflement de l'estomac, fla-

tuosités difficiles à s'échapper, constipation opiniâtre.

Le lendemain, ce malade est mis à l'usage de
l'eau de la source de l'Hôpital, à la dose de quatre
verres par jour, qu'il alterne dans le milieu de la
cure avec l'eau de la Grande-Grille; il prend des
bains et quelques douches ascendantes. Il suspend
de temps à autre ce traitement. Les eaux ayant
parfois de la peine à passer, il en fractionne souvent les doses, et après un séjour d'un mois, M. R***
quitte Vichy beaucoup mieux, mais non guéri.

Son médecin ordinaire nous écrit de Paris,
quinze mois après, que la santé de M. R*** s'est
complétement modifiée, que ses digestions sont
parfaites, mais que néanmoins il lui conseille de
revenir à Vichy.

M. R*** revint en effet, et, après une seconde
cure, sa maladie, qui avait résisté pendant six
ans aux divers traitements connus, disparut entièrement d'une manière soutenue.

Le résultat clinique de mes observations constate que la dyspepsie se guérit plus facilement
encore que la gastralgie, affection cependant
qui retire des eaux de Vichy des effets si remarquables de guérison.

Maladies du foie.

L'efficacité incontestable des eaux de Vichy dans les diverses maladies qui peuvent intéresser le foie, troubler la sécrétion biliaire, ou porter obstacle à son libre cours, est connue depuis si longtemps déjà, qu'il serait fastidieux, je pense, d'insister sur cette vérité. Je pourrais facilement donner à l'appui de cette opinion un grand nombre d'observations, que je puiserais dans les nombreuses guérisons qui ont lieu tous les ans dans mon service de l'hôpital, chez des malades qui viennent d'Afrique ou des colonies, régions du globe où les maladies de ce genre sont le plus graves ; mais je ne dois pas oublier que ce livre n'est écrit que pour guider les malades pendant la saison, et leur indiquer, une fois rentrés chez eux, la conduite qu'ils auront à tenir pour éviter le retour de leurs maladies.

Cependant, avant d'aller plus loin, il me paraît utile d'indiquer ici la marche que suit l'eau minérale avant de se rendre au foie, et de démontrer à ceux qui nient que les acides dans les aliments, pendant qu'on prend les eaux, n'ont aucun effet nuisible dans le traitement, que ce médicament, exempt de toute réaction, a pu agir, au moins jusqu'aux poumons, en conservant tous ses éléments naturels ou primitifs de composition.

Cela posé, je dirai donc, avec tous les physiologistes, que l'eau minérale introduite dans les voies digestives arrive à la glande hépatique, comme font tous les liquides médicamenteux, en suivant par absorption les veines de l'estomac et des intestins, qui la charrient à travers la veine porte jusqu'au foie; et qu'après un séjour plus ou moins prolongé dans cet organe, chargé d'une des plus grandes fonctions de notre existence, la sanguification alimentaire, elle se rend au cœur et de là dans les poumons, toujours à l'abri, comme on peut le voir, de toute décomposition étrangère à l'organisme.

Ces faits doivent prouver aux malades, contre l'avis des médecins qui leur conseillent l'usage des acides, comme n'étant d'aucune importance dans la cure, qu'il n'est pas indifférent de suivre de semblables conseils, et de porter dans nos organes un médicament qui se trouve décomposé d'avance, par ce mélange hétérogène et antirationnel d'acides avec les alcalis, alors qu'il pourrait agir avec toute sa puissance naturelle alcaline et non comme un remède dont on a changé la nature. D'après cet exposé, qui est incontestable, il est donc permis d'affirmer que les eaux de Vichy, quand elles n'ont pas été dénaturées par des acides, avant ou pendant les repas, agissent de deux manières à l'égard des affections du foie : d'abord, comme fondantes et résolutives, lorsqu'il y a engorgement, puis en modifiant la bile dans sa nature et dans sa consistance ; car, en augmentant l'alcalinité naturelle de cette humeur, les eaux la rendent moins épaisse, facilitent son écoulement au dehors, lavent le foie et changent son mode de nutrition. Elles s'opposent en outre, par leurs propriétés dissolvantes, à la précipitation de la matière colorante, ce qui est fort important, attendu que ce dépôt forme précisément le rudiment des calculs biliaires.

Après cet exposé succinct du mode d'action des eaux à l'égard des maladies du foie, en particulier, il est indispensable, je pense, de donner ici un aperçu des affections diverses qui intéressent cet organe, les plus nombreuses et les plus graves de toutes celles qui viennent à Vichy réclamer tous les ans le secours des eaux.

Au nombre des maladies du foie, il en est quatre qui se présentent plus particulièrement à notre observation : ce sont les coliques, les engorgements, les calculs et la jaunisse

DE LA JAUNISSE.

La jaunisse, *ictère* ou *cholihémie*, est une maladie caractérisée par la couleur jaune plus ou moins foncée de la peau et du blanc des yeux, suivie d'une vive démangeaison sur tout le corps ; par des excréments blanchâtres, et des urines d'un rouge obscur, teignant en jaune les substances que l'on y plonge.

Ces trois symptômes suffisent pour faire reconnaître la jaunisse, et nous permettent d'exposer immédiatement les causes qui peuvent la produire.

Causes. — Elles sont physiques, morales ou nerveuses ; toutes agissent de manière à déterminer la résorption de la matière colorante jaune de la bile dans les voies biliaires, d'où les vaisseaux absorbants et veineux la puisent, pour la porter dans le torrent de la circulation et les divers tissus de nos organes ; d'où l'expression juste que *la bile est passée dans le sang*. Parmi les causes nerveuses ou morales qui peuvent donner lieu à la jaunisse, on cite la crainte, le chagrin, l'hypocondrie, la colère, la frayeur subite à la vue d'un danger, d'un péril imminent ou d'une nouvelle imprévue. La jaunisse qui se déclare sous l'influence de toutes ces impressions de l'âme s'explique par une action qui vient gêner, par resserrement spasmodique, le cours ultérieur de la bile dans le foie et les canaux biliaires. Quant aux causes physiques, bien plus nombreuses que les causes morales, il nous suffira d'indiquer ici celles que l'on remarque le plus ordinairement, pour faire comprendre l'utilité incontestable des eaux de Vichy.

On a rangé, dans cet ordre, la suppression de la transpiration, l'immersion subite dans de l'eau froide, la suppression des hémorroïdes, les fièvres intermittentes, la répercussion de la goutte, du rhumatisme, de la gale ou des dartres, les chaleurs de l'été, toutes les maladies de l'estomac, et particulièrement toutes les maladies organiques ou coliques du foie; les engorgements, les obstructions, les abcès, les tumeurs cancéreuses, hydatidiques ou tuberculeuses de cet organe; l'oblitération par des calculs de la vésicule biliaire ou de ses conduits, une chute sur le bassin ou sur la plante des pieds. La grossesse peut également être une des causes de l'ictère.

Traitement. — Une foule de moyens ont été employés dans le traitement de la jaunisse : tels sont les purgatifs avec le calomel et le jalap, les vomitifs, les toniques, les apéritifs, la térébenthine unie à l'éther, les carottes et les jaunes d'œufs. Ces deux moyens sont de nature à nous inspirer peu de confiance, car ils ne sont recommandés qu'à cause de leur couleur semblable à celle du malade. De tous ces moyens, le savon médicinal, par sa nature alcaline, est celui qui conserve encore, de nos jours, le plus grand crédit ; c'est pourquoi les médecins ont jugé utile de prescrire les eaux alcalines de Vichy, comme un des moyens analogues et les plus favorables à la guérison de la jaunisse.

Il faut dire ici que s'il existe une certaine confusion dans toutes ces médications, cela tient en partie à ce que la jaunisse est souvent le produit de diverses maladies de l'appareil biliaire, très-différentes les unes des autres.

Quoi qu'il en soit, dès que les médecins s'aperçoivent aujourd'hui que la série des moyens ordinaires de guérison a échoué, et que par sa résistance la jaunisse tend à passer à l'état chronique, ils s'empressent de prescrire immédiatement l'usage des eaux minérales alcalines, celles de Vichy en particulier, comme les plus riches et les plus puissantes à modifier la substance du foie, la nature et la marche de la bile, sans laquelle, nous pouvons le dire ici, la digestion languit, la nutrition est incomplète, et l'amaigrissement arrive, si l'écoulement normal biliaire est interrompu. C'est là, du reste, ce qui arrive aux sujets atteints de jaunisse, quelle que soit la cause qui ait pu la produire. La seule explication que l'on puisse donner sur l'effet de la guérison, c'est que les eaux alcalines débarrassent le sang et les tissus des organes de la matière colorante dont ils sont imprégnés, en l'entraînant au dehors par les urines et la transpiration.

Un exemple puisé au milieu de tant d'autres démontrera mieux encore, dans cette maladie, la puissance remarquable des eaux de Vichy prises à la source.

Observation. — Mlle H***, âgée de trente-cinq ans, affectée de jaunisse depuis deux ans, maladie qui s'était déclarée à la suite d'une vive contra- riété, suivie de peines morales consécutives, ayant duré six mois; mais, à partir de cette époque, toute cause de chagrin ayant cessé, la jaunisse n'en avait pas moins continué sa marche, malgré l'emploi de tous les moyens usités en pareil cas.

Arrivée à Vichy pendant la saison de 1854, Mlle H*** nous déclara que la jaunisse s'était mani- festée d'abord dans le blanc des yeux dès le len- demain du jour où elle avait éprouvé cette grande peine morale, et que, depuis lors, et malgré la cessation de tout motif de chagrin, malgré l'usage des pilules de fiel de bœuf, du savon, avec le calomel, des vomitifs et des purgatifs de toutes sortes, sans compter tous les remèdes plus ou moins étranges, vantés dans les siècles d'ignorance contre la jaunisse, sa peau avait pris une couleur foncée qui, augmentant graduellement, avait fini par devenir aussi foncée que celle d'une mulâtresse. C'est dans un état pareil de la peau de tout le corps, que Mlle H*** se présenta à Vichy pour y prendre les eaux ; son médecin lui ayant déclaré qu'il ne connaissait pas d'autre moyen de salut, puisque tous les autres avaient échoué. Cette demoiselle jouissait, du reste, d'une santé passable ; toutefois, son embonpoint et ses forces avaient beaucoup diminué ; les digestions étaient lentes, la bouche pâteuse, amère, ainsi que la salive ; tous les objets lui paraissaient jaunes à la vue ; des démangeaisons vives existaient sur tout le corps ; les selles étaient grisâtres, décolorées, les urines noires et parfois boueuses ; sa santé de femme était régulière, mais l'écoulement peu abondant ; la région du foie ne présentait ni douleur, ni tuméfaction.

Dès le lendemain de son arrivée, Mlle H*** commença son traitement par deux verres d'eau de la Grande-Grille ; quatre jours après, elle en prenait six, et un bain quotidien ; ensuite des lavements gardés d'eau minérale furent ajoutés à son traitement. Vers le quinzième jour, le régime prescrit n'ayant pas été suffisamment observé, quelques jours de repos furent nécessaires pour arrêter la diarrhée qui en avait été la suite ; et, après trente jours de traitement, Mlle H*** quitta Vichy, sans avoir obtenu un grand changement dans la coloration de la peau, et par conséquent très-découragée.

L'année suivante, je vis arriver chez moi une dame que je ne reconnus pas : c'était Mlle H*** qui avait repris son teint, sa fraîcheur et son embonpoint d'autrefois ; la teinte ictérique n'avait commencé à diminuer sensiblement qu'au bout de deux mois après le départ de Vichy ; mais depuis lors la décoloration de la peau avait pris une marche si rapide, qu'au bout d'un mois toute trace de jaunisse avait enfin disparu. Depuis cette époque, Mlle H*** a joui d'une santé parfaite ; elle est revenue à Vichy l'année dernière, mais ce n'était plus pour elle, c'était pour accompagner une de ses parentes.

DES COLIQUES HÉPATIQUES.

Cette maladie ne se présente ordinairement que chez les individus prédisposés aux souffrances du foie ; elle est caractérisée par des douleurs plus ou moins vives, irrégulières ou périodiques, ayant leur siége dans cet organe. On les confond souvent, a dit mon honorable collègue, le docteur Beau, dans son remarquable travail *Sur l'appa-*

reil spléno-hépatique, avec les coliques calculeuses, qui sont très-rares, relativement aux coliques
névralgiques. Dans celles-ci les malades , selon
le même auteur, ne rendent des calculs, ni par
les garde-robes , ni par les vomissements , et la
présence de ces corps étrangers permet seulement de caractériser leur diagnostic différentiel.
Dans les cas contraires, les coliques du foie doivent êtres considérées comme étant de nature
essentiellement nerveuse.

Les douleurs de ce genre arrivent, soit soudai-
nement, soit en s'annonçant sourdement, un ou
deux jours à l'avance; et lorsque la souffrance est
arrivée à son apogée, le malade ressent comme un
point de côté dans la région du foie, accompagné
de douleurs plus ou moins violentes, superficielles
ou profondes , augmentant par la plus légère
pression, pongitives ou lancinantes, avec gêne
dans les divers mouvements du corps et de la respiration. Le plus ordinairement, au milieu de la
crise, des vomissements de nature bilieuse se déclarent, sans que le pouls indique de la fièvre. Ces
coliques peuvent durer plusieurs heures, d'autres
fois plusieurs jours, avec des intervalles de calme,
laissant le plus souvent des traces de jaunisse sous
la peau et dans les urines. On peut les confondre
avec les coliques intestinales ou néphrétiques,
mais la douleur locale venant du foie suffira, avec

les symptômes précédents, pour éloigner toute incertitude à cet égard.

Causes. — Il est évident que l'hépatalgie ou colique nerveuse du foie n'est qu'un symptôme de l'irritation de cet organe, des réservoirs ou des conduits excréteurs de la bile. Cette irritation nerveuse peut être produite par un refroidissement des pieds ou de tout le corps, par de mauvaises digestions, par des aliments dont la nature est réfractaire au foie de certaines personnes. Ces aliments sont particulièrement tous les acides, les fruits verts, cuits ou confits au vinaigre, la moutarde, le vin pur ou même coupé d'eau, les boissons alcooliques, une nourriture trop salée, trop épicée ou poivrée : toutes ces substances peuvent déterminer, chez les individus prédisposés, des coliques qui très-souvent apparaissent un quart d'heure ou une demi-heure après qu'on les a prises. Les purgatifs peuvent également réveiller ces sortes de douleurs, qui dépendent quelquefois aussi de la goutte ou d'un rhumatisme déplacé.

Comme traitement, l'opium et les émollients sont les premiers remèdes à employer ; mais si les attaques se renouvellent, le meilleur moyen à leur opposer ensuite est d'avoir recours à l'eau de Vichy, dont les propriétés incontestables sont de diminuer ou de détruire cette fâcheuse susceptibilité du foie. Il faudra faire usage d'aliments peu graissés, de viandes maigres, de poisson, et particulièrement de substances végétales herbacées ; éloigner celles qui renferment beaucoup de matière féculente et sucrée, lesquelles sont contraires aux maladies du foie en général. Ce régime devra être secondé par l'eau de Vichy, prise à divers intervalles dans le courant de l'année, et par des bains alcalins, en se tenant chaudement. De cette manière, le malade arrivera à faire cesser le retour des coliques hépatiques, ainsi que la formation des calculs.

L'observation suivante démontrera mieux encore l'effet salutaire des eaux sous ce rapport.

Observation.—Mme F. de G***, âgée de trente-six ans, eut, il y a dix ans, pendant la convalescence d'une fièvre typhoïde, une jaunisse qui, malgré tous les moyens mis en usage, dura six semaines. Depuis cette époque, cette maladie reparut tous les ans vers le printemps, avec cette différence que depuis quatre ans cette jaunisse se complique chaque fois de quelques coliques hépatiques qui durent plusieurs jours, avec des vomissements de matière bilieuse. Le foie est alors sensiblement engorgé et douloureux à la pression, les fortes inspirations sont gênées par la douleur hépatique, laquelle simule une ceinture allant du foie à la rate et au rein droit; les urines sont jaunes et l'estomac ne peut supporter aucun aliment. Le dernier accès, qui dura vingt-cinq jours, date du mois d'avril 1851.

Cette dame avait employé sans succès les purgatifs, le remède de Durande, les pilules de savon avec le fiel de bœuf, la pommade émétisée et les eaux de Vichy transportées. Ces dernières cependant ayant paru lui faire un peu de bien, son médecin l'engagea à se rendre à Vichy, où elle arriva au mois de mai suivant, à la fin d'un accès, présentant une teinte ictérique, avec douleurs sourdes dans la région du foie, qui dépasse de deux travers de doigt le rebord des fausses côtes ; inappétence, digestions lentes, constipation, urines ictériques, matières fécales normales.

La malade boit à la Grande-Grille cinq verres d'eau par jour et prend un bain ; au bout d'un mois, elle quitte Vichy en voie de guérison ; la teinte jaune de la peau est bien diminuée, ainsi que la douleur et le volume du foie. Son médecin nous écrit, l'année suivante, que Mme F. de C*** a obtenu un entier rétablissement. Elle est revenue néanmoins à la fin de la saison de 1852, pour consolider sa guérison. Sa santé n'avait plus souffert du côté du foie depuis sa première cure faite à Vichy. Cette dame, que nous avons revue trois ans après, était toujours dans un état parfait de santé.

Le résultat statistique de mes observations, concernant les coliques hépatiques, démontre que sur un nombre proportionnel de 100 malades, par exemple, chez lesquels les effets consécutifs des eaux ont été constatés l'année ou les années qui ont suivi la cure, 83 ont été radicalement guéris et 17 améliorés.

DE L'HÉPATITE AVEC ENGORGEMENT DU FOIE.

Cette maladie n'intéresse pas seulement, comme la précédente, le système nerveux de l'organe, elle occupe ici le tissu propre du foie, qui se trouve affecté le plus ordinairement par suite d'une congestion sanguine fixe, donnant lieu à un engorgement qui peut être simple ou induré, récent ou chronique ; le foie, dans cet état, reste languissant, par suite de l'infiltration fibrinoïde qui s'est déposée dans son réseau capillaire. Arrivée à la période de chronicité, telle qu'on la voit le plus ordinairement à Vichy, les symptômes qu'éprouvent les malades sont : appétit irrégulier, digestions lentes, rapports, flatuosités. Le lait est habituellement mal digéré ; une fièvre légère, qui semble augmenter après chaque repas, se déclare : elle est accompagnée de douleurs avec pesanteur, et de gêne dans la région du foie ; la respiration devient courte, le teint basané ; le caractère inquiet, irascible, porté surtout à contredire ; il existe presque toujours aussi un œdème des jambes et de la sérosité dans le ventre ; l'appétit se perd avec le sommeil ; les fonctions s'affaiblissent, et le malade tombe peu à peu dans la consomption.

Causes. — Cette maladie peut être héréditaire ; toutes les causes qui déterminent des coliques, ainsi qu'on l'a vu plus haut, sont susceptibles aussi de produire l'hépatite. A côté des souffrances physiques, il faut placer, comme devant y prendre une large part, une irritation locale, le défaut d'exercice, les affections morales, les soucis, la jalousie, le découragement, l'hypocondrie, influences nerveuses qui toutes diminuent l'écoulement et favorisent l'épaississement de la bile ; les inflammations des intestins et la dyssenterie, principalement par suite de la résorption jusqu'au foie de la matière purulente ou putride provenant des diverses maladies intestinales. Toutes ces causes peuvent y donner lieu, de même qu'une grande activité cérébrale et le travail de cabinet après les repas, parce que les occupations intellectuelles dépensent une grande somme d'innervation, au détriment des fonctions digestives.

Dans les pays chauds, où les maladies du foie sont endémiques, l'alimentation doit être très-peu abondante, sans quoi le foie se remplit faute d'écoulement suffisant par la combustion pulmonaire, ce qui indique que dans les contrées où la température est constamment chaude, comme aussi durant les grandes chaleurs des pays tempérés, les habitants doivent être très-sobres, attendu que si on consomme une quantité plus forte d'aliments qu'il n'en faut pour entretenir convenablement la nutrition et la respiration, les parties animales fibrinoïdes s'accumulent dans le foie, et les parties végétales féculentes surtout se transforment plus facilement en graisse, nature d'aliments dont les personnes disposées à l'obésité, soit dit en passant, devraient se priver.

Il est d'observation que les climats chauds, pour les habitants des régions tempérées, augmentent sensiblement la sécrétion du foie, déterminent par là les engorgements de cet organe et les fièvres bilieuses. Il est à remarquer, en outre, que les grandes chaleurs sont moins favorables au traitement des affections hépatiques qu'une température modérée; l'état d'innervation que l'on éprouve alors dans les digestions doit suffire pour expliquer ces faits d'observation.

La puissance des eaux de Vichy à favoriser la résorption plastique morbide du foie et l'écoulement biliaire est tellement démontrée aujourd'hui, que les médecins qui se sont le plus occupés des maladies de cet organe, recommandent tous, sans aucune exception, l'usage spécial des eaux minérales de Vichy, comme le meilleur moyen de guérison dans ces sortes de maladies.

Deux observations suffiront, je pense, pour démontrer la rapidité avec laquelle les engorgements du foie se dissipent, alors que les malades se présentent dans des conditions convenables de guérison.

Engorgement simple du foie.

Première observation. — M. M***, âgé de quarante ans, est atteint, depuis trois mois, d'une jaunisse des plus intenses, accompagnée d'engorgement du foie, que le malade attribue à des chagrins domestiques et à des fatigues intellectuelles. Pour se débarrasser de cette jaunisse, car le malade ne soupçonnait pas l'engorgement du foie, son médecin lui avait fait prendre tous les remèdes usités en pareil cas : les vomitifs, les purgatifs, l'aloès, le calomel, le savon, les boissons nitrées, etc.; mais tout cela sans succès aucun. Son médecin, ayant perdu tout espoir de le guérir, lui conseilla de se rendre à Vichy, où il arriva dans le courant du mois de juin 1852. A son arrivée, il fut très-facile de constater un engorgement du foie, cause déterminante de la jaunisse. Cet organe dépassait, par son volume, les fausses côtes de quatre travers de doigts : douleur sourde à la pression, respiration gênée, appétit nul, digestion depuis longtemps paresseuse, matières fécales cendrées, urines noires, très-chargées de bile, teinte ictérique foncée, picotements à la peau.

M. M***, après vingt-cinq jours de traitement, pendant lesquels il prit de cinq à six verres d'eau de la Grande-Grille par jour, plus un bain minéral d'une heure, quitta Vichy, prenant les eaux avec dégoût depuis deux ou trois jours. Au moment du départ, la coloration de la peau et des urines avait sensiblement diminué; mais l'engorgement était le même. L'année suivante, ce malade nous écrit de Boulogne : « Ce n'est qu'un mois après avoir quitté Vichy, que j'ai vu ma santé revenir complétement. Ma tumeur du foie a disparu depuis longtemps, car je ne la retrouve plus; et, grâce à vos eaux, ma santé est aujourd'hui parfaite, et mon teint comme celui des naturels de mon pays. »

Engorgement du foie avec coliques hépatiques.

Deuxième observation. —M. B***, âgé de quarante-deux ans, d'un tempérament nervoso-sanguin, d'une constitution affaiblie, est atteint d'hépatite depuis 1831, affection qu'il a contractée en Afrique, par suite de dyssenterie accompagnée de fièvres intermittentes rebelles ; il avait, en outre, un léger épanchement dans le ventre, et les jambes infiltrées. Jusqu'en 1842, les douleurs du côté du foie sont presque incessantes, c'est-à-dire qu'il y a des alternatives de repos et de souffrance ; mais, à cette époque, il survint une jaunisse fort intense, pour laquelle on conseilla des bains, des boissons alcalines, ainsi que des applications de sangsues sur la région hépatique. Deux mois après l'apparition de la jaunisse, on constata un engorgement considérable du foie, qui jusque-là avait été peu apparent.

Depuis 1842, les attaques ou coliques hépatiques apparaissent tous les trois ou quatre mois, et durent souvent quinze jours ; elles sont toujours plus violentes à l'époque du printemps. C'est après avoir essayé, en 1847, les eaux de Vichy, et s'en être bien trouvé, que le malade se décide à faire une nouvelle cure à Vichy, où il arrive au mois de juillet 1848. Il n'avait pas eu de coliques depuis le 12 mai, c'est-à-dire depuis environ deux mois. A son arrivée, le foie dépassait de quatre travers de doigt le bord des fausses côtes ; il était très-sensible à la pression, son développement rendait la respiration de ce côté fort gênée, et toute espèce de lien sur cette région lui était insupportable. Le lendemain de son arrivée, M. B*** est mis à l'usage de l'eau de la Grande-Grille, dont il prend, en moyenne, de six à huit verres par jour, ainsi qu'un bain. Après un mois de traitement, il quitte Vichy : la sensibilité du foie a complétement cessé, son volume a diminué de moitié ; les forces physiques, au dire du malade, sont revenues à leur état normal, et les digestions sont parfaites.

Un an environ après, le 10 mai, son médecin ordinaire m'écrivit que M. B***, « atteint d'engorgement du foie avec coliques hépatiques, n'avait plus de douleurs, et que l'engorgement était à peu près dissipé. »

Dans les engorgements simples du foie, avec ou sans coliques hépatiques, le relevé numérique de mes observations, confirmé par le temps, indique que sur 100 individus, par exemple, 45 sont guéris, 40 améliorés, et que 15 seulement n'ont obtenu aucune amélioration. Dans cette appréciation, le résultat serait encore plus favorable, si les malades arrivaient à Vichy après les premiers essais infructueux de guérison, et non après avoir perdu leur temps à la recherche inutile d'une foule de moyens empiriques et trop souvent dangereux.

CALCULS HÉPATIQUES OU BILIAIRES.

Dans cette maladie, on doit admettre d'abord une prédisposition individuelle; et, pour établir ses caractères spéciaux, il faudra se reporter à ce qui a été dit aux coliques hépatiques, car les coliques calculeuses, avons-nous dit, n'en diffèrent que par la présence, dans les vomissements ou dans les garde-robes, de produits concrétionnés ou calculs, lesquels sont composés de choléstérine et de matière colorante de la bile réunies par du mucus. Les proportions de ces éléments varient beaucoup ; tous sont solides et brûlent en produisant des jets de lumière, à la manière et avec l'odeur des corps gras. Ils sont de diverses dimensions, depuis une tête d'épingle jusqu'à la grosseur d'un œuf de poule.

Il faut dire cependant que chez les malades atteints de calculs du foie, le sentiment de pesanteur, de gêne, de tension et d'anxiété du côté droit est de plus longue durée que dans les coliques nerveuses, et qu'il survient le plus ordinairement des signes de fièvre avec jaunisse intense et souvent permanente, lorsque le calcul séjourne dans les conduits biliaires ou a de la peine à s'en échapper.

Causes. — Toutes les causes qui sont de nature à rendre la bile plus épaisse ou à ralentir son cours sont évidemment propres à favoriser la formation des calculs biliaires. On remarque que les femmes sont plus exposées à cette maladie que les hommes, parce que chez elles les digestions sont moins actives, qu'elles sont plus sujettes à la constipation, qu'elles dorment davantage et font moins d'exercice.

L'âge mûr et la vieillesse y sont plus exposés que les enfants et les adolescents. On a remarqué, à la Salpêtrière, que des calculs se rencontraient fréquemment chez les femmes douées de beaucoup d'embonpoint. La vie sédentaire, le travail de cabinet, les tourments d'esprit, les aliments gras et féculents favorisent cette affection, de même que les acides et les alcooliques, parce qu'ils renferment des propriétés coagulantes de la bile.

M. le docteur Fauconneau-Dufresne, dans son excellent *Traité de l'affection calculeuse du foie*, se demande, à cet égard, si le commencement de la formation des calculs hépatiques ne pourrait pas dépendre d'une réaction acide, puisque ces corps ont la propriété de précipiter de leurs dissolutions les éléments biliaires. Dans le traitement de cette affection, cet auteur, après avoir recommandé un régime doux, les légumes herbacés, beaucoup d'exercice et de temps en temps une purgation saline, préconise particulièrement les eaux de Vichy, parce que les alcalis, dit-il, en s'emparant de la matière grasse du sang, empêchent le dépôt de la bile, et, quand ils sont pris en très-grande abondance, ils vont atteindre la matière colorante résinoïde déjà formée et dissoudre le mucus, ce qui permet à la choléstérine et au calcul, ainsi isolés et désagrégés, de s'échapper plus facilement par les conduits biliaires. Une diminution d'un millième suffit quelquefois pour que le calcul s'échappe plus librement par les voies naturelles; les eaux de Vichy agissent également en accélérant et en imprimant une plus grande facilité de circulation à cette humeur, comme aussi en modifiant chimiquement la bile elle-même, ou les concrétions dans leur nature. Pour se préserver de la formation de nouvelles concrétions, il faudra faire usage de temps à autre, pendant plusieurs années, des eaux de Vichy. Il sera utile de diminuer la proportion de viande et surtout de corps gras, et les remplacer par des légumes herbacés. La prédominance de la choléstérine ou matière grasse dans les calculs indique l'avantage du régime végétal, à l'exclusion des matières grasses ou animales.

Il arrive parfois que les malades se trouvent découragés pendant la cure, par cela seul qu'ils voient apparaître de nouvelles coliques. Ce découragement n'est pas fondé, attendu que ces coliques très-souvent sont le résultat d'une activité plus grande de la circulation biliaire, entraînant avec elle, par excitation ou contractilité vitale expulsive, des concrétions dont la présence, dans les conduits biliaires, déterminait ces violentes douleurs. Dans cette situation, les malades ou leur entourage s'empressent bien vite de demander au médecin l'autorisation de quitter les eaux, craignant qu'elles ne leur soient nuisibles ; il est au contraire du devoir du médecin d'encourager les malades à continuer le traitement, à moins que les coliques ne deviennent trop fréquentes. Dans ces cas, le traitement ne pouvant avoir qu'un médiocre effet, il faudra que le malade cesse les eaux, et qu'il revienne à la fin de la saison ou l'année suivante, aucun autre moyen de guérison ne pouvant lui être plus avantageux.

La connaissance exacte de toutes ces causes déterminantes devra servir aux malades pour les guider dans la conduite qu'ils auront à tenir, s'ils veulent, après le traitement suivi à Vichy, favoriser l'amélioration, ou consolider entièrement leur guérison.

L'observation suivante va nous démontrer les salutaires effets des eaux à cet égard.

Observation. — M. D***, âgé de trente ans, d'un tempérament bilieux, était en Afrique depuis 1843, lorsqu'au mois de janvier 1845 il ressentit pour la première fois des coliques sourdes dans la région du foie, accompagnées de jaunisse. Au mois de juin suivant, mêmes coliques, plus intenses cette fois qu'au mois de janvier. En 1847, troisième crise. En 1850, enfin, l'accès fut terrible ; il dura quarante heures, avec des douleurs excessivement aiguës dans les reins, ainsi que dans tout le côté droit du ventre, avec coliques générales, crampes d'estomac et vomissements biliaires. Quelques heures après que les douleurs eurent cessé, M. D***, qui se trouvait dans un état d'anéantissement complet des forces, rendit par les selles plusieurs calculs biliaires de la grosseur d'un pois et à facettes ; il en rendit plusieurs autres dans le courant de 1851, mais alors sans beaucoup de douleur. Néanmoins la teinte ictérique de la peau n'avait pas disparu. Depuis l'apparition des premières coliques, ce malade avait fait usage à plusieurs reprises d'une foule de médicaments, tels que l'iodure de potassium, la graine de moutarde blanche, les purgatifs, le fiel de bœuf, le régime végétal, qui avait été indiqué par M. Piorry, et le remède de Durande ;

mais tout cela était resté sans effet. C'est après avoir éprouvé cette dernière crise, à la fin de la saison de 1851, que ce malade arriva à Vichy, présentant une augmentation du volume du foie, avec un extrême sensibilité à la pression. La peau était jaune, les digestions difficiles et les selles grisâtres. Après avoir pris trente bains et bu en moyenne de cinq à six verres d'eau de la Grande-Grille, M. D*** quitta Vichy dans un état satisfaisant, mais non entièrement guéri.

Le 15 mai de l'année suivante, son médecin nous écrit de Paris que ce malade n'a plus souffert depuis sa cure de Vichy, et que la jaunisse a disparu.

Le relevé statistique démontre que, dans cette affection, sur une proportion de 100 malades, 60 sont guéris, 21 améliorés et 19 n'éprouvent aucun changement notable dans leur état.

Maladies de la rate.

Je ne rapporterai pas ici non plus les nombreuses observations concernant les malades atteints d'affections de la rate, qui se présentent tous les ans à l'hôpital militaire, venant de l'Afrique ou des pays marécageux. La vertu des eaux sur

ces affections est évidemment la même qu'à l'égard
de celles du foie, c'est-à-dire fondante, résolutive
et reconstitutive par excellence, avec cette différence toutefois que les résultats de guérison, toutes
choses égales d'ailleurs, en ce qui concerne la rate
spécialement, sont moins nombreux et plus difficiles à obtenir que dans les maladies du foie.

Mais ce qui nuit surtout à la résolution complète des engorgements de la rate, ce sont les retours fréquents et plus ou moins prononcés des
accès de fièvre. J'ai vu ces accès faire reparaître,
à la fin de la cure, des engorgements que les
eaux avaient complétement dissipés. C'est pourquoi il ne faudra pas craindre d'administrer les
préparations de quinquina aux fébricitants, en
même temps que les eaux; il faudra aussi qu'elles
soient prises principalement en boisson, attendu
que les bains favorisent en général le retour des
accès.

Si cependant la fièvre ne revient pas, il est à
peu près certain que l'engorgement qui en est la
suite, s'il n'est ni trop ancien ni trop volumineux, disparaîtra, par l'effet des eaux, avec plus
de facilité que ceux qui dépendent de toute autre
cause.

Ce qu'il y a de remarquable ici, comme dans
la plupart des malades qui viennent à Vichy, c'est
que l'état général s'améliore encore, bien que

la rate reste dans le même état d'engorgement.

Il est admis aujourd'hui que l'engorgement de la rate est dû au sang qui s'est déposé dans les interstices de cet organe, pendant la durée des accès. Le docteur Beau pense que le sang, altéré par l'infection paludéenne, frappe d'atonie et de relâchement le tissu contractile de la rate, l'élément vasculo-aréolaire, ainsi que la membrane d'enveloppe. Quant à l'élément glandulaire, il est comme fondu dans le tissu induré. Ce mode d'altération indique naturellement tous les avantages qu'on peut retirer de l'emploi des eaux de Vichy, attendu qu'en facilitant la circulation du sang, elles favorisent en même temps son retour dans le torrent de la circulation générale.

Le traitement dans les obstructions de la rate, comme dans les maladies du foie, doit être prolongé et modéré pour que les eaux puissent pénétrer plus profondément et agir avec plus d'efficacité, de même que s'il s'agissait d'un état cachectique.

Ces engorgements, comme ceux du foie, s'accompagnent presque toujours d'hydropisie ascite et d'œdème plus ou moins considérable ; il existe parfois aussi du côté de la peau une teinte terreuse et ictérique ; et la marche après les repas augmente toujours les douleurs spléniques. Il est rare, du reste, que cet engorgement ne coïncide pas avec celui du foie, par suite de la solidarité qui existe entre ces deux organes.

Causes. — Les causes des maladies de la rate sont encore peu connues ; néanmoins, on ne peut révoquer en doute les effets produits sur cet organe par les accès de fièvre intermittente, le séjour dans des localités marécageuses et l'influence des pays chauds; cette altération se fait remarquer surtout à la suite des fièvres provenant des pays où cette maladie est endémique, comme l'Afrique, la Rochelle, ou les environs de Rome.

Les malades de cette catégorie ne doivent pas ignorer que, d'après la connexité et les rapports intimes qui existent entre la rate, le foie et l'estomac, les causes qui influent sur ces derniers organes doivent agir sur elle d'une manière plus ou moins fâcheuse. Ils devront donc s'appliquer à éviter toutes les causes qui, comme nous l'avons vu plus haut, peuvent affecter ces organes, celles surtout qui sont de nature à rappeler les accès de fièvre, s'ils veulent, après avoir fait usage des eaux, soutenir ou rendre complète la guérison obtenue. Ils auront soin également de porter une ceinture de flanelle pour maintenir la rate, et de manger peu à chaque repas.

L'observation suivante démontrera mieux encore ce qu'on peut espérer de la puissance des eaux dans cette maladie.

DE L'ENGORGEMENT DE LA RATE,
SUITE DE FIÈVRES INTERMITTENTES.

Observation. — M. C***, âgé de vingt-six ans, après un séjour de cinq ans en Afrique, était tombé malade depuis dix-huit mois, par suite de diarrhées ou de fièvres intermittentes ; les accès avaient cessé depuis six mois environ avant son arrivée à Vichy, le 15 juillet 1847. Ce malade présente, à son entrée à l'hôpital, un embonpoint satisfaisant ; mais son ventre est très-volumineux, par suite d'un engorgement considérable de la rate, qui déborde les fausses côtes de quatre à cinq travers de doigt. Cette partie du ventre est très-douloureuse à la pression ; la marche et la respiration en sont également gênées. Son estomac étant très-fatigué, il boit pendant les quinze premiers jours à la source de l'Hôpital, et le reste du temps à la Grande-Grille ; la dose d'eau est élevée progressivement jusqu'à six verres par jour, avec un bain. Après un repos de quelques jours, vers les deux tiers du traitement, ce malade quitte Vichy, le 23 août, après avoir obtenu une grande amélioration. Le volume du ventre est bien diminué, mais on sent encore la rate indurée en dehors des fausses côtes ; cette région n'est plus douloureuse à la pression ; la marche et la respiration sont tout à fait libres, et l'état général est on ne peut plus satisfaisant.

L'année suivante, je recevais de son médecin la lettre suivante :

« C***, traité à Vichy pour une hypertrophie considérable de la rate, contractée sous le climat d'Afrique, est revenu complétement guéri, et sa guérison s'est maintenue jusqu'à ce jour, 20 mai 1848. »

Le résultat des guérisons est ici moins satisfaisant que dans les maladies du foie, puisque, sur une moyenne de cent malades, la proportion est de trente-sept guéris, quarante-cinq soulagés et dix-huit restés dans le même état.

DE L'ENGORGEMENT DE LA RATE AVEC DIATHÈSE OU CACHEXIE PALUDÉENNE.

Comme maladie générale, dans les affections de la rate compliquées ou non d'engorgement du foie, on remarque presque toujours, pour peu que cet organe soit engorgé depuis un certain temps, des épanchements séreux plus ou moins considérables du ventre ou des extrémités inférieures. Ce phénomène accompagne et caractérise presque toujours cet état, auquel on donne le nom de cachexie paludéenne, caractérisée par une pâleur universelle, anémique, d'un jaune paille. Dans cette diathèse, les fonctions sont particulièrement abaissées dans leur dynamisme physiologique ; il y a aussi une viciation générale des humeurs, une altération profonde de la nutrition, avec diminution de la plasticité du sang, perte des globules rouges et augmentation des globules blancs, altération que l'on a désignée sous le nom de *leucocythémie*. Cet état s'accompagne le plus ordinairement d'abondantes hémorragies passives, sous-cutanées ou nasales ; les hémorragies, chez ces malades, sont la conséquence d'une altération du sang produite par l'élaboration vicieuse de ce liquide par le foie et la rate malades ; les membranes muqueuses de la bouche et des gencives sont molles et à peine colorées ; il existe également un dérangement plus ou moins apparent des fonctions digestives, d'où résulte, secondairement aussi, cette altération du sang avec toutes les conséquences pathologiques dont nous venons de parler ; c'est-à-dire que tous ces malades sont faibles, languissants, amaigris, digérant mal, essoufflés par le plus léger exercice, perdant beaucoup de sang par la plus légère piqûre.

L'opinion générale des médecins est que, dans ces sortes d'affections, là où le lymphatisme scorbutique domine, l'usage des alcalis doit être plus nuisible qu'utile. Mes observations, sous ce rapport, sont en opposition complète avec ce que les chimistes ont avancé, et contraires aux idées de la majorité des médecins. C'est une erreur qui ne doit plus s'appliquer aujourd'hui au mode d'action des eaux minérales alcalines de Vichy, dont la thérapeutique doit être complétement débarrassée. Cette opinion, que les eaux sont contraires, peut être vraie toutes les fois que la détérioration de la constitution est le produit direct d'un travail morbide du tempérament lymphatique congénital ; mais il n'en est pas de même, comme nous allons le voir par l'observation suivante, à laquelle nous pourrions en ajouter beaucoup d'autres, lorsque cet état morbide général est le résultat du séjour dans un climat malsain, de digestions incomplètes, d'aliments de mauvaise nature, de souffrances organiques dépendantes d'une maladie, ou d'un gonflement porté à un degré plus ou moins élevé de la rate, du foie ou du système ganglionnaire, comme aussi de fièvres intermittentes rebelles, qui ont amené cette débilité de l'organisme. Cet état palustre peut exister également sans que l'individu ait jamais eu le plus petit accès de fièvre. Dans toutes ces circonstances, les eaux alcalines de Vichy, ferrugineuses ou autres, rétablissent les forces vitales, bien loin de les diminuer, en modifiant l'état morbide, en ré-

veillant l'ensemble des fonctions digestives et assimilatrices. C'est ainsi qu'elles font disparaître
par leur tonicité, sur les organes élaborateurs, les
taches sanguines et la faiblesse générale, quelle que
soit d'ailleurs la cause déterminante de cet état
diathésique. De même aussi, c'est le remède altérant spécifique le plus favorable pour détruire
les effets toxiques de ce ferment miasmatique
paludéen, dont la présence dans le sang, quelque
minime qu'elle soit, empêche constamment le
retour complet des malades à un état parfait de
santé. Les eaux agissent, dans ces cas, de la même
manière que les végétaux frais dans le scorbut,
ou les préparations mercurielles ou iodurées dans
d'autres affections.

Observation.—M. V***, âgé de vingt-huit ans,
constitution lymphatique, a été atteint plusieurs
fois de fièvres intermittentes, pendant un séjour
de cinq ans en Afrique. A la suite de ces fièvres,
la rate s'engorge, le ventre augmente de volume
et de la sérosité ne tarde pas à s'y manifester,
de telle sorte que le malade finit insensiblement
par ne plus pouvoir boutonner ses habits. La durée de la maladie, l'usage des médicaments, l'influence du climat ayant détruit sa santé, M. V***
rentre en France et arrive à Vichy en 1848,
dans un état très-fâcheux. Pendant sa cure, qu'il
fait très-péniblement, à la dose de trois à quatre

verres d'eau par jour et un bain tous les deux jours, il est pris, vers le douzième jour du traitement, d'hémorragie passive, qui se déclare à travers une ulcération légère d'une glande cervicale en suppuration. C'est avec la plus grande peine qu'on vient à bout d'arrêter le cours du sang, qui s'échappait à chaque instant, malgré l'application des moyens hémostatiques les plus énergiques ; la quantité de sang perdue pouvait être évaluée à un demi-litre environ.

Remis de cet accident, ce malade, plein d'énergie morale, reprenait les eaux, mais en boisson seulement, lorsque huit jours après il est pris de nouveau d'hémorragie nasale ; le sang rendu cette fois pouvait être évalué à un litre, et ce n'est qu'après avoir pratiqué le tamponnement qu'on parvient enfin à se rendre maître de l'écoulement. Cette hémorragie nasale s'était déclarée une autre fois, deux mois avant de quitter l'Afrique.

Toutes ces pertes de sang rendaient la position du malade de plus en plus grave : néanmoins, et malgré ma recommandation de cesser tout traitement, après des résultats aussi fâcheux, M. V*** ne se décourage pas : il prend encore les eaux pendant quinze jours, puis il quitte Vichy pour retourner dans sa famille, après avoir bu les eaux pendant trente-cinq jours, dans la position la plus critique, laissant par conséquent peu d'espoir de guérison. Cependant, il nous arrive de nouveau à Vichy au mois de juin 1849, dans l'état suivant : maigreur générale, face blême, terreuse, subictérique, traits tirés et amaigris, fièvre lente, cent pulsations par minute, langue naturelle, gencives molles à peine colorées, ventre douloureux, rate volumineuse occupant les deux tiers de l'hypocondre gauche, ascite considérable, jambes infiltrées, taches hémorragiques disséminées sur cette partie du corps ; selles régulières, appétit médiocre. « Les eaux, nous dit ce malade, m'ont fait le plus grand bien ; je ne pouvais pas digérer l'année dernière, et depuis lors, mes digestions sont passables, c'est pourquoi je reviens. » L'hémorragie nasale avait reparu six mois après avoir quitté Vichy.

Le lendemain de son arrivée, le 27 mai 1849, M. V*** boit les eaux de l'Hôpital, qu'il élève jusqu'à la dose de huit verres par jour, et prend un bain tous les deux jours.

Le 6 juin, dix jours après, mieux sensible : les forces se réveillent. Le 15, amélioration encore plus grande : le ventre diminue ; l'appétit est bon et les digestions faciles. Enfin, M. V*** quitte Vichy après trente-huit jours de traitement, dans un état très-satisfaisant : la rate, les sérosités et les plaques hémorragiques ont considérablement diminué.

Ce malade revient encore en 1850, pour faire une troisième cure, toujours dans des conditions meilleures, et, en 1851, son médecin nous écrit de Tours, le 2 mai, que M. V*** « a obtenu une guérison complète, malgré la détérioration de sa santé avant d'avoir fait usage des eaux de Vichy. »

Engorgement de la matrice.

Il arrive presque toujours que les engorgements de la matrice ou du col se forment d'une manière lente, progressive et insensible, ce qui fait que souvent les femmes ne s'aperçoivent de cette maladie que longtemps après qu'elle s'est déclarée. D'autres fois, des douleurs plus ou moins vives viennent signaler le début de l'affection ; mais quelle est sa nature, comment s'opèrent ces sortes d'engorgements? La réponse n'est pas toujours facile ; je citerai, à ce sujet, l'opinion émise par M. le professeur Andral. « Tous les engorgements, dit cet auteur, sont formés par une matière concrète déposée dans les mailles et les interstices du tissu malade, laquelle est formée par le sang. »

La nature de l'affection nous indique évidemment que c'est à l'action des fondants et des résolutifs qu'il faudra s'adresser pour la combattre ; et, sous ce rapport, les eaux de Vichy remplissent pleinement cette indication ; il faudra seulement que l'application en soit faite dès l'apparition des signes de l'engorgement, sans attendre qu'une dégénérescence cancéreuse ou squirreuse se soit déjà manifestée. La quantité d'eau administrée devra être assez élevée pour saturer complétement l'acidité des humeurs ; mais comme l'estomac pourrait se fatiguer, j'ai pensé qu'on pouvait prévenir cet inconvénient par l'usage des lavements, lesquels, s'ils sont gardés, agissent comme des bains internes et procurent des effets d'une grande puissance.

La guérison des engorgements est toujours subordonnée à l'ancienneté ainsi qu'à l'étendue du mal ; c'est pourquoi ceux qui sont récents et de nature purement inflammatoire se réduiront plus facilement que ceux qui datent d'un grand nombre d'années, ou qui se sont développés sous une influence diathésique cancéreuse ou squirreuse, lesquels sont généralement réfractaires à l'action des eaux. Cependant il n'est pas rare de voir les malades de cette catégorie obtenir quelque soulagement, et, souvent aussi, un arrêt de développement dans la marche de la maladie.

Causes. — Parmi les causes qui peuvent développer les engorgements de la matrice, les plus nombreuses paraissent se rattacher à la cessation ou à la diminution du flux menstruel. C'est alors que les femmes menacées d'engorgement se plaignent de malaises, de pesanteurs, avec chaleur vers la matrice; c'est aussi vers cette époque que les règles, après avoir cessé depuis plusieurs mois, reparaissent souvent, avec plus ou moins d'abondance, sous l'influence des eaux de Vichy. A cette cause d'engorgement par suppression du flux sanguin, on doit ajouter les grossesses nombreuses, les accouchements laborieux, l'abus des rapports sexuels, les avortements pénibles, les chutes, les efforts, ou les commotions qui portent leur action sur la matrice, enfin les inflammations aiguës directes.

Les nombreuses guérisons d'engorgement du col de la matrice, obtenues à Vichy, s'expliquent par la nature alcaline des eaux; car on a remarqué, de tout temps, que la soude avait la propriété d'activer la circulation de la veine porte et du système abdominal; de là ressort évidemment la modification avantageuse opérée à Vichy, sur le flux menstruel douloureux ou languissant, ainsi que sur les engorgements qui en sont la suite la plus fréquente.

Engorgement des ovaires.

Si l'engorgement a son siége dans les ovaires, et qu'il dépende d'une violente inflammation ou d'un état congestionnel, on pourra compter aussi sur des effets plus ou moins salutaires. Mais si ces tumeurs tiennent à des liquides épanchés dans l'intérieur de ces organes, à des hydropisies enkystées, à une dégénérescence squirreuse, à des polypes, il est évident que les eaux de Vichy ne pourront avoir aucune efficacité, ou du moins que cette efficacité sera fort douteuse.

Il faut, en général, pour que des maladies aussi graves offrent quelques chances de succès, prolonger l'usage des eaux et y revenir plusieurs années de suite, sans se décourager par la longueur du traitement; parce que les remèdes, dans les maladies de cette nature, ne peuvent agir efficacement qu'autant qu'ils sont administrés avec modération, mais aussi pendant un temps plus ou moins long.

Causes. — Parmi les causes prédisposantes des inflammations ou engorgements qui peuvent se développer dans les ovaires, on a signalé particulièrement la lecture des livres qui portent les idées sur des sujets lascifs ; un mariage vivement désiré et non accompli ; l'avortement répété ; la cessation de la sécrétion laiteuse ; l'excès ou la privation des rapports sexuels.

Disons encore ici que ce n'est qu'en s'observant bien sur les causes qui auront pu contribuer à les rendre malades, que les femmes trouveront, après avoir fait usage des eaux, la consolidation des effets plus ou moins salutaires qu'elles auront pu y recueillir. (Voir sur cette maladie l'observation qui s'y rapporte, au chapitre *Lavements*.)

Les observations statistiques, concernant les maladies de la matrice ou des ovaires, n'ayant pu être contrôlées d'une manière exacte, nous devons nous abstenir d'en faire mention ici, dans la crainte de ne pas être dans le vrai.

De la goutte.

L'effet des eaux minérales de Vichy contre l'affection goutteuse a été considéré jusqu'à présent de diverses manières : les uns approuvent leur emploi, les autres le condamnent. Étranger à ces deux opinions qui règnent depuis longtemps, je vais essayer, par l'analyse des phénomènes physiologiques et pathologiques qui caractérisent cette maladie, ainsi que par l'examen approfondi des moyens qui, jusqu'à présent, ont obtenu le plus de succès dans son traitement, de détruire cette incertitude désespérante pour les malades, et de reconnaître enfin ce que ces théories ont de fondé, abstraction faite des faits favorables ou nuisibles fournis à l'appui de chaque système en particulier.

Je passerai rapidement, puisque je n'ai pas à traiter ici de la goutte, sur la nature, les causes et les symptômes de cette affection, pour mieux approfondir les conclusions que nous devons en tirer concernant les résultats du traitement.

Cependant, quelques considérations générales sur les causes et la nature de la goutte doivent précéder cet exposé, afin d'éclairer l'opinion des malades sur la valeur du traitement alcalin. A cet effet, je dirai, avec beaucoup d'autres médecins, que la goutte n'est point une maladie locale qui, établie sur un point, parcourt toutes ses périodes sans laisser aucun germe capable d'en provoquer le retour, mais bien une affection générale qui, à une époque ordinairement périodique, se porte tantôt sur un point, tantôt sur un autre, pouvant, dans sa mobilité, affecter tous les organes, bien que son siége de prédilection soit les petites articulations des pieds ou des mains, et, en particulier, le gros orteil. C'est dire que cette maladie joue le rôle de toutes les affections que nous appelons *constitutionnelles*, telles que la scrofule, la syphilis.

Nature. — La nature de la goutte est et sera toujours difficile à préciser. Est-elle inflammatoire, comme la pneumonie? Non, car les antiphlogistiques ne la guérissent pas. Est-ce une maladie spécifique qu'on puisse isoler, comme la syphilis, le virus vaccin? Pas davantage. Est-ce une affection nerveuse? La réponse sera tout aussi négative, puisque l'analyse des organes atteints, au moment de l'accès, indique que ce sont les tissus fibreux et les vaisseaux capillaires de la périphérie du point malade qui seuls sont affectés.

En résumé, la seule opinion qu'on puisse se former à ce sujet, c'est que la goutte dépend d'une affection générale, rémittente, aiguë ou chronique, liée à un état particulier inconnu; à un vice dans le sang, héréditaire ou acquis; ou bien encore à une modification de la nutrition, à une surabondance de sucs nutritifs, à une sorte de diathèse azotée, disposition particulière, comme le dit le célèbre Barthez, de la constitution à produire un état spécifique goutteux dans les solides et les humeurs.

M. le professeur Andral, dans son *Cours de pathologie interne*, publié par M. A. Latour, s'exprime ainsi au sujet de la goutte : « Nous adoptons les opinions des médecins, qui consistent à considérer la nature de la goutte comme double, en quelque sorte, et formée de deux éléments : l'un inflammatoire, ayant son siége dans le tissu fibreux ; l'autre plus général, résidant dans le sang altéré *par la présence de l'acide urique,* qui vient se déposer autour des articulations. »

La coexistence de l'acide urique avec la goutte a été remarquée, d'ailleurs, par tous les auteurs ; Sydenham, Morgagni ont dit aussi que la goutte engendrait des calculs rénaux. Mais ce qu'il y a de remarquable sous ce rapport, c'est que la majeure partie des goutteux sont, en naissant, en même temps graveleux ; de même, on a vu des parents goutteux donner naissance à des enfants graveleux, et des parents graveleux à des enfants goutteux.

Ce qu'il y a de positif dans toutes ces opinions, c'est que la goutte donne lieu à un travail morbide, affectant spécialement les articulations des pieds, et a comme caractère essentiel de déposer au pourtour des jointures une matière saline d'urate de soude. Désirant connaître la composition exacte des tophus, j'ai remis, à cet effet, à M. le docteur Becquerel des concrétions tophacées retirées des pieds d'un goutteux ; ces produits, analysés au Muséum d'histoire naturelle par M. Térièle, chimiste distingué, ont donné pour résultat :

Urate de soude. 80,75
Acide urique. 13,97
Phosphate de soude. . . . . traces.
Chlorure de sodium. . . . . *id.*
Matières organiques, azotées. . . . . . . *id.*
Parties grasses solubles dans l'éther.. . 05,28
                                         ————
                    Total. 100,00

On remarque aussi que les sueurs sont très-acides et les urines très-chargées d'acide urique, acide qui augmente dans cette maladie de soixante-neuf à cent douze millièmes, ce qui fait presque le double : il est donc permis d'admettre, jusqu'à ce que des faits ou des théories plus positives viennent prouver le contraire, que la diathèse goutteuse réside dans la prédominance d'un excès d'acide urique dans les liquides de l'organisme, sans quoi on ne pourrait se rendre compte de la formation des dépôts tophacés d'acide urique. Ce qu'il y a de remarquable, en outre, c'est qu'il existe des substances qui provoquent la goutte, fournissant au sang les matériaux qui peuvent produire cet excès d'acide, tandis que d'autres ne se prêtent nullement à l'excrétiou de ce produit. Dans le premier cas, se trouvent les aliments azotés et les liqueurs alcooliques, et dans le second, les végétaux, le colchique, les feuilles de frêne et les boissons alcalines.

Causes. — Quant aux causes de la goutte, nous

voyons bien les conditions au milieu desquelles elles se développent le plus ordinairement ; mais il n'est pas rigoureusement possible de les indiquer d'une manière certaine, attendu que l'observation journalière vient souvent donner un démenti formel aux hypothèses que l'on a émises. C'est pourquoi, pour ne pas nous perdre dans une énumération trop vague des causes déterminantes, nous dirons, après avoir admis, comme point essentiel, la prédisposition individuelle, que l'usage d'une nourriture trop succulente, fortement animalisée, l'abus des boissons alcooliques, les excès dans les plaisirs de l'amour, par l'affaiblissement qu'ils impriment au système nerveux, les travaux de l'esprit, une vie sans exercice, des veilles prolongées, les passions violentes et les chagrins, sont les principales causes ou conditions qui font éclore le germe du principe goutteux, ou bien qui l'engendrent chez les personnes qui, en venant au monde, n'en portaient point les éléments primitifs dans le sang. On donne à cette dernière espèce le nom de goutte *acquise*, tandis que la première est appelée goutte *congéniale* ou *héréditaire*.

Ce qui tendrait à prouver que ce sont là les causes véritables de l'affection goutteuse, c'est qu'on ne voit pas de goutteux chez les pauvres, car ceux qui se nourrissent de pain d'orge sont peu sujets à cette infirmité. Brown, à ce propos, a dit, avec raison, que les enfants des riches héritent de la goutte avec la fortune ; mais s'ils sont déshérités, ils ne l'auront point, à moins qu'ils ne la gagnent en s'exposant aux causes qui la produisent. D'après ce que nous venons de voir, trois choses, en résumé, peuvent donner la goutte : la table, les plaisirs et l'oisiveté.

Cette affection ne se manifeste guère que vers l'âge de quarante ans, alors que le corps est arrivé à la fin de sa croissance. Les enfants et les eunuques n'en sont point atteints ; elle est beaucoup plus rare chez les femmes que chez les hommes, à cause surtout des évacuations mensuelles, mais plus encore, il faut le dire, en raison de leur sobriété. Cette dernière considération explique également l'absence de la goutte chez les habitants des pays chauds, à laquelle il faut joindre l'influence des transpirations abondantes que la chaleur du climat provoque continuellement ; ces sueurs favorisent, comme un bienfait de plus, la sortie de l'acide urique : ce qui explique la rareté de la goutte chez les peuples qui prennent habituellement des bains de vapeur, comme les Orientaux.

On a admis, en outre, comme causes de la goutte, certaines dispositions physiques : il fallait, par exemple, disait-on, avoir la tête grosse et de l'embonpoint, une graisse molle et humide; une constitution pléthorique, succulente, comme disait Stahl. Mais, comme il n'est pas rare de voir des personnes maigres en être affligées, cette opinion ne peut être fondée.

Formes. — On divise la goutte en goutte *aiguë* et en goutte *chronique*.

La première est appelée *inflammatoire, articulaire, régulière* ou *fixe*, à cause de la régularité qu'elle met à parcourir toutes ses périodes. Les accès ou attaques ont une durée qui varie de quelques jours à un mois ou six semaines; ils ne paraissent, dès le commencement, qu'à de longs intervalles, un an et quelquefois plus tard.

Mais si les accès se répètent plus souvent, ils cessent d'être aigus pour passer à la seconde forme, et prendre le nom de goutte *chronique*. Dans ce cas, les douleurs apparaissent une ou deux fois par an, mais ordinairement, au bout d'un certain temps, les attaques se rapprochent davantage ; dès lors, les articulations affectées deviennent faibles et sensibles ; l'empâtement, qui autrefois disparaissait entièrement après l'accès, ne se dissipe plus aussi complétement ; les attaques sont moins douloureuses, mais elles durent plus longtemps, et ne laissent souvent qu'un ou deux mois de répit, ordinairement pendant l'été. Il arrive aussi que chez quelques personnes les douleurs ne disparaissent jamais entièrement : c'est alors qu'on voit se former autour des articulations ces concrétions tophacées, dont nous avons rapporté plus haut l'analyse, concrétions qui déforment les pieds et les mains, usent les tissus en les entourant de leur dépôt, et qui, après avoir rendu les mouvements articulaires difficiles, finissent bientôt par amener l'ankylose ou la soudure des articulations malades.

La goutte chronique a une grande tendance à se déplacer, en se portant d'une articulation sur une autre ; on l'appelle alors goutte *irrégulière*. Mais si elle abandonne les articulations pour se porter sur un des organes intérieurs du corps, la tête, la poitrine, le cœur, l'estomac ou les intestins, elle prend le nom de goutte *viscérale* ou goutte *remontée*.

Il existe encore une autre forme de goutte chronique, appelée goutte *larvée* ou *masquée* ; celle-ci a des caractères plus difficiles à saisir que les précédentes : elle n'a point de siége fixe ; quelquefois le malade est pris tout à coup d'une douleur vive dans un des organes dont nous venons de parler. Mais si cette douleur subite coïncide avec un accès de goutte articulaire, et que celui-ci diminue pendant que le déplacement s'opère, la nature de la maladie sera facile dès lors à saisir, car il est à peu près certain qu'on aura affaire à une goutte *larvée* ou *masquée*. D'autres fois, elle apparaît subitement, sans que rien dévoile sa véritable nature. C'est pourquoi il ne faut jamais perdre de vue le principe goutteux dans toutes les affections qui se déclarent spontanément chez les individus nés de parents goutteux ou atteints de goutte acquise.

Je dois ici compléter cette instruction, en indiquant les symptômes principaux qui caractérisent une attaque de goutte régulière, afin qu'on puisse la distinguer du rhumatisme simple articulaire. Cette attaque ou accès commence ordinairement par un malaise général : insomnie, inquiétudes, ennui, irritabilité de caractère. Au bout de quelques jours, il se développe, pendant la nuit, sur l'une des articulations du pied, le plus souvent sur le gros orteil, une douleur rongeante, tensive, brûlante, avec gonflement de la partie malade. Le mal peut rester pendant toute l'attaque sur la même articulation ; on le voit aussi souvent se déplacer pour se porter subitement sur l'articulation du membre opposé. La fièvre qui se déclare dans les premiers jours est toujours en rapport avec l'intensité de l'accès, qui se calme vingt-quatre heures après, vers le lever du soleil, grâce à une abondante sueur, pour reparaître ensuite pendant la nuit.

Dans cet intervalle, les urines sont rares, enflammées, épaisses et sédimenteuses ; l'appétit se perd, l'estomac est gonflé, le ventre est resserré ; le malade éprouve de la pesanteur et des inquiétudes dans les différentes parties du corps. Cet état dure jusqu'à ce que la maladie se trouve emportée par la transpiration, par des urines abondantes ou d'autres évacuations. Tels sont les symptômes que l'on remarque le plus ordinairement dans l'état aigu et régulier de la goutte. S'il se prolonge, si les accès deviennent irréguliers, la maladie prend alors, comme nous l'avons dit plus haut, le nom de goutte *chronique*.

CONSIDÉRATIONS SPÉCIALES SUR LE MODE D'ACTION

DES EAUX DE VICHY

DANS LE TRAITEMENT DE LA GOUTTE.

Avant d'examiner cette action spéciale, il convient, je pense, de jeter un coup d'œil rapide sur les divers moyens employés pour guérir l'affection goutteuse, ceux du moins qui ont joui jusqu'à présent d'une certaine réputation. C'est ainsi que les médecins de toutes les époques ont été d'avis d'employer :

Premièrement, pour le traitement général : les sudorifiques et les diurétiques, puis les altérants, c'est-à-dire les médicaments qui, administrés à des doses faibles, ont la propriété de

changer d'une manière insensible, et sans provoquer d'évacuations successives, l'état des solides et des liquides du corps. Les purgatifs, dit
Sydenham, amoindrissent la transpiration ; de là,
dit-il, les récidives fréquentes chez les goutteux
qui se purgent souvent. Ce célèbre médecin se
consolait d'avoir la goutte, en disant que c'était la
maladie des gens d'esprit et des grands seigneurs.

Secondement, pour traitement local, sur la
partie malade, comme simples calmants : les
liniments camphrés et opiacés, l'extrait de belladone, le chloroforme, les fumigations aromati-
ques ou bien avec les feuilles de tabac ou de lau-
rier-cerise, les topiques émollients, laudanisés ;
l'application de la flanelle, du taffetas ciré, des
peaux de cygne ou de lapin.

Après avoir énuméré l'ensemble de tous les
moyens admis comme base de traitement pour
guérir la goutte, il est important d'examiner à
présent si les eaux de Vichy ne réunissent pas les
conditions essentielles pour arriver au même résultat, si elles ne renferment pas, en un mot, les
propriétés générales attachées aux médicaments
antigoutteux employés anciennement.

1° Comme sudorifiques. Mes expériences prouvent que sous ce rapport, surtout quand elles
sont prises sous forme de bains, elles favorisent
considérablement la transpiration cutanée, bien

mieux encore que la bourrache, le sureau, la salsepareille ou le gaïac, que l'on emploie journellement dans ce but.

2° Comme diurétiques. Eh bien, les mêmes expériences démontrent également que ces eaux provoquent une accélération de la sécrétion urinaire, phénomène plus énergiquement excité que par le nitre et le chiendent, que l'on fait prendre habituellement aux goutteux.

Le colchique, qui constitue la partie active des pilules de Lartigue, du sirop de Boubée ou de la liqueur de Laville n'agit à dose modérée, telle qu'elle existe dans ces préparations, qu'à titre de sédatif ou de calmant.

Mais il ne faut pas perdre de vue que son action, comme celle de tous les remèdes de ce genre, n'est que palliative et purement temporaire, laissant, comme l'avait déjà observé Scudamaure, après avoir fait disparaître l'accès, le germe de la maladie dans le corps, ce que ne fait pas l'eau de Vichy, qui agit en détruisant directement le vice ou principe goutteux.

3° Quant à la médication altérante, la seule qui puisse avoir une valeur positive dans le traitement de la goutte, les eaux de Vichy ne laissent rien à désirer sous ce rapport, car elles renferment une réunion de médicaments spéciaux qui ne permettent pas de révoquer en doute cette action thérapeutique. Il suffira, à cet égard, de jeter un coup d'œil sur les éléments constitutifs des eaux, pour voir que les substances qu'elles renferment sont journellement employées comme dépuratives, à l'effet de corriger les vices constitutionnels, telles sont l'iode, l'arsenic, le brome, le manganèse et le fer, et cela dans les proportions précisément les plus favorables à ce mode d'opérer, c'est-à-dire à faibles doses : c'est ainsi qu'elles déterminent cette modification vitale qui se traduit par des changements plus ou moins persistants de circulation et de dépuration imprimés au sang, ainsi qu'à nos humeurs viciées. Mais ici l'agent le plus important dans cet ordre de médicaments est, sans contredit, le bicarbonate de soude, avec cette différence toutefois qu'il n'agit pas seulement par une action spécifique, comme le mercure sur le virus syphilitique, mais bien par son action chimique, organique et vitale. Les alcalis, disent MM. Trousseau et Pidoux, occupent la première place dans la médication dépurative altérante, car ils modifient le sang, et, par suite, nos organes et nos humeurs ; ils l'atténuent sans excitation préalable, comme les antiphlogistiques, avec cet avantage que les effets produits sont bientôt assimilés ou éliminés par les sécrétions naturelles. Ces divers phénomènes de l'action des alcalis nous démontrent également que le traitement de la goutte par les eaux de Vichy n'est pas un traitement perturbateur ni irritant, qu'il ne peut, par conséquent, la déplacer ni la faire avorter d'emblée, ainsi que quelques médecins l'ont avancé sans preuves, en disant qu'il faut respecter la goutte et se bien garder de l'attaquer quand elle vous vient par les pieds ou les mains. Tout ceci prouve de la manière la plus positive que les malades ne peuvent être exposés à aucun danger par ce mode de traitement, la soude étant un agent de dépuration qui lessive et débarrasse le sang des matériaux impurs ou nuisibles qu'il contient.

Il faudra seulement, pour que l'action soit assez énergique, que l'alcalinité des humeurs soit suffisamment marquée. Ce phénomène, étant bien constaté, donnera la preuve que l'eau a pénétré partout, et que l'acide urique des humeurs goutteuses a été complétement saturé et détruit.

La nature favorable des eaux de Vichy pour le traitement de cette affection étant mise hors de doute par l'analyse des phénomènes chimiques et physiologiques, voyons maintenant ce qu'il convient de faire pour retirer de ce moyen de guérison le meilleur résultat possible. Or, comme les goutteux qui se rendent à Vichy sont généralement atteints de goutte chronique, il est essentiel dans ces cas que les eaux leur soient administrées pendant longtemps, même après la saison, avec des intervalles de repos, car l'économie cesse d'être impressionnée par un même agent thérapeutique, comme aussi l'état physiologique se lasse, et le corps n'est plus réparé par l'usage d'un seul et même aliment continué indéfiniment. Il est à considérer également que les remèdes, dans les affections constitutionnelles ou invétérées, n'agissent efficacement qu'autant qu'ils sont pris en petite quantité et continués pendant longtemps; sans quoi on pourrait s'exposer à perdre tous les avantages qu'on aurait retirés de la cure. Les malades ne doivent pas oublier non plus que la goutte tend toujours à reparaître, de même que toutes les maladies qui tiennent à la constitution; seulement, il ne faut pas abuser des eaux, ainsi que le font la plupart des malades, sans réfléchir qu'un remède assez puissant pour guérir peut aussi être très-puissant pour faire du mal. Mais malheureusement, et malgré toute la sévérité du traitement, les malades ne doivent pas toujours espérer une guérison radicale, pas plus qu'on ne peut compter sur le changement complet d'une mauvaise constitution, d'un vice congénital d'organisation ou d'une cause morbide incessante que l'on apporte en naissant : on peut bien la modifier, l'atténuer dans sa manière d'être, mais jamais la transformer complétement.

14,

Cependant, mes observations démontrent que les personnes qui ont fait usage des eaux de Vichy peuvent, en général, compter sur un grand soulagement dans l'intensité des symptômes, ainsi que sur l'éloignement des accès, dont l'intervalle est quelquefois de plusieurs années, sans que le malade éprouve les plus légères douleurs. Il faut dire aussi que les eaux alcalines préservent souvent, mais que cet avantage se perd plus ou moins vite avec le temps, et plus encore par l'inconduite des malades. D'autres fois ces eaux échouent complétement, parce qu'il y a des personnes qui sont plus ou moins rebelles à ce moyen de guérison, mais elles en retirent toujours un effet favorable sur la santé. Ce sont là seulement des exceptions à la règle générale. Quoi qu'il en soit, nous devons ajouter que le traitement de la goutte par les alcalis n'est pas nouveau, puisque Van Swieten, Corbone, Falconnet et bien d'autres médecins en faisaient usage de leur temps, avant même qu'on eût découvert l'excès d'acide urique dans le sang et les humeurs des goutteux. On conçoit dès lors l'emploi judicieux du bicarbonate de soude, qui a pour effet d'entraîner cet acide par les urines à l'état d'urate de soude, combinaison saline qui forme la majeure partie des dépôts tophacés ; mais comme ce sel n'est soluble qu'autant que la soude est en excès, de là la nécessité, pour l'entraîner au dehors par les urines ou la transpiration, d'employer les eaux de Vichy d'une manière presque constante.

Mais si, à cette époque, les malades n'obtenaient pas d'aussi bons résultats que ceux qu'on obtient aujourd'hui, c'est qu'ils n'insistaient pas suffisamment sur la durée du traitement.

Quelques conseils préalables me paraissent devoir être donnés aux malades qui arrivent à Vichy. Dans le cas où ils se trouveraient sous l'influence d'une goutte *larvée* ou *remontée*, il faudrait rappeler la goutte sur une des extrémités inférieures, par le moyen des révulsifs sinapisés. D'autre part, si un accès venait à se déclarer pendant la cure, ce qui arrive assez souvent, on pourrait continuer, mais avec modération, en buvant les eaux seulement, et ne prendre des bains que lorsque l'attaque serait entièrement dissipée et l'inflammation des parties malades apaisée, afin de ne réveiller ni d'entretenir la douleur des parties souffrantes. Il y a plus d'avantages, sans aucun doute, à prendre les eaux pendant le calme des accès que pendant la période d'acuité. Néanmoins, le traitement peut être continué, sans aucun danger ni crainte de rétrocession du principe goutteux.

Cette apparition des accès ne doit pas effrayer les malades, car elle est due souvent à l'excitation produite par les eaux, surtout quand elles sont prises sous forme de bains. Dans ce cas, le traitement sera continué en boissons; on diminuera les bains sans les cesser complétement, à moins que l'estomac des malades ne soit trop irrité, ou bien que les eaux ne soient pas tolérées, ce qui est rare, car cette tolérance est surtout remarquable parmi les goutteux.

Après les accès dont nous venons de parler, qui généralement sont de courte durée, on voit presque toujours se dissiper les accidents goutteux, tels que l'état œdémateux des pieds et des jambes, la rigidité, la contracture des articulations ou des tendons musculaires, ainsi que le sentiment de douleur que fait éprouver la flexion dans les divers mouvements articulaires; en sorte que beaucoup de malades, qui, en arrivant, marchaient avec une peine extrême, ont pu quitter Vichy sans secours aucun, fléchissant librement et sans douleur des articulations qui auparavant étaient presque inflexibles. Toutefois, je n'ai pu remarquer, il faut le dire, des effets aussi salutaires sur les concrétions tophacées. Anciennes, ces altérations de la goutte chronique sont peu accessibles à l'influence alcaline, surtout quand elles sont parvenues à souder les articulations depuis longues années.

HYGIÈNE DES GOUTTEUX.

Les conseils hygiéniques indiqués plus loin aux personnes qui doivent faire usage des eaux de Vichy pourraient convenir également aux goutteux ; cependant, comme cette question fait partie intégrante du traitement de la goutte, je crois utile de tracer ici quelques règles générales, que ces malades feront bien de suivre après avoir quitté Vichy.

Aliments. — La seule recommandation à faire aux goutteux, sous le rapport du régime, doit être formulée ainsi : *Point de privations excessives, mais aussi point d'excès.* C'est là, disons-le tout d'abord, la partie du traitement la plus essentielle, puisque tous ceux qui ont eu le courage de se soumettre à un régime sévère ont été, par ce seul fait, soulagés, et même, dit-on, guéris.

C'est pourquoi celui qui aura fait un usage quotidien de liqueurs alcooliques, même en petite quantité, ou de viandes trop succulentes, devra s'en abstenir ; car l'influence d'une semblable alimentation est d'autant plus nuisible, que les urines des goutteux déposent toujours, ou tout au moins pendant l'accès, de l'acide urique ; ce qui prouve que cette alimentation est réellement nuisible, c'est que ce dépôt d'acide urique a lieu également chez les personnes qui ne sont pas goutteuses, toutes les fois que, la veille, elles ont fait un dîner copieux en substances animales, pris des boissons alcooliques ou du vin de Champagne, toutes choses qui diminuent proportionnellement l'alcalinité du sang.

Cependant, bien que le régime animal ne convienne point en principe, il ne faudrait pas se renfermer dans une nourriture exclusivement végétale ; un régime mixte, avec prédominance d'aliments de nature végétale, est celui que le goutteux doit adopter de préférence. En substituant le régime végétal au régime animal, on change évidemment aussi la nature du sang, et par suite la constitution individuelle.

Les œufs, le chocolat et le laitage sont des substances qui sont parfaitement convenables aux goutteux. Le poisson seulement doit être pris avec modération, à cause de quelques propriétés excitantes qui sont peu favorables ; tous les végétaux cuits, excepté ceux qui sont acides, sont utiles, surtout lorsqu'ils sont frais.

Il n'est pas nécessaire de se priver de vin : le vin de Bordeaux me paraît le plus convenable de tous. Le thé et le café légers peuvent être permis, à moins qu'il ne surexcitent par trop le système nerveux.

La bière et le cidre doivent être rejetés, parce que ces boissons sont acides, et qu'il est reconnu, en outre, qu'elles favorisent l'embonpoint, auquel les goutteux ne sont déjà que trop disposés.

Les acides sous toutes les formes sont particulièrement défendus ; ils l'étaient scrupuleusement déjà, ainsi que le vin, par l'école de Boerhaave. Il faut, à tout prix, que les goutteux empêchent la formation de l'acide urique, un des signes les plus saillants de l'altération de leurs humeurs. Il faudra qu'ils évitent avec le même soin les écarts de régime, car il est rare qu'ils ne provoquent pas, immédiatement après, le retour des accès ; et cela est si vrai, qu'on a vu la goutte revenir sous l'influence d'un repas trop succulent ou d'une boisson acide, comme la limonade, le vin, ou même les fruits. Les goutteux, de temps en temps, feront usage des boissons alcalines ou délayantes en assez grande quantité.

Exercice. — « Goutte bien tracassée est à moitié pansée, » a dit La Fontaine. Ce moyen de diminuer la goutte est reconnu aujourd'hui par tout le monde ; il a cet avantage que, par l'exercice, on favorise le jeu des articulations, la circulation, la transpiration et la respiration ; l'activité de cette dernière fonction a cela d'avantageux que la combustion des aliments est plus parfaite ; c'est pourquoi l'alimentation doit être diminuée, toutes les fois que l'exercice est moins actif. Mais, pour qu'il soit salutaire, il faut deux conditions : 1° qu'il n'aille pas jusqu'à fatiguer, ni jusqu'à réveiller des douleurs dans les parties affectées ; 2° qu'il soit fait tous les jours avec régularité, à à pied, ou bien, s'il y a impossibilité absolue de marcher, à cheval ou en voiture. La chasse, exercice familier aux goutteux, a aussi ses inconvénients lorsqu'on la pousse jusqu'à la fatigue et qu'on s'expose au froid et à l'humidité. En agissant d'après ces sages conseils, on aura déjà, sans aucun doute, singulièrement modifié et atténué les accès de goutte.

Vêtements. — Il faudra que les goutteux portent de la flanelle sur la peau ; ce moyen a pour but d'absorber la transpiration plus facilement que les autres tissus, de mettre les malades à l'abri des refroidissements, et d'exciter la peau d'une manière douce et continue, ce qui ne doit pas empêcher de pratiquer, de temps en temps, des frictions sèches sur toutes les parties du corps avec les mains ou une brosse douce. Le massage appliqué d'une manière intelligente est encore préférable.

Veilles et passions. — Les veilles, énervant le corps, amènent des palpitations nerveuses, et provoquent une excitation maladive ; il en est de même des émotions morales, qui ont pour résultat de jeter le trouble dans les fonctions digestives, et de multiplier ainsi les matériaux de l'affection goutteuse. Il faudra, par conséquent, les éviter autant que possible.

Mais hâtons-nous de dire que ce sont là de ces recommandations que les goutteux précisément n'observent guère, bien qu'ils soient prévenus que tout ce qui tend à augmenter la prédominance du système nerveux a une influence marquée sur le retour des accès. L'impressionnabilité des malades dans cette affection est si facile à mettre en jeu, que Guy-Patin disait, en parlant des goutteux : « Quand ils ont la goutte, ils sont à plaindre ; quant ils ne l'ont pas, ils sont à craindre. »

Bains. — Les bains, généralement, conviennent peu aux goutteux, parce qu'ils rendent le corps très-impressionnable aux influences atmosphériques. Certains malades à Vichy prennent les bains avec modération ; ce mode de traitement me paraît cependant indispensable, si ce n'est lorsque les parties où siége la goutte se trouvent enflammées ; dans ces cas seulement, il faudra en suspendre l'usage.

Habitation. — Les goutteux auront soin de choisir un climat chaud et doux, afin de favoriser le plus possible la transpiration cutanée. Cette fonction de la peau est souvent si puissante qu'on a vu des accès avortèr sous l'influence d'une abondante transpiration.

Maintenant, que faudra-t-il faire pour annuler la cause prédisposante de la goutte et empêcher la cause déterminante de se produire? La réponse est facile, tout le monde la conçoit d'avance; mais il faut, pour réussir, que ceux qui se trouvent dans une situation maladive aussi fâcheuse aient le courage, s'ils veulent guérir, de s'imposer des privations, en renonçant à leurs jouissances. C'est la première condition à laquelle ils doivent se soumettre, s'ils veulent que le médecin et le remède leur rendent la santé. Alors, mais alors seulement, les eaux minérales de Vichy pourront être utilement appliquées, non-seulement pour détruire le mal déjà existant, mais encore pour placer l'individu dans une situation de santé durable, en introduisant dans l'économie l'alcali qui lui fait défaut, en traitant un état humoral particulier par un altérant spécifique, qui est la soude pour la goutte, comme le soufre l'est pour l'affection dartreuse, l'iode et le mercure pour d'autres affections.

Mais avant de commencer le traitement, les malades devront se présenter préalablement à leur médecin, afin que celui-ci puisse s'assurer de l'état réel de l'estomac et des organes internes, et savoir de lui s'il n'y a pas contre-indication

à prendre des bains et à boire les eaux, à quelle
dose et à quelle source ils doivent le faire, s'il y
a lieu, ou bien encore s'il ne faudrait pas les modifier en les mélangeant avec d'autres boissons.
Toutes ces précautions, ignorées des malades,
sont de la plus grande utilité pour éviter que la
goutte articulaire, toujours bénigne, ne se trans-
forme par imprudence en goutte interne ou viscérale, plus dangereuse que la première, et très-
souvent mortelle. C'est sans doute pour avoir
oublié cette règle si importante de conduite, que
quelques malades ont éprouvé parfois des effets
plus nuisibles qu'utiles, attribués à l'action des
eaux, alors qu'ils n'auraient dû accuser de cet insuccès que la disposition de leur estomac ou des
autres organes de l'économie. Ce qu'il y a de certain, c'est que, contrairement, à ce qu'on a avancé,
aucun exemple de déplacement du principe goutteux, par l'usage des eaux de Vichy, prises convenablement, n'est jamais venu à ma connaissance.
Mes observations, sous ce rapport, donnent un démenti formel à tous les médecins opposants, endurcis ou systématiques. Il n'y a pas, il faut le
dire, de médication contre la goutte qui n'offre ses
dangers ou ses inconvénients. L'eau de Vichy,
sous ce rapport, est celle qui en présente le moins,
je dirai plus, elle n'en présente aucun ; car, en
supposant qu'il y ait excès d'alcalinité, la nature

a grand soin de protéger les malades contre cet excès, en l'éliminant par les urines et la sueur, dans les mêmes proportions que les quantités ingérées : ce qui explique les doses élevées et longtemps soutenues que peuvent prendre sans inconvénient les goutteux, les graveleux et les diabétiques.

Faut-il chercher à guérir la goutte? Oui, comme on doit chercher à se débarrasser de toute infirmité dangereuse, — bien que quelques médecins aient soutenu qu'il valait mieux la respecter, — attendu qu'on ne nuit jamais lorsqu'on surveille l'action d'un médicament, pas plus qu'on ne peut donner une diathèse alcaline en forçant la médication des eaux de Vichy, ainsi que quelques personnes ont voulu le faire croire.

Le relevé statistique de mes observations, dont les effets ont été constatés l'année ou les années qui ont suivi la cure, démontre que sur un nombre proportionnel de 100 malades, 57 voient disparaître complétement les accès, qui, depuis plusieurs années, leur venaient une ou plusieurs fois par an; 34 obtiennent un soulagement tellement notable que quelques malades l'ont accepté et considéré comme un résultat de guérison, et 9 n'éprouvent de la part des eaux ni bien ni mal; mais jamais, je dois le répéter, aucun effet fâcheux n'a été signalé dans mes observations, soit comme transport du principe goutteux sur le cœur, le cerveau ou autres organes internes, soit aussi comme agent de dissolution du sang, encore bien que quelques malades aient abusé parfois de ce moyen de guérison.

Rhumatisme.

La ressemblance qui existe entre les symptômes du rhumatisme et ceux de la goutte, deux affections qui se trouvent souvent réunies chez le même individu, et les résultats favorables que j'ai observés, concernant le rhumatisme musculaire, sciatique ou articulaire, sur des malades venus à Vichy pour toute autre affection, me permettent d'exprimer aujourd'hui, d'après les relevés que j'en ai faits, que les rhumatisants trouveront dans les sources de Vichy, soit en bains, soit en boisson, un puissant moyen de guérison, dont les effets peuvent être rapportés non-seulement à la thermalité, qui, dans la plupart des établissements thermaux, constitue le fond de la médication et la seule vertu curative des eaux, mais encore à leurs propriétés excitantes sur les urines et sur la peau, ainsi qu'à la nature particulière des éléments minéralisateurs qu'elles renferment, avec d'autant plus de raison, que le bicarbonate de soude est généralement employé aujourd'hui à cet effet, par la plupart des médecins.

Il est à noter également que dans cette maladie, comme dans la goutte et les grandes inflammations, l'état des urines constate une acidité humorale considérable et le sang une plus grande proportion de fibrine, phénomènes morbides qui indiquent le bon emploi de la soude, auxiliaire puissant de la thermalité des eaux dans le traitement du rhumatisme.

Gravelle urique.

La gravelle est une maladie caractérisée par la présence de petits graviers, ordinairement rougeâtres, rendus avec les urines, ou se déposant bientôt après leur émission, tantôt sous forme pulvérulente (sables), tantôt sous forme cristalline, de volume, de couleur et de densité variables (graviers ou calculs).

Les sels contenus dans l'urine sont des produits du sang sécrétés par les reins; et ce qui prouve qu'ils font partie du liquide sanguin, c'est que si l'on compare les substances minérales de l'urine avec celles du sang, on trouve à peine une différence entre les deux liquides, de telle sorte qu'on peut connaître la composition du sang en analysant la composition de l'urine. Or, lorsqu'on trouve de l'acide urique se déposant dans les urines à l'état cristallin, ce phénomène indique une diathèse ou constitution urique.

Causes. — Les causes de la gravelle, disons-le tout d'abord, ont la plus grande analogie avec celles de la goutte ; et ce qui le prouve, c'est qu'elle est de même toujours provoquée par un régime succulent, azoté, c'est-à-dire trop nourrissant, par des aliments trop échauffants, des vins généreux, des liqueurs spiritueuses ; par un défaut d'exercice et de transpiration, des habitudes trop sédentaires, une difficulté d'oxygénation pulmonaire, l'irrégularité dans les heures des repas, les digestions mauvaises, les aliments ou les boissons acides, les vins, le vinaigre, la bière, les fruits et l'oseille. Toutes ces choses, d'ailleurs, sont si contraires aux personnes disposées à la gravelle, que M. Magendie, qui a étudié particulièrement l'influence du régime sur la production des calculs urinaires, a démontré que chez l'homme ou les animaux qui se nourrissent d'aliments azotés, tels que la chair, le poisson et les œufs, l'urine est rare et renferme toujours une quantité considérable d'acide urique, tandis que si la nourriture est purement végétale et modérée, ce liquide est abondant et sans traces d'acide. Cette disposition à l'acide urique disparaît dans la chlorose, l'anémie et le diabète, maladies dans les-

quelles les urines sont, en outre, très-peu colorées.

Ce n'est pas tant la nourriture animale, dit
Prout, qui donne la gravelle urique, mais bien
plutôt les efforts de l'esprit après les repas, les
acidités gastriques, les affections déprimantes, à
cause du désordre qu'elles apportent dans les digestions ; ce qui lui a fait dire qu'un traitement
propre à rétablir les fonctions digestives est le
meilleur moyen de combattre cette affection.

C'est dans les conditions de l'alimentation et
de l'assimilation qu'il faudra chercher, de préférence, les causes de la gravelle, et non dans les
reins ; car on a la preuve que l'acide urique prédomine dans l'urine, par le régime animal, de
même que par quelques végétaux, tels que les
haricots, les pois et les lentilles ; et que l'alcalinité, au contraire, se manifeste chez les animaux
par le régime purement végétal : les navets, les
pommes de terre, les carottes, etc.

On a placé en seconde ligne, mais seulement
comme causes indirectes, les émotions vives, la
colère, la fatigue, la gêne habituelle de la respiration, les maladies du foie, le rhumatisme, la
goutte, les maladies du cœur, les privations, ou
bien encore une trop petite quantité de boisson,
laquelle serait insuffisante pour dissoudre l'acide
urique formé naturellement par les reins. A toutes

ces causes on peut ajouter celles qui sont de nature à diminuer la quantité d'urine, telles que
des sueurs abondantes, les chaleurs de l'été qui,
par la transpiration, augmentent la densité des
sels dans les humeurs; les veilles nocturnes, une
diarrhée considérable, un obstacle à l'émission
de l'urine, ou l'abus d'aliments trop salés, qui,
d'après les expériences de M. Barral, favorisent le
développement de l'acide urique. Disons aussi
que la gravelle est souvent le résultat de causes
que nous ne pouvons apprécier; car il est beaucoup de personnes chez lesquelles l'organisme seul
produit ou favorise le retour des graviers dans
certaines conditions passagères ou permanentes
de la vie, par suite d'une disposition ou constitution que l'on peut appeler *lithique*.

Relativement aux symptômes qui caractérisent
cette affection, les malades connaissent trop les
douleurs déchirantes de la gravelle, connues sous
le nom de coliques néphrétiques, pour qu'il soit
utile d'en parler ici.

Quant au mode d'action des eaux, il est évident aujourd'hui, pour tous les hommes de bonne
foi, que la disparition des graviers est due à l'action chimique du bicarbonate de soude, qui, introduit dans le corps et charrié par le sang, se
combine avec l'acide urique partout où il le rencontre, pour former un urate de soude plus so-

luble que lui, qui s'échappe au dehors par les émonctoires naturels, l'urine et la sueur. Ce qui prouve que c'est bien là la cause de cette dissolution, c'est que les remèdes de Mlle Stephen, de Mascagni, de Saunders, de Jurine et de Whyt qui, depuis plus d'un siècle, ont joui d'une réputation méritée, ne sont autre chose que des solutions alcalines de sous-carbonate de soude, de potasse ou de chaux. Mais la meilleure preuve que la dissolution de cet acide ne tient qu'à l'alcalinité des eaux de Vichy, c'est qu'aussitôt que la prédominance alcaline a lieu, ou seulement que l'acidité des urines diminue (car il n'est pas toujours nécessaire qu'elles arrivent jusqu'à l'alcalinité pour empêcher l'acide urique de se précipiter), on voit immédiatement les sables et même les petits calculs disparaître entièrement. Il ne faudrait pas croire cependant que dans cette action tout se borne à une opération purement chimique directe : il y a aussi des phénomènes de nature organique et vitale ; car beaucoup de personnes, après avoir cessé l'usage des eaux, restent plusieurs mois, et même des années, sans rendre de nouveaux graviers ni des urines briquetées. Cela prouve que le remède a modifié la nature du sang, la substance des reins, et l'économie tout entière, puisque les urines ont pu reprendre leur état normal, sans laisser déposer, comme auparavant, de l'acide urique. Il ne faut pas oublier non plus que cette maladie tend toujours à reparaître, de même que la goutte, et que son traitement doit être prolongé. A cet effet, il faut que les malades fassent un usage presque habituel des eaux de Vichy, en se reposant de temps en temps, sans avoir à craindre que cet usage, prolongé avec modération, puisse jamais être nuisible à la santé. Et cela est si vrai que, « dans les fabriques, dit d'Arcet, où l'on extrait du sel de soude de la soude brute, il y a des ouvriers qui passent leur vie à piler, tamiser et embariller le sel de soude, de telle sorte que les parois des murs et les vêtements des ouvriers en sont tout couverts. Ces ouvriers passent dix heures par jour dans ces ateliers, sans prendre aucune précaution ; ils doivent, par conséquent, y respirer et avaler une grande quantité de sel de soude ; or, ceux qui y travaillent depuis six ou sept ans, ayant été interrogés, ont déclaré qu'ils n'y éprouvaient aucune incommodité ; qu'ils y avaient seulement plus tôt faim, et plus grand'faim que dans les autres ateliers de la fabrique ; qu'ils étaient, en général, plutôt constipés que relâchés. J'ai, en outre, dit également d'Arcet, constaté que l'urine de ces ouvriers était rarement acide, et presque toujours fortement alcaline. »

Il ne suffit pas, malgré tout cela, de faire seulement usage des eaux de Vichy pour se croire à l'abri de la gravelle urique ; il y a encore d'autres précautions à prendre : il faudra nécessairement diminuer la formation de l'acide urique par l'abstinence, ou tout au moins par la diminution des aliments trop animalisés, qui introduisent dans le sang une trop grande quantité d'éléments uriques ; se priver de boissons acides ou spiritueuses, et se contenter d'une alimentation pour ainsi dire végétale, ainsi que de l'usage habituel d'une grande quantité de boissons aqueuses.

Si maintenant nous voulions examiner ici les conditions qui président à la formation de la gravelle, il nous serait impossible, après avoir compulsé tous les auteurs, de trouver d'autres causes, d'autres motifs à cette maladie, que ceux que nous avons exposés au sujet de la goutte : il n'y aurait sous ce rapport rien à ajouter ni à retrancher ; ce qui démontre de la manière la plus évidente que le traitement de cette affection doit être aussi celui de la goutte, puisque les causes prédisposantes et déterminantes sont absolument les mêmes, qu'elles se transmettent par l'hérédité, et marchent toujours ensemble, comme un seul et même état morbide, et cela est si vrai, que la goutte précède quelquefois la gravelle, que d'autres fois c'est la gravelle qui commence, et qu'enfin les concrétions engendrées par la néphrite ou la diathèse goutteuse ont une composition chimique identique.

Or, comme il a été démontré dans tous les temps, physiologiquement et chimiquement, de la manière, par conséquent, la plus positive, que les eaux alcalines de Vichy agissaient avec la plus grande efficacité contre la gravelle, nous sommes fondé à admettre que cette vertu sera tout aussi puissante pour la goutte. Les faits que j'ai observés confirment d'ailleurs pleinement cette assertion.

Je dois dire ici, dans l'intérêt des malades, comme aussi dans l'intérêt des eaux de Vichy, en m'appuyant d'ailleurs sur des faits démontrés par la science, que les diverses eaux minérales possèdent des propriétés curatives bien différentes, suivant qu'elles sont neutres, acides ou alcalines. Les eaux neutres, comme celles de Contrexeville et tant d'autres, réputées pour la guérison de la gravelle et de la pierre, n'agissent que par la quantité d'eau que les malades boivent; elles *entraînent* les graviers bien plus qu'elles ne les fondent, comme pourraient le faire d'ailleurs les premières eaux venues, si on les prenait dans les mêmes proportions; tandis que les sources alcalines, comme celles de Vichy, ou acides, comme celles de Seltz, agissent par leur nature chimique spéciale, c'est-à-dire en *dissolvant* et en *entraînant* tout à la fois, ce qui leur donne une puissance double et une vertu réellement curative. Dans ces cas, les graviers sont moins nombreux, parce qu'ils sortent en état de dissolution invisible dans les urines.

Je dois également prévenir les malades que les eaux à base alcaline seraient plus nuisibles qu'utiles ; qu'au lieu de diminuer la maladie, elles ne pourraient, au contraire, que l'aggraver, si, avant d'en commencer l'emploi, ils ne faisaient analyser par leur médecin les divers produits expulsés par les urines, afin que celui-ci puisse s'assurer de la nature des dépôts graveleux. De cette manière, ils pourront attendre sans crainte et sans danger le résultat salutaire de la puissance médicale des eaux.

Les individus qui ont été opérés de la pierre, et qui viennent à Vichy pour consolider leur guérison ou rétablir les fonctions de la vessie, altérées par le séjour de la pierre ou par les fatigues de l'opération, doivent apporter aussi des fragments de leurs calculs pour les soumettre à l'analyse.

Il serait facile de trouver à l'appui de cette sage recommandation un grand nombre d'observations ; une seule suffira pour démontrer, je pense, toute la gravité de la question. M. R*** rendait tous les jours, par suite de l'usage des

eaux de Vichy, des quantités plus ou moins considérables d'un sédiment blanc, granuleux, d'autant plus abondant qu'il buvait davantage. Après
avoir fait l'analyse de ce dépôt, je reconnus qu'il
était formé de chaux. Ce malade, avant d'entrer à
l'hôpital, avait déjà fait un traitement d'un mois
à Vichy. Ce phénomène, tout à fait surprenant
pour lui, qui voyait les produits des autres se
dissoudre par l'eau alcaline, frappa son attention.
Le médecin qu'il avait consulté avant d'entrer à
l'hôpital l'avait rassuré, en lui disant que pareille
chose se présentait assez souvent à Vichy, et que,
d'ailleurs, c'était un bon signe, puisque ces
eaux avaient la propriété d'expulser les graviers
des reins et de la vessie. Ce résultat, loin d'être
salutaire, était au contraire très-fâcheux, vu que
les alcalis, en saturant les acides, ont tous la propriété de précipiter ce sel terreux, qui n'existe
en dissolution dans les urines qu'à la faveur des
acides libres qu'elles renferment naturellement.
D'ailleurs, la preuve que le précipité était bien le
résultat de l'action alcaline, c'est qu'il cessait de
paraître lorsque M. R*** suspendait son traitement. Il me fut aisé, en outre, de reproduire plusieurs fois ce précipité, en versant directement
de l'eau minérale de Vichy dans les urines du
malade, lorsque la veille il avait cessé de faire
usage d'eau alcaline. Cette personne, comme on

le pense bien, suspendit immédiatement le traitement, les eaux ne pouvant que lui être funestes et
donner lieu peut-être avec le temps à un calcul
vésical de nature phosphatique.

De pareils exemples sont fréquents à Vichy ; il
me suffira de les avoir signalés pour éveiller l'attention des malades.

Dans une notice sur les eaux de Vichy, sans
nom d'auteur, on a avancé que ces eaux ne pouvaient avoir aucun effet contraire dans le cas de
gravelle blanche, assertion que je ne puis laisser
passer sous silence, car elle est en opposition avec
toutes les lois chimiques et tendrait à détruire ce
que j'ai avancé. Il est vrai de dire aussi que l'auteur nie l'existence de la gravelle blanche, prenant sa source dans les reins comme la gravelle
rouge.

Or, comme le catarrhe vésical, avec ses produits
muqueux, boueux et calcaires, présente aussi des
traces de gravelle blanche, c'est précisément
cette dernière maladie que l'auteur a admis
comme constituant tout simplement la gravelle
blanche ou phosphatique à base de chaux. C'est
ainsi qu'en décrivant les dépôts phosphatiques, il
dit : « On est convenu d'appeler gravelle blanche
phosphatique les maladies des voies urinaires
dans lesquelles les urines boueuses, fétides, décolorées, laissent déposer une plus ou moins

grande quantité de phosphate de chaux et de phosphate ammoniaco-magnésien, sous forme de gravier et de consistance variable. »

Personne ne conteste que ces produits ne résultent évidemment d'une vessie malade d'une affection catarrhale. Sous ce rapport, nous sommes tous d'accord sur l'efficacité des eaux de Vichy, ainsi que nous allons le voir dans le catarrhe vésical.

Mais, puisque l'auteur de cette notice nie (p. 49) que la gravelle phosphatique soit une gravelle, par ce seul fait qu'elle ne dépend pas, comme la gravelle urique, d'une disposition générale venant des reins, mais bien de la vessie proprement dite, notre opinion sur les eaux de Vichy, à l'égard de la gravelle blanche, conserve toute sa valeur, et l'auteur, nous en sommes certain, serait de notre avis sur la réaction fâcheuse que nous attribuons aux eaux alcalines dans la gravelle blanche, si, comme nous l'avons démontré plus haut par l'observation de M. R***, à laquelle nous pourrions ajouter une foule d'autres, cet auteur, dis-je, voulait bien reconnaître l'existence de la gravelle blanche dépendante d'une disposition phosphatique provenant des reins, et ne pas se borner à admettre, comme source de cette nature de gravelle, le catarrhe vésical seul, ce qui constitue deux maladies essentiellement différentes.

A ce propos, nous ajouterons qu'avec la gravelle blanche, affection que l'on rencontre de
préférence chez les personnes qui font usage de
farineux, on trouve souvent de l'acide urique dans
le même dépôt : dans ce cas, il faudra que le malade prenne pendant plusieurs jours les eaux de
Vichy, et consacre le reste de la saison à l'usage
des eaux acides. On emploie avec avantage, dans
cette espèce de gravelle, l'acide nitrique ou chlor-
hydrique, sous forme de limonade, en se privant
de certains légumes qui renferment beaucoup de
phosphates calcaires, tels que la pomme de terre
et les navets. J'ai pensé qu'il était utile de donner ici la composition des divers sédiments ou
dépôts qui sont rendus avec les urines. Le rang
qu'ils occupent sur la liste indiquera aussi leur
fréquence dans la nature.

1º Acide urique.
2º Urate d'ammoniaque,
3º Phosphate de chaux.
4º Phosphate de magnésie.
5º Phosphate ammoniaco-magnésien.
6º Oxalate de chaux.
7º Oxyde cystique ou cystine.

La proportion dans la nature des produits graveleux est de 95 sur 100, pour l'acide urique pur
ou uni à une petite quantité de chaux ou d'ammoniaque, ce qui est rare. D'après le tableau qui

précède, nous voyons que l'eau de Vichy doit être favorable aux deux premiers et au dernier de ces produits ; mais que, pour les autres, il y aurait danger à en conseiller l'usage, parce que les phosphates ou oxalates de chaux, solubles dans un liquide acide, comme l'urine normale, sont insolubles et se précipitent dans un liquide alcalin à base de soude comme les eaux de Vichy, tandis que c'est le contraire pour l'acide urique, l'urate d'ammoniaque et l'oxyde cystique, produits qui sont tous solubles dans un milieu alcalin. La réaction alcaline doit exister dans l'urine des graveleux durant la cure, car l'acide urique et les urates sont d'autant plus solubles qu'ils se trouvent en présence d'un excès de soude, qui les entraîne au dehors en dissolution dans les urines et la transpiration.

Quelques personnes m'ont souvent demandé l'explication d'une pellicule reflétant les couleurs de l'iris, qui se forme à la surface de l'urine pendant qu'on fait usage des eaux alcalines. Cette pellicule, dont on se préoccupe quelquefois, est produite par du phosphate ammoniaco-magnésien, qui n'étant soluble qu'à la faveur, comme je le disais plus haut, des acides libres de l'urine, se forme dès que cette sécrétion commence à devenir alcalescente et se précipite plus tard au fond du vase, sous forme d'un dépôt blanc jaunâtre.

Il est convenable de prendre, à l'égard de la gravelle, les mêmes soins hygiéniques que pour la goutte, à cause de l'affinité réelle qui existe dans les causes et la nature des deux affections. C'était aussi l'opinion de Scudamaure, qui dit que les goutteux, sans exception, sont, à une époque quelconque, atteints de la gravelle, Cette proportion est, en effet, de 99 sur 100.

Le résultat numérique de mes observations, relativement à cette affection, démontre que sur 100 malades, 55 sont guéris, 40 améliorés, et 5 seulement restent sans résultat appréciable.

Calculs urinaires.

Tout ce qui vient d'être dit au sujet de la gravelle, sous le rapport des causes, du traitement ou des soins hygiéniques à prendre, pendant comme après la cure, s'applique également aux affections calculeuses; mais avec cette différence, toutefois, que la gravelle, qui est un produit solide plus ou moins divisé, doit être plus facile à dissoudre que les calculs urinaires, dont les molécules sont plus nombreuses et fortement soudées ensemble par une matière animale ou mucus.

L'analyse chimique doit également indiquer aux malades s'ils peuvent ou non faire usage avec fruit des eaux minérales de Vichy. A cela je dois cependant ajouter que, quelle que soit la nature des calculs, s'ils sont volumineux, on ne doit espérer ni dissolution, ni désagrégation radicale, et qu'il faudra, sans plus tarder, avoir recours à l'opération de la taille ou de la lithotritie, comme le moyen le plus sûr de guérison, et ne pas attendre des résultats qui ne pourraient être que chimériques. Toutefois, la théorie, ainsi que les expériences que j'ai faites, me permettent de conclure que si, comme dans la gravelle, des calculs d'un très-petit volume et de nature urique existaient dans la vessie, il y aurait peut-être possibilité d'obtenir par les eaux alcalines une dissolution ou une désagrégation entière, après avoir fluidifié préalablement le mucus qui sert de lien aux molécules salines; car les urines dans la vessie doivent être considérées comme étrangères, pour ainsi dire, à l'organe qui les contient, ou comme un liquide qui viendrait du dehors.

Voici, dans tous les cas, les conclusions de deux rapports faits à l'Académie de médecine sur cette question, par M. Bérard, d'après l'invitation du ministre du commerce, à la date du 9 avril 1839, t. III du *Bulletin de l'Académie*,

Dans ces conclusions générales, il est dit : « Des faits, des expériences, des raisonnements exposés dans ce rapport, nous tirons les conclusions suivantes :

« 1° Les concrétions urinaires sont attaquées par l'urine, lorsque celle-ci est devenue alcaline par suite de l'usage des eaux thermales de Vichy, prises en bains et en boisson.

« 2° Il n'est pas prouvé que des concrétions urinaires d'un volume assez considérable pour constituer de véritables calculs aient été entièrement guéries par ces eaux.

« 3° Cette guérison n'est nullement impossible, elle offre même de grandes probabilités.

« 4° La question ne peut être jugée que par expérimentation.

« 5° L'expérimentation ne paraît pas offrir de dangers. »

M. O. Henry, chargé ensuite d'analyser les calculs pour éclairer la Commission, ajoute :

« 1° Que l'eau minérale naturelle de Vichy, ainsi, probablement, que toutes les eaux alcalines gazeuses, agit d'une manière non douteuse sur les calculs des voies urinaires.

« 2° Que les effets de l'eau minérale sur ces calculs consistent, non-seulement dans la dissolution de plusieurs principes de ces concrétions, mais encore dans la désagrégation de leurs in-

grédients : d'où résulte, d'une part, la diminution
de volume de ces calculs, diminution qui peut
amener leur expulsion naturelle hors de la vessie
par les urines ; de l'autre, leur division naturelle,
qui conduit aux mêmes résultats ; ou enfin leur
plus grande friabilité, qui favorise singulièrement les efforts mécaniques de la lithotritie pour
les réduire en poudre.

« 3° Que les calculs mis directement en contact avec l'eau de Vichy, et les fragments rendus
naturellement par des calculeux soumis à une
certaine médication par cette eau minérale, offrent des traces évidentes de l'action dissolvante
ou désagrégeante de ce liquide, soit dans leur diminution en poids, soit dans les nouvelles formes
qu'ils présentent. »

Mais il est, ce me semble, une remarque fort
importante à faire au sujet de ces deux rapports :
c'est qu'on n'a pas spécifié par l'analyse la nature
chimique des calculs mis en expérimentation, ce
qui était cependant indispensable, attendu que
pour les uns on aurait pu apprécier la propriété
dissolvante des eaux, et pour les autres, les phosphates ou oxalates, leurs forces désagrégeantes,
puisque la dissolution de ces derniers produits
est impossible avec des eaux alcalines. Quoi qu'il
en soit de cette omission, le lecteur comprendra,
d'après ce que j'ai dit plus haut, que s'il y a des

avantages à obtenir par la simple action désagrégeante des eaux alcalines, à l'égard des produits
salins insolubles, il y a aussi de graves inconvénients à redouter, à cause de la précipitation des
phosphates par la saturation des acides naturels
des urines par les eaux de Vichy ; ce à quoi la
Commission de l'Académie n'a pas fait attention
en expérimentant en dehors du liquide urinaire,
comme elle l'a fait, ce qui n'est pas la même
chose que d'expérimenter directement dans l'eau
des sources ; avec d'autant plus de raison que les
urines des personnes calculeuses indiquent déjà
qu'elles tiennent en dissolution les éléments salins du genre des calculs, et que, s'ils sont de
nature phosphatique, un précipité de ce genre
doit se former en même temps que la désagrégation des pierres. Cet inconvénient, il est vrai, ne
serait pas à craindre si le calcul était d'acide
urique ou d'urate d'ammoniaque. Ces réflexions
se rattachent naturellement à ce que je disais, au
commencement de ce chapitre, sur l'action peu
favorable des eaux alcalines à l'égard des calculs
urinaires de nature phosphatique ou oxalique,
lesquels ont presque toujours pour origine centrale un calcul d'acide urique.

Les calculs vésicaux que l'on trouve chez
l'homme se présentent dans l'ordre suivant. Le
lecteur jugera, s'il est malade, se reportant à ce

que j'ai dit au sujet de la gravelle, dans quelle catégorie il doit être placé, et, par conséquent, quels sont les résultats qu'il doit attendre des eaux alcalines.

Sur 205 calculs que M. Chevalier a analysés, il en a trouvé :

173 d'acide urique ou d'urate d'ammoniaque;
14 de phosphate de chaux :
11 de phosphate ammoniaco-magnésien ;
3 d'oxalate de chaux;
3 d'acide urique et de phosphate;
1 d'acide urique, de phosphate et d'oxalate de chaux.

Il faudra, règle générale, et quelle que soit la nature des produits vésicaux, éviter que l'urine ne séjourne longtemps dans la vessie, par cette raison que plus un liquide sécrété demeure dans un organe, et plus sa densité augmente, attendu que les parties aqueuses y sont résorbées ou volatilisées, et que les parties salines étant plus rapprochées se précipitent rapidement. Les rapports numériques concernant l'affection calculeuse chez l'homme et la femme sont pour cette dernière dans les proportions de 1 à 23.

Catarrhe vésical.

Le catarrhe vésical, ou cystite muqueuse, est ordinairement le résultat d'une inflammation aiguë de la membrane muqueuse de la vessie, passée à l'état chronique. Cette maladie est caractérisée par la présence dans les urines d'un mucus plus ou moins épais, boueux, fétide, collant au fond du vase, renfermant des sels phosphatiques à base de chaux et d'ammoniaque, donnant à l'urine une réaction alcaline. D'autres fois, ce mucus se présente sans indication précise d'aucun phénomène inflammatoire, déterminé seulement par un trouble ou une modification vitale des glandes muqueuses de la vessie.

Causes. — Les causes qui peuvent donner lieu au catarrhe vésical sont très-nombreuses : les unes sont appréciables, et les autres ne le sont pas. Dans la première catégorie on doit placer, en première ligne, la présence dans la vessie d'un corps étranger, d'une pierre ou d'une sonde restée trop longtemps à demeure; tout calcul, de quelque nature qu'il soit, détermine par sa présence dans la vessie l'inflammation de cet organe et une sécrétion consécutive de muco-pus, qui décompose promptement l'urée et donne à l'urine une odeur ammoniacale et un trouble crayeux, formé par la précipitation des phosphates calcaires, qui se déposent par couches et augmentent d'une manière permanente le volume du calcul. L'inflammation aiguë des reins de la vessie, de la prostate ou du canal de l'urètre; des injections plus ou moins irritantes ; l'atonie ou la paralysie complète ou incomplète de la vessie ; les obstacles ou rétrécissements du canal, l'engorgement de la prostate ou du col de la vessie, le séjour trop prolongé de l'urine, sont autant de causes qui peuvent consécutivement donner lieu au catarrhe vésical. Il en existe d'autres qui se rattachent à la profession, celles, par exemple, qui exigent une attitude assise prolongée. Les marins y sont aussi très-disposés, dans les dernières années de service.

Cette maladie peut également se déclarer par suite du déplacement d'une affection dartreuse, goutteuse ou rhumatismale ; d'une nourriture composée exclusivement de substances animales ou de liqueurs fortes ; sous l'influence d'un séjour prolongé dans des lieux froids et humides, comme l'Angleterre et la Hollande. Il est d'observation que l'on rencontre plus de maladies des organes urinaires dans les contrées froides et humides, et plus de maladies cutanées dans les régions tropicales. La suppression d'un exutoire, de la transpiration habituelle, celle des pieds en particulier, de même qu'une boisson glacée, prise au moment où le corps est en sueur ; l'abus des diurétiques, les excès dans les rapports sexuels, favorisent également le catarrhe vésical.

Cette maladie paraît susceptible de se développer également sous l'influence d'un état nerveux du canal, du col de la vessie, ou des tuniques de cet organe. Choppart et Dupuytren ont remarqué que si un malade, guéri, par exemple, d'un catarrhe vésical, vient à être affecté d'une angine, d'une bronchite ou d'une pneumonie, il ne se passe rien du côté de la vessie, disent ces auteurs, tant que l'inflammation accidentelle de ces parties éloignées parcourt ses périodes ; mais lorsque cette maladie tend à se terminer, la sécrétion muqueuse de la vessie devient plus abondante. On l'a vue survenir aussi après un rhume, sans préexistence d'affection vésicale.

Tous les âges peuvent être affectés de cette maladie, mais elle se développe plus particulièrement chez les vieillards ; c'est une des infirmités qui viennent affliger très-souvent les dernières années de leur existence. Les hommes y sont plus sujets que les femmes ; chez celles-ci, les accouchements laborieux, les pertes blanches, ou l'époque critique, sont ordinairement les causes déterminantes de cette affection.

Lorsque le catarrhe a duré plusieurs années, on trouve ordinairement la vessie rétractée sur elle-même, d'une capacité moindre, et sa membrane muqueuse considérablement épaissie et ridée. Dans l'intervalle des replis, on trouve des cellules plus ou moins profondes, logeant parfois des dépôts calcaires. Si l'on exprime ces brides muqueuses, on en retire un mucus semblable à celui qui se trouve dans les urines. C'est là, dit Choppart, un engorgement des tuniques de ce viscère.

Dans cette affection, la prostate est souvent le siége d'un engorgement plus ou moins considérable, accompagné parfois d'abcès consécutifs.

L'état catarrhal des urines varie depuis le trouble lactescent ou nuageux, jusqu'à l'état glaireux, épais et collant. Cette matière, par le refroidissement, tombe au fond du vase pour s'y attacher, tandis que la partie liquide, ordinairement décolorée, vient à la surface.

Traitement. — Avant de parler du traitement par les eaux de Vichy, il est utile, je pense, de jeter un coup d'œil sur les moyens généralement employés pour combattre cette affection. Un grand nombre de remèdes ont été préconisés ; la plupart sont abandonnés aujourd'hui ; les seuls, jusqu'à présent, qui aient conservé quelque crédit, sont : les résineux, la térébenthine, le baume de copahu, les bourgeons de peuplier et l'acide benzoïque. Sans doute les résineux, qui ont la propriété de modifier l'urine, de ralentir sa décomposition, et de lui communiquer une odeur alcoolique agréable, ont rendu quelques services, mais il faut dire aussi que leur emploi n'a pas toujours été sans inconvénient, et que beaucoup de malades, en outre, ne peuvent pas les supporter. Après les résineux, les caustiques ont été mis en usage par le professeur Lallemand , à l'aide du nitrate d'argent en dissolution, comme cautérisants directs. Mais M. Civiale ajoute qu'il faut être très-réservé dans l'emploi des injections de ce genre, dans le cas où il existe des cellules vésicales, ou bien encore dans le cas où, le catarrhe n'étant que partiel, la partie malade n'occupe pas le bas-fond. Dans le premier cas, dit cet auteur, les injections pourraient être très-nuisibles, et, dans le second, leur effet serait à peu près nul.

D'après cet exposé, nous voyons que des accidents graves peuvent résulter des meilleures méthodes de traitement; ce qui indique que ce n'est qu'avec la plus grande réserve qu'il faut en faire usage. Mais comme tous ces inconvénients n'existent pas dans le traitement par les eaux de Vichy, cette médication, qui offre de nombreux exemples de guérison, doit naturellement trouver sa place ici.

Dans la plupart des maladies, l'état des urines servant de moyen d'appréciation pour doser les quantités d'eaux minérales nécessaires à chaque malade, et leur alcalinité étant la limite à laquelle on doit s'arrêter, nous devons dire ici que le catarrhe vésical ne se prête pas à ce mode d'appréciation, attendu que chez les malades les urines sont généralement alcalines; plusieurs causes provoquent, du reste, cette réaction : ce sont celles que nous avons indiquées comme donnant lieu au catarrhe vésical. Dans toutes ces circonstances, avons-nous dit aussi, l'urine se décompose et donne naissance à du carbonate d'ammoniaque, qui communique à ce liquide une réaction alcaline.

Mode d'action. — Les eaux de Vichy, dont l'action thérapeutique à cet égard a été à peine mentionnée par les auteurs qui ont le plus écrit sur ces thermes, méritent cependant de fixer l'attention des médecins, et exigent par conséquent des développements plus étendus que ceux dans lesquels nous sommes entré pour la plupart des maladies précédentes. Cette opinion est basée ici sur la guérison de cas nombreux, qui avaient résisté jusque-là à la plupart des remèdes préconisés dans cette affection. On peut employer ces eaux sous toutes les formes : en bains, en boisson, en lavements et en injections. Quant à ce dernier mode, on doit y recourir avec circonspection.

Relativement à leur mode d'agir, il est incontestable qu'elles jouissent de la propriété de stimuler et de modifier l'état organique et vital de la vessie, ainsi que je l'ai dit à l'occasion de leurs effets sur les organes membraneux ; de faire disparaître ou de diminuer l'abondance et la consistance de la matière glaireuse et visqueuse vésicale en la fluidifiant, par une action locale qu'on peut ranger dans l'ordre des agents stimulants physico-chimiques et modificateurs organiques, comme aussi d'augmenter et de changer la nature des urines, circonstances qui viennent s'ajouter à l'effet direct de l'eau minérale sur cet organe pour combattre avec plus d'efficacité encore l'état catarrhal, car il ne faut pas perdre de vue que la vessie est soumise à l'action de l'urine, comme si c'était un liquide venu du dehors.

Les eaux rendent en même temps de grands services à ces malades, en rétablissant les fonctions digestives et les forces physiques, généralement affaiblies dans le catarrhe vésical, par suite de la tristesse morale qu'inspire en particulier cette affection, et des souffrances organiques que la vessie fait éprouver sympathiquement aux autres parties du corps.

Mais avant de commencer le traitement, la première condition à remplir, c'est de détruire la cause ou les causes qui ont pu donner lieu au catarrhe. Il faudra, par conséquent, expulser les calculs, détruire les obstacles du canal, rappeler les dartres, la goutte ou le rhumatisme, sur les points où la maladie siégeait précédemment.

D'autre part, il est à considérer que les dispositions anatomiques de la prostate, son engorgement fréquent, ainsi que l'état névralgique du col
de la vessie, sont autant de causes qui rendent
difficile la guérison du catarrhe, et souvent même
s'y opposent, soit par une action mécanique, soit
par suite de l'extrême irritabilité nerveuse du col,
dont la dilatation, toujours difficile en pareil cas,
ne se trouve plus en rapport d'action avec les
mouvements expulsifs de la vessie : de telle sorte
que les efforts de cet organe se trouvent alors
constamment paralysés par la résistance douloureuse du sphincter de cet organe, connue sous le
nom de spasme ou de ténesme vésical.

D'après ces considérations, il est évident que
toutes les cystites muqueuses ne pourront pas être
guéries par les eaux de Vichy. J'en ai vu plusieurs
dans ce cas ; mais je dois ajouter, avec la même
sincérité, que les affections catarrhales de la vessie éprouvent, en général, de grandes améliorations sous l'influence de ce traitement. On compte
même des guérisons vraiment remarquables,
dont je crois utile de donner ici un aperçu, bien
que ce livre ne soit pas destiné à former un re-
cueil d'observations. A cet égard, je citerai d'a-
bord, comme le fait le plus remarquable de guérison, l'histoire de M. A***, atteint d'un catarrhe
muco-purulent depuis quatre ans, à la suite d'un

coup reçu sur la région du bas-ventre. Au bout de huit jours de traitement, pendant la deuxième saison de 1847, le malade vit ses urines revenir à leur état normal, après avoir essayé inutilement, pendant trois ans et demi, tous les moyens employés en pareil cas, tels que : injections de toute nature, même avec le nitrate d'argent, à l'hôpital de Montpellier, sous la direction du docteur Serre. Ce catarrhe avait résisté aussi à l'action des eaux thermales de Baréges et de Bourbon-l'Archambault, prises sur les lieux en 1846 et 1847.

CATARRHE VÉSICAL AVEC PARALYSIE DE LA VESSIE.

M. X***, âgé de soixante ans, vint en 1847 à Vichy, pour un catarrhe vésical qui avait résisté depuis cinq ans à tous les traitements ordinaires ; depuis deux ans il ne pouvait plus uriner, si ce n'est à l'aide d'une sonde. Quinze jours après s'être soumis à l'usage des eaux, ce malade vit disparaître comme par enchantement (c'était son expression) les mucosités épaisses, gluantes, collant au fond du vase, qu'il rendait journellement, et la paresse de la vessie cessa en même temps. Au bout de trente jours, ce malade quitta Vichy, heureux d'être délivré de son infirmité.

Deux mois après, à l'entrée de l'hiver, la vessie revint à son état catarrhal, mais dans des proportions infiniment moindres qu'avant la cure. M. X*** est venu pendant trois saisons, et chaque fois les résultats ont été les mêmes, c'est-à-dire que le catarrhe a disparu au bout de dix à quinze jours.

Revenu à Vichy en 1850, il en est reparti après trente jours de traitement, radicalement guéri, malgré les fréquentes promenades à âne qu'il faisait pendant la saison, en m'assurant que, depuis sa première cure, il n'avait plus eu besoin de faire usage de la sonde, et que sa santé générale s'était, en outre, parfaitement rétablie depuis cette époque.

Je conseillai à ce malade, puisque le froid humide de l'hiver l'exposait au retour du catarrhe, phénomène qui se produit généralement à l'égard de tous les catarrhes, bronchiques ou autres, de passer l'hiver dans une province du Midi, ce qu'il me promit de faire, et sa guérison, depuis lors, a été durable.

CATARRHE VÉSICAL PAR SUITE DE CALCULS.

M. G***, atteint de catarrhe vésical, âgé de cinquante-cinq ans, est venu à Vichy en 1850, après avoir été débarrassé d'un calcul volumi-

neux, formé, d'après les fragments que j'ai examinés, en grande partie d'acide urique. Ce malade, qui avait été lithotritié un an auparavant,
rendait des mucosités considérables, collant au
fond du vase. Au bout de quinze jours de traitement, ce dépôt avait complétement disparu, et
M. G***, arrivé à Vichy le 15 mai, en partit le
26 juin, rendant ses urines avec facilité et sans
traces d'affection catarrhale.

CATARRHE VÉSICAL AVEC INCONTINENCE D'URINE.

Le nommé G***, âgé de vingt-quatre ans, d'un
tempérament lymphatique, fut atteint en 1848
d'une irritation du canal, pour laquelle il fut
traité sans succès pendant deux mois. Au bout de
ce temps, il fut pris de tous les symptômes du
catarrhe vésical, que l'on traita par la térébenthine et les bains ; mais la maladie, au lieu de
céder, ne fit que s'aggraver, et l'urine, à partir
de cette époque, n'étant plus retenue par la vessie, s'échappait goutte à goutte, de telle sorte que
le malade était forcé de garder nuit et jour un
vase entre ses jambes pour la recevoir ; le plus
léger effort ou la plus légère fatigue suffisait pour
amener avec les urines des stries de sang et
de mucosités très-épaisses. Outre cette affection, G*** était atteint d'une éruption furoncu-

leuse, pour laquelle on avait employé simplement les bains gélatineux. C'est dans cet état que je vis le malade, le 15 mai 1849. Il fut mis le même jour à l'usage de l'eau des Célestins, à la dose progressive de six verres, avec un bain quotidien. Le 29 mai, on remarque déjà une amélioration très-sensible dans l'état catarrhal des urines. Le 10 juin, elles sont parfaitement claires ; plus de douleurs vers la région vésicale, et l'éruption de la peau est presque guérie. Le 18, l'incontinence d'urine a cessé ; dès ce jour, le malade urine à volonté, son état général est très-satisfaisant ; il quitte Vichy vers la fin de juin, complétement guéri. Un an après, au mois de mai 1850, son médecin écrit que G***, atteint de catarrhe de vessie avec incontinence d'urine, maladie qui avait résisté à plusieurs traitements avant d'aller à Vichy, n'éprouvait plus, depuis son retour des eaux, qu'un peu de gêne lorsqu'il restait plus d'une heure sans uriner ; que ses urines étaient limpides, et que sa guérison, enfin, s'était consolidée, car il se portait très-bien.

Sans doute, comme je le disais plus haut, tous les malades ne doivent pas s'attendre, en venant à Vichy, à une guérison certaine ; mais il doit suffire, ce me semble, que quelques personnes se soient bien trouvées de ce moyen, et que d'autres en aient obtenu des guérisons radicales, pour

encourager ceux qui sont atteints de cette affection à essayer ce traitement; qui, dans tous les
cas, ne pourra avoir qu'un résultat plus ou moins
avantageux, mais jamais nuisible, en ayant soin
d'agir avec prudence, par petites doses, et de cesser
les eaux pour les reprendre ensuite, suivant l'état
ou la situation du malade, le traitement ne pouvant dans ces cas être dirigé d'après l'alcalinité des
urines, ainsi que nous l'avons dit plus haut.

Hygiène. — D'après la nature des causes dont
j'ai parlé plus haut, il sera facile de prendre les
précautions nécessaires pour éviter le retour de la
maladie, sans oublier qu'après l'action des eaux,
les soins hygiéniques sont, pour ainsi dire, les
meilleurs éléments de succès. Ainsi, les malades
féront bien, après la cure, de se nourrir d'aliments doux, légers, faciles à digérer, renfermant,
en même temps, une forte proportion de principes
nutritifs; de prendre une assez grande quantité
de boissons adoucissantes; de se livrer à un exercice modéré au milieu de la journée; de pratiquer
des frictions sèches sur la peau; de porter des
gilets et des caleçons de flanelle; de faire en
sorte surtout de vider la vessie au moindre besoin, en se rappelant qu'il vaut encore mieux
attendre, si l'urine ne vient pas facilement, que
de faire de violents et inutiles efforts pour l'expulser.

Le relevé statistique concernant les cystites chroniques que j'ai traitées par les eaux de Vichy démontre que, sur 97 malades, 11 n'ont obtenu aucune amélioration, 51 ont été plus ou moins soulagés, et 35 ont été guéris.

Diabète sucré.

On désigne sous le nom de *diabète sucré* ou de *glycosurie* une maladie caractérisée par la présence du sucre dans les urines, accompagnée d'une excrétion plus abondante de ce liquide, laquelle peut s'élever parfois jusqu'à quarante litres, mais qui varie ordinairement entre six et huit litres par jour.

Les signes qui indiquent l'existence de cette maladie sont des urines abondantes, inodores, très-limpides, d'une couleur de petit-lait clarifié, d'une saveur plus ou moins sucrée. Ces urines, soumises à l'analyse, ne fournissent point de composés azotés, c'est-à-dire qu'elles ne renferment ni urée, ni acide urique ; car, s'il existe une réaction acide, c'est à l'acide lactique libre qu'il faut l'attribuer : elles sont formées d'une grande quantité d'eau, de très-peu de sels, et d'une proportion plus ou moins considérable de sucre ou glycose. Lorsqu'elles sont soumises à l'ébullition avec une dissolution de potasse caustique ou de chaux, elles prennent une couleur brune rougeâtre dont l'intensité varie suivant la quantité de matière sucrée ; elles devient à droite la lumière polarisée, et décomposent en rouge le tartrate de cuivre potassique.

Sous l'influence de cette affection, les malades sont tourmentés par un besoin continuel de boire et d'uriner ; l'appétit est exagéré au début et perverti vers la fin ; la bouche est constamment sèche et pâteuse ; les sueurs sont rares, la peau est souvent sèche ; les reins et le foie sont ordinairement le siége d'un malaise local ; les forces physiques et génératrices s'affaiblissent rapidement, de même que la vision ; la constipation est habituelle ; l'amaigrissement augmente avec les progrès de la maladie ; la peau devient flasque, mince, le tissu cellulaire et graisseux disparaît, et le malade arrive ainsi, dans un temps plus ou moins long, à une consomption complète, et souvent à la phthisie pulmonaire. Si la maladie n'est pas arrêtée, cette affection peut entraîner aussi, comme conséquence d'un état général diathésique, diverses maladies, telles que des anthrax, des furoncles, de l'œdème, et parfois une espèce de prurigo signalée par M. Hervez de Chégoin. Cet état diathésique, qui est le produit du mélange d'une grande quantité de sucre avec le sang, finit par déterminer un défaut de vitalité tel, que les malades éprouvent parfois des hémorrhagies passives des gencives, nasales ou sous-cutanées, d'autres fois la cataracte, l'amaurose ou l'albuminurie, ainsi que diverses formes de gangrènes; ces derniers phénomènes ont été signalés particulièrement par MM. Marchal de Calvi, Champoullion et Fauconneau-Dufresne.

Toutefois, comme il n'est pas toujours possible de reconnaître aux signes dont nous venons de parler l'affection diabétique, alors qu'ils se présentent isolément, il faudra avoir soin d'examiner les urines toutes les fois qu'une personne éprouvera de l'amaigrissement, avec affaiblissement général des extrémités et des organes de la virilité, suivi d'un trouble amaurotique de la vision, sans s'arrêter ni à la quantité d'urine rendue, ni à la faim ou à la soif; car on trouve souvent du sucre dans les urines de certains malades, sans que la soif ou les urines soient augmentées, symptômes qu'on regarde cependant comme caractéristiques de l'affection diabétique.

Le diabète peut être confondu avec la polyurie; dans ces deux affections, la soif et les urines constituent un véritable flux urinaire; c'est pourquoi on a donné à ces maladies le nom de *diabète non sucré* ou de *diabète insipide*. Dans ce dernier cas, la proportion des principes solides reste la même, ce sont des urines naturelles plus abondantes seulement que dans l'état normal.

La quantité de sucre varie aux différentes heures de la journée ; après les repas, l'urine est très-chargée de sucre : son apparition commence quatre heures après, et finit au bout de huit, pour reparaître après un autre repas ; celle de la nuit, ou urine du sang, ne contient pas de sucre chez le diabète commençant, mais à une époque plus avancée de la maladie ce produit se manifeste dans les mêmes proportions, à toutes les heures de la journée. Quant à l'étude de la pesanteur de l'urine, son poids ne peut avoir aucune valeur, attendu qu'elle contient un très-grand nombre de substances autres que le sucre, dont les quantités peuvent faire varier la pesanteur, la proportion de sucre restant la même.

Causes. — Disons ici, avant d'aller plus loin, que le sucre, en petite quantité, existe dans le sang, ainsi que dans quelques fluides à l'état normal, mais jamais dans les urines. Il y a, sous ce rapport, unanimité d'opinion parmi les auteurs ; mais un point sur lequel ils ne sont pas d'accord, c'est de savoir au juste quelles sont les causes qui donnent lieu à cette exagération du sucre dans l'économie. Cette question fait encore aujourd'hui le sujet de nombreuses contestations. On sait seulement, et tout le monde en convient, que par l'acte de la digestion, il se forme du sucre dans l'estomac, aux dépens des aliments de nature végétale renfermant un principe amylacé, et que le sucre ou glycose ainsi formé passe de l'estomac ou des intestins dans les veines, pour se rendre au foie et disparaître ensuite après avoir traversé les poumons, où le sucre normal se trouve brûlé. C'est là l'état physiologique ou naturel. Mais il arrive parfois que la quantité de sucre est tellement abondante, ou bien si incomplétement détruite, dans l'appareil respiratoire, qu'il continue à circuler avec le sang et les urines. C'est alors seulement qu'il y a maladie sucrée.

Maintenant, quelle est la cause de ce changement dans la composition chimique de nos sécrétions humorales ? Voici, à cet égard, l'opinion des personnes qui se sont le plus occupées de cette question.

M. Bouchardat pense que le sucre que l'on trouve dans les urines est le résultat d'une modification maladive, d'un trouble des organes de la digestion et du foie, qui produirait plus de sucre qu'il ne peut en être assimilé.

M. Alvaro-Reynoso croit que le diabète provient de la gêne des phénomènes respiratoires, qui ne brûlent pas suffisamment le sucre, et que la partie non brûlée passe dans les urines.

M. Cl. Bernard, tout en admettant que le sucre se produit dans l'estomac, aux dépens des matières amylacées, par le fait de la digestion, produit qu'il n'a jamais trouvé dans l'estomac et les intestins des animaux soumis au régime de la viande, déclare qu'indépendamment de cette source intermittente, d'une alimentation féculente, il en existe une autre permanente et tout à fait spéciale, qui s'opère dans le foie de tous les animaux à l'état normal, quelle que soit la nature des aliments, mais qui se manifeste d'une manière exagérée chez les diabétiques, par suite d'une hypersécrétion d'un principe analogue à l'amidon végétal appelé glycogène, lequel, après avoir été sécrété par le foie, est repris ensuite par cet organe et transformé en sucre diabétique. Cette matière amylacée, qu'on peut extraire avec abondance du foie normal par une simple décoction, se change facilement en sucre, en présence d'un ferment quelconque, de la salive, par exemple.

M. Figuier, de son côté, conteste l'exactitude de cette doctrine, et, d'après lui, le rôle du foie se bornerait à séparer du sang, qui dans cette maladie gorge son tissu, le sucre provenant de la digestion des aliments amylacés ou sucrés ; il l'arrête au passage, dit ce chimiste, et le conserve en dépôt pour le restituer peu à peu au sang, selon les besoins de l'organisme.

Mon collègue et ami, le docteur Poggiale, n'a jamais trouvé de sucre dans la veine porte, comme le dit M. Figuier, après un repas composé de viande, l'animal ayant été soustrait à l'influence d'une alimentation amylacée ou sucrée, ce qui vient confirmer les faits annoncés par M. Cl. Bernard, et prouver que le foie seul est l'organe chargé de la formation du sucre.

M. Miahle croit que la présence du sucre dans les urines a pour cause un vice d'assimilation de la glycose normale ou exagérée, par défaut d'alcalinité suffisante dans le sang, devenu neutre ou acide dans cette maladie.

Le docteur Prout, de son côté, fait observer que le diabète n'est pas constitué par la formation du sucre dans l'estomac, ce qui est normal, mais bien par la plus ou moins grande altération des fonctions assimilatrices de cet organe. Il est également porté à croire que, dans le diabète, le foie est toujours gravement attaqué. Le docteur Béale a trouvé aussi que le foie sain contenait plus du double de matière graisseuse que le foie des diabétiques. Ajoutons ici l'opinion de M. Andral, qui, après avoir fait cinq ouvertures de corps de diabétiques, déclare que le foie, chez chacun d'eux, au lieu de présenter la couleur normale, avait une coloration d'un rouge brun très-foncé et congestionné d'un aspect tout particulier ; ce qui démontre que, chez les diabétiques, le foie se fait remarquer par une très-grande quantité de sang qui gorge son tissu : « Or, dit ce célèbre professeur, si le foie sécrète du sucre, il est logique d'admettre qu'il est le siége d'une suractivité dans la fonction glycogénique. » Un coup reçu sur le foie peut donner lieu également à la présence du sucre dans les urines.

Le docteur Jones dit que cette maladie prend souvent une forme intermittente, et que le sucre disparaît quelquefois pendant plusieurs mois, pour reparaître ensuite. L'automne et le printemps paraissent plus favorables à cette maladie.

D'autres auteurs ont également trouvé du sucre dans les urines des personnes atteintes de la maladie de Bright, ou maladie des reins, dans certains troubles, lésions ou commotions du cerveau, dans les affections morales tristes, la monomanie, l'hypocondrie et l'hystérie ; chez les femmes enceintes, en couches, et pendant tout le temps que dure la lactation, de telle sorte que plus la sécrétion laiteuse est abondante, plus aussi le sucre augmente dans les urines des nourrices. On a dit aussi que les épileptiques, les aliénés en démence, ou paralytiques, présentaient du sucre ; je dois déclarer que, d'après mes recherches, faites à Bicêtre en présence de mon savant confrère, le docteur Delasiauve, il m'a été impossible d'y trouver, sur plus de trente malades examinés, des traces de sucre dans les urines, dans ces trois groupes de maladies mentales, ce qui met au néant pour moi les assertions publiées à ce sujet.

La quantité de sucre, dans toutes ces formes de diabète, ne dépasse jamais 25 grammes par litre; l'urine n'est pas augmentée, l'appétit ni la soif n'existent pas non plus.

On a trouvé également du sucre chez les vieillards et les phthisiques, ainsi que chez les asphyxiés, ce qui a fait supposer avec raison que le diabète pouvait dépendre d'une oxydation incomplète du sucre, dans le poumon.

On a dit aussi que le séjour dans un climat froid et humide, qu'un défaut de transpiration étaient de nature à provoquer le diabète, car les chevaux et les brebis des pays humides y sont fort sujets.

D'autres ont écrit que la dyspepsie, l'intempérance dans le vin, les liqueurs alcooliques, la bière ou le cidre, pouvaient également produire la maladie sucrée.

De toutes ces opinions, il ressort évidemment que la cause qui donne lieu à la présence du sucre dans les urines n'est pas encore bien démontrée; mais si nous sommes peu avancés sous ce rapport, nous pouvons dire, avec la même sincérité, que nous connaissons parfaitement aujourd'hui les substances qui, introduites dans l'estomac, contribuent à la manifestation du sucre dans les urines; car tout le monde sait que les matières alimentaires qui renferment de la fécule sont de nature à se transformer en sucre par l'acte de la digestion, ce qui n'a pas lieu avec les matières animales, bien que M. Colin admette qu'il s'en forme aussi avec elles, et qu'une partie de ce sucre soit absorbée par les vaisseaux chylifères.

Il résulte, d'après toutes les opinions que nous venons de passer en revue, que les organes et les fonctions qui paraissent le plus affectés dans cette maladie sont le foie et les reins, car on les trouve toujours congestionnés et augmentés de volume; de plus, la digestion et l'assimilation sont dérangées dans leur fonctionnement naturel, le sang et les fluides non-seulement sont altérés par la présence anormale du sucre, mais encore changés dans leur composition chimique, puisque l'alcalinité y est moindre et que la salive, qui est naturellement alcaline, devient acide dans le diabète.

On appelle les aliments végétaux aliments de respiration, parce que leur rôle dans les lois vitales est d'entretenir la respiration et la calorification en se combinant avec l'oxygène de l'air dans l'acte respiratoire, qui les détruit en brûlant leur principe sucré, pour donner naissance à de l'acide carbonique et à de l'eau; mais si le sucre, aliment végétal provenant de la digestion, échappe à la respiration, soit à cause de sa trop grande quantité, soit par un défaut de combustion pulmonaire, le résultat est que ce produit passe en nature dans le sang et les urines. Ce sang, ainsi chargé de sucre, devant servir à la reconstruction matérielle du corps, ne peut fournir évidemment que de mauvais matériaux de réparation, ce qui explique l'affaiblissement considérable et progressif qui a lieu dans les organes et les fonctions des diabétiques, et amène les diverses maladies consécutives dont nous avons parlé plus haut.

D'après cet exposé, il est inutile, je pense, d'entrer ici dans aucune explication pour démontrer l'efficacité des eaux de Vichy dans les maladies organiques ou les altérations humorales dues à l'affection diabétique ; il est inutile aussi de faire ressortir les bons effets obtenus journellement par les malades atteints de glycosurie, pour nous rendre compte des résultats favorables qu'elles doivent produire dans cette maladie. Il en serait de même si nous envisagions le diabète comme provenant d'un défaut d'alcalinité du sang, attendu qu'il est incontestable que les alcalis favorisent la décomposition de la matière sucrée, et que la combustion de ce principe par l'oxygène dans l'acte de la respiration est d'autant plus complète, que le sucre se trouve en présence d'un alcali libre ou d'un carbonate alcalin.

Traitement. — Les diverses indications à remplir dans le traitement du diabète consistent premièrement dans le choix d'aliments particuliers; ensuite dans l'emploi des moyens de nature à empêcher et à corriger les humeurs viciées par la présence du sucre, en introduisant dans l'économie tout le principe alcalin qui lui fait défaut.

En ce qui concerne la première de ces indications, tout le monde sait aujourd'hui qu'il faut supprimer généralement tous les aliments de nature végétale, amylacés ou sucrés, et faire usage d'une nourriture animale, composée d'aliments azotés, très-succulents; remplacer le pain ordinaire par du pain de gluten, et boire, aux repas, du vin de Bordeaux plus ou moins étendu d'eau. Toutefois, comme l'alimentation constitue une des parties importantes du traitement, je crois qu'il est utile d'exposer en détail et de faire connaître en particulier les aliments dont les diabétiques doivent faire usage. Ces aliments sont : les bouillons, gras ou maigres, transformés en potages par l'addition de légumes convenables, du fromage ou du gluten; les viandes de toute espèce, de même que toutes les parties de l'animal, dont on fait habituellement usage sur nos tables; le foie seul doit être pris avec modération, par les motifs dont nous avons parlé plus haut. Le gibier, la charcuterie, le beurre, la graisse, l'huile, le poisson de mer ou d'eau douce, les huîtres, le homard, les moules, etc., offrent une ressource variée et très-précieuse aux diabétiques. Les œufs sont permis encore, bien qu'ils renferment quelques traces de sucre.

Parmi les légumes dont ces malades peuvent se nourrir, on trouve généralement tous les légumes herbacés, tels que les choux-fleurs ou les choux de Bruxelles, les épinards, la chicorée, la laitue, les cardons, les haricots verts, les champignons, les truffes, ainsi que les diverses espèces de salades, dans lesquelles on fera entrer une grande quantité d'huile et très-peu de vinaigre.

Pour les desserts, les fromages de toute espèce ; les noix, les noisettes et les olives ; le thé et le café, sans sucre, sont permis ; on peut y ajouter une petite quantité d'eau-de-vie, de rhum ou de kirsch.

Le vin de Bordeaux, de Bourgogne, ou le vin blanc sont utiles aux repas ; il ne faudrait pas en abuser cependant, comme le font certains malades ; une bouteille, dans la journée, me paraît une quantité suffisante.

Le pain de gluten doit remplacer le pain ordinaire ; cependant il faut en faire usage avec modération, attendu qu'il est impossible de le débarrasser complétement d'une certaine quantité de farine.

Au nombre des aliments nuisibles dans cette maladie, nous devons signaler, parmi les végétaux, les pommes de terre, les navets, les carottes, la betterave, les oignons, les fécules de toute espèce, l'arrow-root, le tapioka, le sagou, le sucre, l'amidon, la farine, le vermicelle, la semoule, le riz et le macaroni, ainsi que les légumes secs, tels que les haricots blancs, les pois, les lentilles ; et la plupart des fruits, comme les raisins, les pommes, les poires, les châtaignes, les glands, les confitures ou autres aliments sucrés.

Le sel ordinaire, favorisant la sécrétion du sucre, doit être employé avec modération ; il faudra éviter la farine dans toutes les sauces ; on peut la remplacer par des jaunes d'œufs ou de la crème. Le lait est nuisible, de même que la bière, le cidre, ainsi que les boissons acides.

A ce régime il faudra ajouter, pour étancher la soif dans le courant de la journée, des infusions amères, toniques et ferrugineuses, non sucrées. L'abus des boissons alcooliques, dit Harvey, peut produire le diabète chez les individus prédisposés, de même que tous les aliments digérés avec peine. Toutefois, avant d'aller plus loin, ajoutons ici qu'une alimentation exclusivement animale ne peut être continuée trop longtemps sans avoir aussi ses inconvénients ; il faudra donc la mitiger avec des aliments de nature végétale, suivant la marche de la maladie et la constitution du malade. Le régime, ou mieux la sobriété, est une chose utile, car il est d'observation que le sucre diminue par l'effet de l'abstinence, et qu'il disparaît même par l'inanition. On a remarqué, comme phénomènes de guérison spontanée, qu'une perturbation quelconque, un accès de fièvre, de goutte, de rhumatisme, de même qu'une émotion morale vive pouvaient faire disparaître le sucre momentanément des urines, pour reparaître ensuite dès que la perturbation s'était dissipée.

Pour remplir la seconde indication, celle qui a rapport au traitement proprement dit, il faudra administrer les alcalis ; car ce sont eux qui, jusqu'à présent, ont donné dans le diabète les résultats pratiques les plus satisfaisants ; or, comme l'eau de Vichy est un médicament alcalin naturel, le plus chargé de tous ceux que nous connaissons, un modificateur particulier en outre de l'organisme et du foie, seul organe qui présente des signes d'altération dans cette maladie, il est donc évident qu'il sera préférable de l'employer, d'autant que de nombreux exemples de guérison en ont démontré déjà toute l'efficacité. Ces eaux ont un double avantage, celui de favoriser l'oxydation du sucre ou sa combustion dans la respiration, et de permettre, en même temps, aux malades, de varier l'alimentation en faisant usage de quelques végétaux, renfermant des traces d'amidon ou de sucre; c'est pourquoi M. Bouchardat les recommande comme un moyen qu'on ne doit pas négliger, soit pour faciliter et régulariser les digestions, soit pour permettre l'introduction d'une plus grande quantité d'aliments féculents. Le principe alcalin a, par sa nature, l'avantage en effet d'empêcher, dans l'estomac, la transformation de la matière féculente en sucre, en s'emparant des acides en excès, lesquels favorisent cette transformation, et de diminuer, en même temps, la sécrétion exagérée du sucre hépatique.

M. Bernard a également démontré que non-seulement la digestion influe sur la production du sucre dans l'organisme, mais encore que le sang des animaux, soumis à l'action du bicarbonate de soude recueilli longtemps après les repas, fournit beaucoup moins de matière sucrée.

M. Miahle cite quelques exemples de guérisons remarquables de diabète, opérées en très-peu de jours sous l'influence d'une forte alcalisation, à l'aide du bicarbonate de soude, de la magnésie calcinée et de l'eau de Vichy. C'est d'après ces données que beaucoup de malades aujourd'hui se rendent à Vichy pour y faire usage des eaux.

L'efficacité du traitement doit être attribuée ici premièrement à l'influence des eaux sur la digestion, l'estomac et le foie ; secondement à leur action sur la nature chimique du sang et sur l'acte respiratoire, car on a remarqué que le sucre normal paraît dans les urines, aussitôt que l'alcalinité du sang diminue ou que la respiration est incomplète.

Il résulte en outre des expériences faites par M. Frémy, qu'en faisant varier les aliments acides ou alcalins, on peut déterminer à volonté la présence ou l'absence du sucre dans les sécrétions, ce qui vient corroborer les opinions émises sur l'utilité des alcalis dans le diabète. Quant aux moyens externes, il faudra agir sur la peau pour rétablir la transpiration, faire usage de bains avec le bicarbonate de soude, pratiquer des frictions toniques et stimulantes, porter de la flanelle, faire usage de sudorifiques, respirer un air vif et pur, faire journellement de l'exercice par la marche et la gymnastique, afin d'activer la circulation, la respiration et la sueur, et surveiller surtout les malaises du côté du foie, qui très-souvent signalent le début du diabète.

Dès que le sucre commence à diminuer, les malades ne tardent pas à s'apercevoir de ce changement par le retour général des forces physiques ; leur altération s'apaise, les urines sont moins abondantes ; l'urée, l'acide urique et l'oxalate de chaux reparaissent, ce qui est un des signes positifs d'une guérison prochaine ; puis la moiteur ou la transpiration de la peau ne tarde pas à revenir. Il ne faudra pas perdre de vue cependant que cette affection est du genre de celles qui reparaissent facilement ; c'est pourquoi le traitement alcalin et le régime devront être continués longtemps, voire même après que tous les signes de la maladie auront disparu. Il faudra, par conséquent, que les malades reviennent plusieurs années de suite à Vichy, attendu que les eaux, par la nature et la richesse de leur composition, sont encore aujourd'hui le meilleur de tous les traitements que l'on connaisse dans cette cruelle affection, plus facile à guérir dès le début que plus tard.

Le résultat du traitement des malades atteints de diabète me permet de conclure que ceux qui se présentent à Vichy n'ayant qu'une quantité modérée de sucre, une trentaine de grammes par exemple par litre d'urine, voient vers le milieu, ou à la fin de la cure, ce liquide débarrassé complétement de la matière sucrée. Mais si cette proportion est plus forte, et la maladie ancienne, la disparition du glycose devient dès lors beaucoup plus difficile à obtenir. Les épreuves analytiques destinées à faire connaître la situation des malades pendant la cure ont été faites, non pas avec la potasse ou avec l'eau de chaux, qui ne font qu'indiquer approximativement la présence du sucre, mais bien à l'aide de la liqueur titrée de Fehling, qui permet de déterminer, aussi bien qu'avec le polarimètre, le poids exact de matière sucrée contenue dans l'urine.

Nos observations à cet égard constatent que sur un chiffre, par exemple, de 100 malades traités par les eaux de Vichy, 50 voient leur sucre disparaître complétement, 16 en obtiennent une diminution plus ou moins notable, et 34 restent, comme avant la cure, ayant reçu cependant une amélioration sensible dans l'ensemble des fonctions digestives et une force plus grande dans le système musculaire.

Albuminurie.

On appelle albuminurie la présence de l'albumine au sein de l'urine, provenant d'une sécrétion anormale des reins, qui laisse passer la partie albumineuse du sang, ce qui n'a pas lieu dans l'état normal.

Si l'origine de cette maladie, qui paraît dépendre de divers phénomènes physiologiques de l'économie, est encore le sujet de nombreuses recherches, il n'en est pas de même de son diagnostic, dont les signes caractéristiques se traduisent par l'appauvrissement de l'albumine du sang et la présence d'une certaine quantité de cette substance dans les urines, avec ou sans globules sanguins. Lorsque ces derniers signes existent, elle porte plus particulièrement alors le nom de maladie de Bright, ou de néphrite albumineuse. Dans tous les cas, cette affection est généralement suivie d'hydropisie des extrémités inférieures, et plus tard d'hydropisie générale. Le sang, dans cette maladie, ne renferme pas d'urée.

Causes. — Plusieurs causes ont été signalées comme étant de nature à produire cette affection, qui peut tenir à un état maladif permanent ou seulement passager. Les uns ont pensé qu'elle pouvait dépendre d'un obstacle au cours du sang, d'un anévrisme du cœur et des gros vaisseaux, de mauvaises digestions ou d'une maladie de la moelle ; on l'a signalée comme pouvant être consécutive à la diarrhée, à l'hépatite et au diabète. Les autres ont cru pouvoir l'attribuer à un défaut d'oxygénation pulmonaire, à une respiration gênée et incomplète, comme dans le catarrhe pulmonaire, l'asthme ou les asphyxies lentes, dans la phthisie et le croup; ou bien à l'exposition

au froid et à l'humidité, à la suppression subite
ou permanente de la transpiration. On a cru aussi
qu'elle était consécutive aux maladies de nature à
entraver les fonctions de la peau, à quelques maladies fébriles qui, par un mode inconnu, peuvent
déterminer des congestions rénales, telles que la
fièvre typhoïde, les fièvres intermittentes, la
cystite cantharidienne, la scarlatine, la rougeole
et le choléra, maladies dans lesquelles divers
auteurs ont constaté la présence de l'albumine
dans les urines, ainsi que chez les enfants lymphatiques ou débilités par suite de maladies diverses.
MM. Bouchut et Empis l'ont observée dans les
deux tiers des malades atteints de maladies
couenneuses, le croup et la diphthérite. Ce phénomène coïncide avec la gravité de la maladie ;
sa diminution, au contraire, annonce une guérison prochaine.

On a dit aussi que l'habitude des liqueurs
fortes, un mauvais régime, l'abus des saignées,
la cirrhose du foie, la chlorose et la grossesse
pouvaient déterminer l'albuminurie. D'autres in-
terprétations physiologiques ont été données, par
M. Miahle en particulier, pour expliquer ce dé-
tournement de l'albumine du sang. Ce chimiste
a pensé que l'albumine des aliments cessait de se
transformer en fibrine dans le foie, et privait la
nutrition du malade de cet élément plastique.

Toutes ces causes passagères ou permanentes prédisposent à la néphrite albumineuse, maladie que M. Rayer a particulièrement étudiée avec le plus grand soin en France, et qu'il attribue à l'inflammation directe, aiguë ou chronique, et souvent à la désorganisation du tissu des reins, à une congestion simple de cet organe, sans maladie de Bright. L'irritation produite par les cantharides peut également la déterminer. Le docteur Osborne fait remarquer, à ce sujet, que ce ne sont pas seulement les reins qui produisent une sécrétion albumineuse, mais aussi toutes les autres surfaces ou tissus organiques, lorsqu'ils sont enflammés.

De toutes ces opinions, il résulte qu'on reconnaît aujourd'hui pour cause à cette maladie, comme fait matériel, la présence de l'albumine dans les urines, avec diminution de la matière fibrineuse ou plastique du sang, ce qui donne lieu aux hydropisies ou cachexies séreuses, à la diminution des forces et au trouble général des fonctions organiques dont ces malades sont atteints.

Traitement. — Les théories diverses sur la cause de l'albuminurie expliquent aujourd'hui la différence des succès obtenus par les divers moyens de guérison qui ont été adoptés. Quoi qu'il en soit, le traitement dans cette affection doit avoir pour but de rétablir dans l'économie l'albumine désorganisée, en dirigeant la médication suivant les causes déterminantes, indiquées plus haut. C'est ainsi qu'on a préconisé, comme méthode générale de traitement, les aliments azotés, gras et fortifiants, les médicaments diurétiques, les saignées générales ou locales, les bains de vapeur et les alcalis. Les médecins qui ont conseillé ce dernier traitement ont pensé que si la soude venait à manquer, il en résulterait bientôt une coagulation albumineuse dans les vaisseaux capillaires, avec obstacle à la circulation ; ils ont voulu aussi favoriser la dissolution et l'écoulement de l'albumine dont les reins sont particulièrement pénétrés dans cette maladie. En recommandant particulièrement les eaux de Vichy, on a eu pour but également de rendre la digestion plus parfaite, et de donner au foie plus de facilité dans la transformation de l'albumine alimentaire en fibrine.

Il faudra en outre stimuler la peau par les bains alcalins et la membrane muqueuse digestive par l'eau de Vichy en boisson, et seconder leur action par l'usage de quelques toniques, tels que vins généreux, aliments fortifiants, préparations amères et ferrugineuses, de manière à relever les forces digestives et à ramener les humeurs de l'économie à l'état normal. Sous ce double rapport, les eaux de Vichy conviennent parfaitement. Il faudra en même temps que les malades aient soin de se couvrir le corps de flanelle, afin d'entretenir la circulation et de fortifier la transpiration cutanée. Nos observations d'albuminurie sont trop peu nombreuses pour nous permettre d'en tirer des conclusions exactes.

Mode d'administration des eaux.

Les eaux minérales de Vichy sont administrées sous diverses formes : en boisson, bains, douches et lavements, pures ou mélangées, selon l'indication du médecin traitant.

L'efficacité des eaux, indépendamment des matériaux actifs qu'elles renferment, dépend en grande partie de leur mode d'application et des formes plus ou moins variées sous lesquelles on les présente aux malades ; le tempérament, le genre de maladies, l'état du malade, ou l'organe affecté, sont autant de circonstances qui font varier les résultats et démontrent en même temps qu'il faudra préférer, chez certaines personnes, l'eau en boisson, et chez d'autres les bains ou les douches.

Les doses d'eau à administrer à chaque malade sont de la plus grande importance ; elles exigent

une attention toute spéciale de la part du médecin traitant, soit au commencement, soit pendant la cure. Les quantités doivent varier comme
elles varient à l'égard des autres médicaments ;
c'est pourquoi il faudra examiner avec soin l'état
de l'estomac et de l'appareil digestif ; car il arrive souvent que ces organes ne peuvent supporter la plus petite quantité d'eau sans la vo-
mir, ou sans déterminer des coliques et de la
diarrhée. On conçoit alors que les bains seront
très-utiles, et permettront au malade d'attendre
un moment plus favorable pour compléter la cure.

D'autres, au contraire, ne doivent prendre les
eaux qu'en boisson. Dans cette classe se trouvent
ceux qui sont disposés aux congestions pulmonaires ou cérébrales, ainsi qu'aux maladies du
cœur, ceux également qui sont atteints d'hydropisie du ventre ou des jambes, les femmes enceintes, une certaine classe de goutteux, ceux,
par exemple, qui présentent à leur arrivée une
sensibilité trop grande des articulations, avec
menace d'inflammation ; il faut, dans ces cas,
redouter l'effet des bains, à cause de leur action
sur la peau, car ils pourraient augmenter ou
réveiller la fluxion goutteuse.

Toutes ces indications sommaires démontrent
suffisamment combien est utile et délicate la
connaissance pratique du mode d'administrer les

eaux de Vichy, ainsi que nous allons le voir d'ailleurs en commençant par les bains.

BAINS.

Les malades ne pouvaient anciennement prendre des bains à l'établissement thermal que sur la prescription spéciale des médecins inspecteurs : ce privilége a été aboli depuis 1843, par un arrêté ministériel, qui concède ce droit à tous les médecins résidant à Vichy ou à Cusset. A cette époque reculée dont nous venons de parler, on ne commençait les bains qu'après avoir pris, pendant plusieurs jours de suite, l'eau minérale en boisson. Aujourd'hui, les malades sont trop pressés de faire marcher ces deux moyens ensemble. Quoi qu'il en soit, je dirai que l'eau de Vichy, sous forme de bains, possède de très-grands avantages : 1° celui d'exciter la peau, de déterminer une sueur abondante suivie de chaleur avec picotements, et d'augmenter l'écoulement des urines ; quelquefois, rarement, il est vrai, il survient une éruption de petits boutons de nature exanthémateuse, désignés sous le nom de *psydracia thermalis* ; 2° celui d'introduire dans l'économie, avec autant de rapidité que par l'estomac, les principes salins, seules parties de l'eau qui paraissent être absorbées par la peau. Ces principes salins doivent être considérés comme passant au travers d'un filtre laissant, dans les mailles du corps, les traces de leur présence, pour être expulsés ensuite par les diverses voies d'excrétion, après avoir purifié les parties touchées.

Ces bains peuvent aussi déterminer de l'insomnie, de l'agitation ou de la céphalalgie, et quelquefois un mouvement fébrile, ou réveiller d'anciennes inflammations cutanées. Ils sont surtout favorables aux personnes dont l'appareil digestif est trop irrité ou irritable ; dans les maladies des voies urinaires, des organes du ventre, dans les névroses hyposthéniques, les douleurs musculaires ou articulaires, ainsi que dans toutes les irritations ou inflammations viscérales, où l'eau, prise à l'intérieur, ne pourrait qu'augmenter le mal au lieu de le détruire.

C'est au médecin à apprécier l'opportunité de toutes ces indications : il devra déterminer la durée et la température du bain ; ceci est un point important à considérer, parce qu'un bain pris trop froid ou trop chaud fait varier singulièrement l'effet qu'il doit produire. Sans entrer ici dans toutes les considérations qui se rattachent à la température des bains, ce qui m'entraînerait trop loin, je dirai seulement, comme un fait d'observation, s'appliquant à tous les bains en général, que le bain tiède, dont le degré de chaleur est de 32 à 35 degrés centigrades, agit plus avantageusement que ceux qui sont plus chauds ou plus froids, attendu qu'à cette température il est toujours suivi d'un sentiment de bien-être avec chaleur agréable, qu'il relâche et déprime doucement les tissus, en favorisant l'absorption et les sécrétions. Le bain, en général, de vapeur ou autre, trop chaud, c'est-à-dire qui dépasse la température ordinaire de l'intérieur du corps, qui est de 36 à 37 degrés centigrades, produit une excitation pléthorique vers la peau, diminue l'absorption et peut déterminer une congestion pulmonaire ou cérébrale, accompagnée d'accélération de la circulation, de sueurs abondantes et de lassitude générale.

Les bains froids de 20 à 25 degrés centigrades sont toniques, à condition qu'on y reste peu de temps, de quinze à vingt minutes, sans quoi ils sont débilitants, et refoulent vers les poumons et le cerveau le sang porté à la périphérie du corps ; ils ont les mêmes inconvénients que les bains trop chauds, mais c'est en agissant dans un sens contraire. Les bains alternativement froids et chauds, comme les douches écossaises, ont une action perturbatrice.

Règle générale, les bains doivent être chauds pour les personnes faibles, et tempérés pour les sujets forts ; quant à la durée, elle doit être réglée d'après le tempérament du malade et son état de faiblesse. Elle varie aussi selon les habitudes et l'expérience des localités ; à Vichy, elle est de une heure pour les bains de baignoire, et de deux ou trois heures pour les bains de piscine. Ceux-ci, par leur durée, paraissent très-favorables aux malades atteints d'engorgements des viscères abdominaux. Après ce laps de temps, on a remarqué que la peau cessait d'absorber, et qu'il n'y avait aucun avantage, sous ce rapport, à les prolonger au delà.

Le médecin doit également déterminer la quantité d'eau minérale à mettre dans les bains ; elle doit varier suivant la constitution, la force du sujet, la nature de la maladie, et celle de la peau du malade. Ceci est à considérer pour les femmes, à cause de l'excitation plus facile et plus sensible chez elles, par suite de la délicatesse du système cutané ; c'est pourquoi la transpiration chez elles est plus facile, et la sécrétion urinaire moins abondante que chez les hommes.

Ces bains sont très-utiles aussi, comme nous le verrons plus loin, dans certaines affections de la peau, accompagnées de prurit ou de déman-geaisons sans inflammation cutanée. C'est en dis-solvant, par son alcali, l'épiderme ou membrane mince, écailleuse, espèce de vernis qui recouvre la peau, que son absorption est plus facile, sans quoi l'eau passerait difficilement dans l'intérieur du corps, et, en rendant la transpiration plus facile, elle favorise la résolution des maladies. Il convient de suspendre les bains pendant l'écoulement périodique. Cette fonction a trop d'influence sur la santé et son dérangement est trop facile pour qu'on doive s'y exposer légèrement.

Il est utile que le malade, en sortant du bain, soit essuyé promptement avec du linge chaud, pour que la peau ne reste pas exposée à l'action réfrigérante de la vaporisation qui s'échappe du corps ; ce soin est plus particulièrement recommandé aux personnes affectées de la goutte ou de douleurs rhumatismales.

D'autres recommandations hygiéniques, concernant les bains en général, devraient être indiquées ici. Nous le ferons brièvement, pour satisfaire au désir manifesté par quelques malades, sans cependant dépasser les bornes de cet ouvrage. Ainsi il faudra être à jeun ou avoir soin de ne se mettre dans un bain tempéré qu'après un temps suffisant pour que la digestion soit entièrement terminée.

Si le bain, au contraire, est froid, il ne faudra pas se trouver tout à fait à jeun, afin d'être en état de réagir contre l'impression d'une basse température ; après un court séjour dans un bain, il n'y a aucun inconvénient à prendre quelques aliments légers, un bouillon, un potage ou une tasse de chocolat. Cette alimentation est même utile dans les bains de piscine, quand ils doivent être prolongés, afin d'éviter la débilité qui est le résultat ordinaire de ces sortes de bains.

On peut également, sans aucun danger, manger immédiatement après un bain, à moins qu'il y ait utilité pour le malade à provoquer une transpiration douce et abondante, ce à quoi on parvient facilement en prenant une heure de repos dans un lit convenablement chauffé.

Les bains de vapeur comportent, comme les bains froids, une alimentation légère, un quart d'heure ou une demi-heure avant de les prendre, afin de réagir également contre leur action éminemment débilitante qui, parfois, va jusqu'à la syncope.

L'augmentation du poids du corps d'une personne, qui a fait un séjour plus ou moins prolongé dans un bain, a été l'objet des recherches d'un grand nombre de médecins. Ces recherches n'ont fourni, jusqu'à présent, aucun résultat positif; car elles sont toutes différentes, et cela devait être, si nous examinons les difficultés qu'on rencontre dans cette appréciation, lesquelles dépendent d'une foule de causes, qui varient suivant les individus, et empêchent la réalisation de cette question : telles que l'état des capillaires de la peau, la nature de l'épiderme, l'état maladif de la personne, la plénitude ou la vacuité de l'estomac ou des vaisseaux sanguins, ainsi que les pertes éprouvées par l'exhalation pulmonaire et cutanée, durant les diverses heures de la journée, sous l'influence d'une atmosphère qui varie dans sa nature et par sa densité. De là, on le conçoit, des difficultés sans nombre, que l'on rencontre dans l'appréciation exacte de cette question. Il est démontré, toutefois, que notre corps perd, dans l'air libre, de 24 à 30 grammes de son poids par heure ; et mes expériences à ce sujet me permettent d'énoncer, en tenant compte de cette diminution naturelle du poids du corps, que quelques individus augmentent de 30 à 60 grammes, après un bain d'une ou de deux heures, et que d'autres restent dans les mêmes conditions ; c'est-à-dire qu'ils perdent, par l'exhalation pulmonaire, ce qu'ils gagnent par l'absorption cutanée. Quelques médecins, cependant, ont prétendu que le poids du corps diminuait, ce qui ne m'a pas été démontré.

Les causes qui favorisent l'absorption de la peau, et qui peuvent augmenter le poids du corps après un bain, sont : une nourriture peu abondante, l'estomac vide ou peu chargé d'aliments, les purgations, les saignées, les frictions exercées sur la peau et le massage, pendant l'im-

mersion dans le bain, pris à une douce température.

Quant aux autres indications que nous aurions
encore à donner, les malades les trouveront dans
chaque localité balnéaire, d'après la nature des
eaux et le genre de maladie qu'on a l'habitude d'y
traiter.

BAINS DE VAPEUR.

D'après le récit de Chomel, il existait anciennement des bains de vapeur ou étuves humides à
Vichy. Voici, à ce qu'il paraît, comment ces bains
étaient disposés : on mettait les personnes malades dans un vaisseau de pierre taillé en forme
de cuve, dans le fond duquel l'eau minérale cou-
lait entre deux planches; la première était à
jour, pour laisser passer la vapeur, en sorte que
les personnes n'étaient mouillées que par les
gouttes de sueur qui tombaient abondamment de
leur corps. On mettait ensuite sur la cuve un drap
ou une couverture, la tête seule du malade paraissant au dehors, et, de temps en temps, on lui
essuyait le visage.

La transpiration provoquée par les bains est un
puissant moyen de secours dans quelques maladies; les sueurs agissent en outre comme les
urines : elles nous enlèvent les produits les plus

animalisés de notre corps et diminuent par conséquent l'embonpoint.

Le bain de vapeur, à la température ordinaire des sources, ou chauffé dans une chaudière, ne pourrait avoir qu'une action stimulante sur la peau, suffisante dans quelques cas, mais souvent incomplète, attendu que, d'après mes expériences, les vapeurs d'eau minérale dans cette condition ne renferment que de l'acide carbonique et de la vapeur d'eau ; ce qui a lieu également pour toutes les sources minérales, dont les principes les plus importants ne sont pas volatils. Ainsi obtenue, l'eau de Vichy ne peut avoir évidemment la valeur d'une médication alcaline, telle qu'on doit l'exiger dans cette localité thermale ; car je ne suis parvenu à obtenir les sels fixes des eaux qu'en la projetant en pluie sur une plaque de fonte fortement chauffée ; c'est alors seulement que j'ai pu constater la présence de la soude dans la vapeur et l'air environnant.

C'est d'après un système d'évaporation semblable ou de pulvérisation, tel que le docteur Salles-Girons l'a fait établir aux sources de Pierrefonds, qu'on devrait installer à Vichy des bains de vapeur ou bien des salles d'inhalation. Ce nouveau mode d'administrer les eaux serait très-utile et trouverait de nombreux cas d'application chez les goutteux, les rhumatisants, les diabé-

tiques et les albuminuriques. Il serait, par conséquent, à désirer, dans l'intérêt de tous les malades, qu'un moyen aussi puissant de guérison fût
établi à Vichy. Nous soumettons cet avis à l'activité intelligente et éclairée de MM. les membres
de la Compagnie concessionnaire.

DOUCHES.

Les douches, que Mme de Sévigné, étant à Vichy en 1676, appelait « une répétition du pur-
gatoire, » consistent à diriger sur une partie du
corps, avec plus ou moins de violence, le jet
d'une colonne d'eau minérale, d'un volume déterminé. La direction qu'on donne à ce jet lui a fait
prendre les noms de douche *ascendante*, *latérale*
ou *descendante*. La forme du jet varie suivant
l'indication de la maladie ; il en est de même de
sa durée et de sa hauteur. Quant à sa force, on la
règle suivant l'ouverture du robinet. La durée
d'une douche est ordinairement de dix à vingt
minutes.

On peut les diviser également en douches
révulsives, quand on les applique sur les parties
éloignées du mal, et *dérivatives*, lorsqu'on les
dirige sur l'organe malade. On emploie les premières toutes les fois que la partie affectée est
trop irritée, trop sensible ou enflammée, dans le

but de faire cesser l'état maladif, en développant ailleurs une irritation en quelque sorte supplémentaire sur un organe qui n'est nullement affecté, ou qui a cessé subitement de l'être à l'instant où la maladie qu'on veut guérir s'est développée dans un organe plus ou moins éloigné.

On emploie également les douches dérivatives pour attaquer des organes dont les parties sont froides, empâtées et sans douleur, afin d'y rappeler la chaleur, de réveiller les fonctions de la peau, de dégorger ou de rétablir le jeu des viscères qui fonctionnent mal.

Indépendamment de l'action locale, stimulante, nerveuse, analogue au massage, ce moyen, je dois le dire, n'est efficace qu'autant qu'on emploie concurremment les bains et l'eau en boisson. Ce mode de traitement trouve son utilité dans les engorgements du foie et de la rate ; dans les maladies des articulations, par suite de douleurs goutteuses, rhumatismales, musculaires ou sciatiques. Or, comme toute douche ébranle le système nerveux, on aura soin, pour calmer l'effet général et local de la partie douchée, de se placer immédiatement après dans un bain mitigé, pendant une demi-heure au moins.

Les douches, pour être utiles, doivent être appliquées avec la plus grande précaution. On évitera par conséquent que le jet du liquide ne frappe avec trop de violence les organes en souffrance, pour ne pas augmenter l'inflammation, ou réveiller d'anciennes douleurs, en commençant par la circonférence du point affecté. Il suffira que la percussion fasse rougir vivement la peau, pour que l'effet désiré soit produit, sans aller toutefois jusqu'à la vésication, ce qui pourrait arriver par la seule force du calorique de l'eau. S'il est utile que le liquide pénètre dans le corps, on administrera alors les douches tièdes avec douceur et sous forme d'arrosoir. Les douches peuvent être appliquées une ou deux fois par jour, pendant dix ou quinze jours de suite; on peut les cesser et les reprendre avec le même avantage, après plusieurs jours de repos.

Ce mode de traitement convient également contre les engorgements et le relâchement des ligaments de la matrice, sous la forme d'irrigations à jet continu ou intermittent. Les malades prennent ces irrigations pendant qu'elles sont couchées dans le bain. Ce moyen sera très-favorable aussi dans les cas de suppression des règles ou de stérilité.

Quant à la douche ascendante, elle n'est utile que lorsqu'il y a constipation, paresse ou atonie des intestins sans irritation locale; il en sera de même toutes les fois qu'on voudra rétablir le flux hémorrhoïdal.

LAVEMENTS.

L'eau minérale prise en lavements et conservée dans le corps constitue un véritable bain interne; elle est aux intestins ce que l'eau en boisson est à l'estomac, ayant non-seulement alors une action locale, mais une action générale, par suite de son absorption, laquelle est très-active en ce point, à cause de la présence d'un grand nombre de vaisseaux absorbants.

Cette manière inusitée d'administrer l'eau de Vichy m'a procuré des résultats remarquables de guérison ; elle m'a permis, en outre, de pouvoir diminuer et même de remplacer celle qui aurait dû être prise par l'estomac, toutes les fois que l'irritabilité de cet organe mettait le malade dans l'impossibilité de profiter du bénéfice de la saison. La température naturelle des sources rend d'ailleurs ce mode d'administration très-facile, puisqu'on peut l'employer sans avoir besoin de soumettre l'eau à l'action préalable de la chaleur artificielle.

Les circonstances dans lesquelles les eaux ainsi employées ont été le plus utiles sont : les constipations opiniâtres avec paresse des intestins, les engorgements du foie, des ovaires et de la matrice,

Je rapporterai ici une guérison remarquable de ce genre obtenue chez une dame anglaise qui, après plusieurs couches laborieuses, avait vu se développer lentement un engorgement considérable de l'ovaire du côté droit. Cette dame, après avoir fait usage pendant un mois des eaux en bains et en boisson, ne voyant aucune amélioration dans son état, allait quitter Vichy, lorsqu'elle vint me consulter. Je lui conseillai de faire usage de trois lavements par jour d'eau de la Grande-Grille, en lui recommandant de les garder le plus longtemps possible. Après un mois de traitement, et à la grande satisfaction de la malade, le volume de la tumeur avait considérablement diminué; elle pouvait, à cette époque, se baisser sans difficulté et faire de longues courses, ce qui auparavant lui était impossible. Il faut dire aussi que cette personne n'avait pas cessé totalement l'usage des bains; elle y mettait seulement un intervalle de trois ou quatre jours, par suite de la faiblesse musculaire qu'elle disait ressentir toutes les fois qu'elle en prenait. L'eau en boisson avait été abandonnée à la fin du premier traitement, son estomac ne pouvant plus la supporter. Cette dame quitta Vichy, heureuse enfin du succès qu'elle avait obtenu.

Un autre malade de l'hôpital a été guéri de la même manière d'une tumeur qui s'était développée dans l'épaisseur du côlon ascendant ; plusieurs autres, atteints de coliques chroniques, ont obtenu, par ce moyen, des résultats tout aussi satisfaisants. Il en a été de même à l'égard des engorgements du foie, organe qui se prête parfaitement à ce mode d'administration, attendu que la veine porte prend naissance dans les intestins, pour se rendre spécialement au foie, où elle dépose les produits qu'elle a puisés par ses racines sur toute l'étendue du tube digestif.

BOISSONS.

Après avoir passé en revue les divers moyens d'administrer les eaux, nous devons parler de celui qui consiste à les faire prendre en boisson. J'insisterai longuement sur ce point, parce que c'est en partie la manière la plus avantageuse d'en faire usage. Mais auparavant disons un mot sur la difficulté que l'on rencontre à trouver la source qui convient à l'estomac du malade, ce qui exige parfois quelques tâtonnements. Bien que l'analyse chimique n'indique entre elles aucune différence de composition, pour ainsi dire, il n'en est pas moins vrai que leur manière d'être n'est pas égale pour toutes les personnes, ce qui prouve que les diverses sources doivent être con-

sidérées comme très-analogues, mais non comme
identiques. C'est ainsi, par exemple, que de deux
individus placés dans les mêmes conditions maladives, l'un se trouvera bien d'une source, tandis
que l'autre ne pourra pas la supporter. Ce résultat, qui se rencontre assez fréquemment, n'a
pu jusqu'à présent trouver une explication satisfaisante. Voici, à cet égard, l'opinion du baron
Lucas : « Les sept sources de Vichy, dit ce mé-
« decin, présentent dans leur emploi médical des
« différences bien plus importantes qu'on ne
« pourrait le croire d'après l'analyse chimique ;
« et bien qu'il soit difficile d'apprécier *à priori*
« la raison de cette différence, des observations
« nombreuses, renouvelées depuis vingt-trois ans,
« ne me laissent aucun doute à cet égard. Dans
« cet état d'incertitude, il faut interroger la sus-
« ceptibilité des organes, la mobilité nerveuse
« des malades ; il faut tâtonner pendant tout le
« cours du traitement. Cette même circonspection
« est nécessaire surtout, suivant les changements
« de l'atmosphère : la température, le degré
« d'humidité, l'état électrique de l'air, sont au-
« tant de causes influentes qu'il n'est jamais
« permis de négliger. »

Le second point à considérer, après avoir reconnu la source qui convient aux dispositions de
l'estomac des malades, c'est de trouver les quan-

tités nécessaires à la cure individuelle. Cette importante question, qui n'avait nullement éveillé jusqu'à présent l'attention des médecins de Vichy, consiste à placer les malades dans des conditions régulières d'alcalinité. La seule indication que recevaient les buveurs, avant mon arrivée, était de se rendre à telle ou telle source, et d'y puiser trois ou quatre verres d'eau, soir et matin, et souvent plus; car les malades sont toujours disposés à dépasser la dose prescrite par le médecin, tant ils sont désireux, et on le conçoit, de se débarrasser au plus vite de leurs infirmités et d'abréger le plus possible la durée du séjour; de telle sorte que s'ils arrivaient à la dose d'eau convenable, ils le devaient bien plus à un heureux hasard qu'à une direction raisonnée de leur part. Cette marche peu régulière avait deux inconvénients également funestes, qui étaient de prendre trop ou trop peu; ce qui ne saurait arriver après l'examen chimique que j'ai le premier mis en usage d'une manière méthodique, avec le plus grand avantage et sans aucun des inconvénients attachés à la méthode habituelle dite *à discrétion*, ou bien suivant la tolérance de l'estomac des malades.

Cette méthode, que j'emploie journellement, consiste à constater tous les matins dans les humeurs acides à l'état normal, dans l'urine en particulier, à l'aide des papiers réactifs de curcuma ou de tournesol, ce dernier rougi par un acide faible, la quantité d'eau minérale nécessaire à chaque individu pour modifier son état humoral et l'élever au degré d'alcalinité convenable, afin de pouvoir, par ce moyen bien simple, diminuer ou augmenter la quantité d'eau minérale, suivant l'importance de la maladie ou l'état du malade. L'alcalinité n'est ici qu'un moyen précieux que la chimie nous offre pour mesurer, si je puis m'exprimer ainsi, la quantité d'eau minérale qui convient à chaque constitution ; un thermomètre destiné à faire connaître l'état de nos humeurs pendant la cure ; une boussole, enfin, qui doit servir de guide aux malades ainsi qu'aux médecins, et non point seulement pour constater la présence d'un agent thérapeutique sur lequel doit reposer toute la puissance des sources de Vichy ; car, nous devons le reconnaître, les autres éléments de l'eau sont, sans aucun doute, tout aussi utiles à la guérison que le bicarbonate de soude, dont on ne peut incontestablement les séparer sans détruire à l'instant la solidarité d'action du médicament, dont l'ensemble constitue le traitement par les eaux de Vichy.

Je dirai à ceux qui, à cet égard, se font un métier de critiquer à Vichy les idées des autres, s'imaginant par là faire sans doute étalage d'un grand savoir, *qu'en toute chose, il ne faut ni aller au delà, ni rester en deçà du but;* inconvénients graves, dont le procédé que j'ai indiqué peut, à lui seul, mettre à l'abri les personnes qui désirent faire une cure sérieuse et convenable.

Cette manière régulière de doser les eaux de Vichy, comme il est d'usage de doser tout médicament, suivant la nature de la maladie, a été appliquée, non-seulement aux malades de l'hôpital militaire, mais encore aux personnes étrangères à cet établissement. J'ai été conduit, par ce procédé, à m'assurer que les anciens médecins approchaient bien plus de la vérité que ceux d'aujourd'hui, relativement aux proportions d'eau nécessaires au traitement de chaque malade. Les anciens intendants ou médecins des eaux étaient, avec raison, très-réservés dans les doses qu'ils faisaient prendre en boisson; car Fouet recommande très-expressément de ne les boire qu'à petites doses et de n'augmenter que par huit onces. D'autre part, il nous dit que si on veut les prendre avec fruit, il ne faut en boire que trois ou quatre verres par jour, pendant trente ou quarante jours, afin de donner au sel le temps d'agir sur les humeurs, qui lui résistent longtemps, et sur lesquelles, quand on les presse, dit-il, elles ne font que glisser et n'emportent rien. Nous voyons, en effet, tous les jours, que les petites doses d'un médicament pénètrent plus doucement dans le sang, et qu'elles ne provoquent point, ainsi administrées, d'action purgative, ni aucun trouble du côté de l'estomac.

Comment, en effet, ne pas s'exposer à de pareils mécomptes et ne pas occasionner de violentes inflammations gastro-intestinales en buvant journellement des dix, quinze et vingt verres d'eau minérale pure, et quelquefois plus, alors que la peau, organe beaucoup moins impressionnable que l'estomac, ne peut supporter longtemps le contact de cette même eau pure sans s'enflammer? Ne sait-on pas, en outre, ainsi que l'a démontré M. Ed. Robin, qu'une trop grande quantité de sels dans le sang amoindrit sa combinaison avec l'oxygène de l'air, qu'elle diminue par conséquent la combustion pulmonaire avec la chaleur animale, et qu'elle ralentit la circulation de manière à produire des effets hyposthénisants, calmants ou stupéfiants? de même que les transpirations abondantes et soutenues qui, par le rapprochement des sels qu'elles amènent dans le sang, produisent également les mêmes phénomènes.

A l'aide du procédé dont j'ai parlé, basé sur la nature chimique des humeurs, je suis parvenu à reconnaître des différences individuelles bien grandes. C'est ainsi que j'ai vu des malades être complétement alcalisés avec deux verres d'eau minérale pendant vingt-quatre heures, chaque verre ayant une contenance de 250 grammes ; tandis que d'autres ne parvenaient à manifester des traces d'alcalinité qu'après en avoir avalé quinze ou vingt verres. Il est facile de concevoir par là combien, avec une eau aussi énergique, il eût été dangereux et compromettant d'en boire, dans le premier cas, huit ou dix verres seulement, ainsi que cela se pratique journellement parmi les malades, et, à plus forte raison, si cette dose eût été poussée plus loin, comme on le voit très-fréquemment. Il faut cependant qu'elle soit assez élevée, sans quoi les acides de l'estomac pourraient s'emparer de tout l'alcali ; dans ce cas, le sang et par suite tous les organes s'en trouveraient privés, et le traitement, dès lors, serait incomplet, toutes les fois du moins que l'état constitutionnel aurait besoin d'être modifié pour opérer une guérison profonde, diathésique.

J'ai vu également, à l'aide de ce moyen d'appréciation, que les constitutions délicates, que les malades les plus affaiblis par de graves ou longues souffrances, étaient ceux qui se trouvaient saturés avec des doses minimes ou homœopathiques, un ou deux verres par jour ; tandis que les personnes les plus fortes étaient celles qui se trouvaient le plus réfractaires à l'alcalisation.

Cette observation est ici de la plus haute importance pratique, car ce sont précisément les plus faibles et les plus malades qui, par ces motifs, se croient dans la nécessité d'en prendre des quantités plus fortes : ce qui explique les nombreux accidents qui arrivent si souvent aux malades, alors qu'ils ne prennent pour guide que leurs propres sensations, et pour règle de conduite que les dérangements apportés par le traitement dans l'ordre des fonctions.

Il peut se faire qu'en prenant les eaux *à discrétion*, comme les prescrivent encore, malgré les inconvénients que nous avons signalés, la plupart des médecins de Vichy, quelques malades supportent des doses considérables d'eau avec un amendement rapide dans les symptômes de leur maladie ; en agissant ainsi, il arrive souvent que ces personnes se trouvent tout à coup incommodées et forcées de cesser la cure pour la reprendre plus tard ; mais ce retour n'est pas toujours possible, soit par dégoût, soit par intolérance de la part de l'estomac, qui se trouve ordinairement fatigué par ces doses outre mesure administrées dès le début. Il est cependant quelques constitutions rebelles, rares à la vérité, qui ne sont nullement influencées par l'action des eaux, et chez lesquelles la manifestation alcaline ne se produit que très-difficilement. Dans ce cas, il ne faudrait pas insister pour l'obtenir, dans la

crainte d'irriter les voies digestives. Ces rares
exceptions prouvent seulement qu'il existe des
constitutions dont les humeurs sont fortement
acides et difficiles à être modifiées par les eaux.

L'alcalinité disparaît souvent quand les malades veulent dépasser certaines limites. Il survient, dans ce cas, une espèce de fièvre générale
ou locale, qui fait que les urines, qui étaient
alcalines, peuvent, si le trouble général causé par
l'eau ou par tout autre motif est assez prononcé,
devenir acides bientôt après, et rester dans cet état,
tant que la fièvre ou le malaise n'auront pas cessé.

Je dois blâmer également l'usage, généralement répandu, de prendre les eaux alcalines
coupées avec du vin, comme moyen de traitement,
ainsi que nous allons le démontrer plus loin; c'est
un procédé auquel certainement ceux qui le
conseillent n'ont point réfléchi, mais dont ou
comprendra l'inconvénient, quand on saura que le
vin, à cause de son acidité naturelle, détruit complétement et change la composition chimique de
l'eau, en lui faisant perdre son alcalinité, qu'il
importe tant de lui conserver, et qui constitue,
pour ainsi dire, la partie active et essentielle de
l'eau minérale de Vichy. Cette action décomposante et neutralisante tout à la fois est tellement
puissante, qu'un verre de vin rouge ordinaire de
Bourgogne, qui n'est pas très-acide, détruit l'al-

calinité des trois verres de la même dimension
d'eau des Célestins, la plus alcaline de toutes les
sources. Si ce mélange d'eau minérale avec le vin
a lieu, le traitement dès lors ne pourra avoir
d'autre effet que de favoriser les digestions ;
dans ce but, les malades peuvent en faire usage
comme d'une chose très-utile, mais il ne faudra
pas le considérer comme pouvant fournir les éléments d'une cure sérieuse générale, ayant pénétré profondément dans l'organisme, et susceptible
par conséquent de fournir des résultats positifs
de guérison ; puisque l'eau employée de cette manière n'est plus dans son état naturel, mais bien une
eau décomposée, qui peut suffire ainsi pour guérir
diverses affections de l'estomac, mais non pour
combattre et détruire un état général diathésique.

Il est ici une remarque à faire, c'est que les
malades prennent sans répugnance des quantités
d'eau minérale qu'ils ne pourraient jamais avaler
si c'était de l'eau ordinaire.

Durée du traitement.

La durée de la saison des eaux est une question
difficile à déterminer ; elle est subordonnée à une
foule de circonstances que personne ne peut apprécier d'avance, vu que pour certaines affections
la guérison pourra s'effectuer au bout de quelques

jours, tandis que pour d'autres il faudra plusieurs mois, et même des années. Cela dépend évidemment du plus ou moins de gravité des maladies et de la tolérance des malades pour ce médicament.

Tardy pensait, relativement à la durée du traitement, que, pour désobstruer les humeurs, il fallait huit jours seulement, en ne prenant jamais plus de quatre verres par jour; et encore, dit cet auteur, cette dose est-elle trop considérable. Pour guérir une infirmité ordinaire, il faut quinze jours ; et pour détruire les obstructions rebelles, les paralysies, les engorgements du foie, de la rate, etc., deux ou trois mois, en ayant soin de prendre, après chaque huitaine, quelques jours de repos. Il recommandait également à ceux qui partaient de faire usage des eaux pendant huit ou dix jours par mois, dans le courant de l'année.

« On s'abuse étrangement, dit Tardy, si l'on
« pense qu'en prenant chaque matin six ou huit
« livres d'eau, ou trois ou quatre pintes pendant
« vingt jours consécutifs, on doive en attendre
« les mêmes succès que ceux qu'on a lieu d'es-
« pérer lorsqu'on emploie deux mois pour en
« consommer la même quantité.

« Cet abus, continue le même auteur, est beau-
« coup moins à craindre pour les personnes qui
« n'ont que de petites maladies à combattre que
« pour celles qui en ont de graves. »

Il arrive parfois aussi qu'en continuant les eaux pendant un temps trop long, on voit l'amélioration, qui s'était manifestée dans les premiers jours, cesser tout à coup et la maladie se réveiller, c'est-à-dire qu'après un effet calmant, il survient une action trop excitante, sous l'influence de laquelle l'état maladif tend à reparaître.

Dans tous les cas, voici, sous ce rapport, ce que l'expérience nous a permis de recueillir dans le service de l'hôpital militaire de Vichy : tous les malades qui étaient atteints d'engorgement du foie ou de la rate ont été mesurés tous les quinze jours, ainsi que l'organe malade ; cette opération a été faite avec le plus grand soin, pendant une période de deux mois ; au bout de ce temps, il est résulté de nos diverses épreuves que ceux qui, après un mois ou quarante jours, n'avaient pas encore éprouvé de diminution dans le volume de l'engorgement, n'ont rien gagné par la suite, car leur état est resté stationnaire jusqu'à leur sortie de l'hôpital, malgré la continuation du traitement, qui a duré soixante jours pour les plus graves. Il faut ajouter aussi que, dans les derniers jours, la faiblesse musculaire et l'espèce de dégoût que les malades éprouvaient à boire, nous ont mis dans la nécessité de ralentir l'usage des eaux, et même de suspendre chez quelques-uns le traitement ; ce qui tendrait à prouver qu'après quarante jours de séjour bien employés, les malades peuvent, en général, se considérer comme ayant satisfait aux exigences d'une saison complète ; de telle sorte que si, à cette époque, ils ne sont pas guéris, il vaut mieux les renvoyer à une autre année que de les obliger à continuer péniblement un traitement qu'ils finissent toujours par prendre avec dégoût, et, par conséquent, sans bénéfice aucun pour leur santé.

Il est d'observation que les saisons à Vichy, sous le rapport de leur durée, peuvent être divisées en trois catégories : elles seront de vingt à vingt-cinq jours pour les affections légères, de trente au moins pour les moyennes, et de quarante pour les plus graves, les plus enracinées. C'est un moyen dont il ne faut pas abuser, car on voit souvent qu'une fois l'impulsion donnée, l'action vitale des organes malades, mise en jeu par les eaux, suffit ensuite pour achever la guérison. L'effet consécutif de la cure n'est pas toujours sensible au moment du départ des malades ; ce n'est ordinairement qu'un mois et même plusieurs mois après avoir cessé les eaux, que la personne pourra juger du résultat définitif du traitement. Ce travail modificateur des eaux est tellement constant, que le médecin doit en avertir les malades, afin de les détourner de l'emploi, pendant ce même laps de temps, de toute autre médication active, qui ne serait pas réclamée par une absolue nécessité.

Le retard que la nature apporte à manifester le bienfait des eaux peut s'expliquer de la manière suivante : le sang étant l'incitateur de toutes nos fonctions, et le réparateur matériel de tous nos organes, dont la vitalité est devenue inerte par l'effet des souffrances ; ces organes, reconstitués pendant la cure à l'aide du sang modifié par les eaux, et réveillés de leur engourdissement, ne peuvent être en état de fonctionner qu'après avoir acquis évidemment une certaine force de cohésion, laquelle, comme chez les enfants qui viennent au monde, ne s'obtient qu'après une durée de quelques mois.

Précautions observées anciennement.

Après avoir étudié tous les écrits qui ont été publiés sur les eaux de Vichy, on ne doit plus être surpris aujourd'hui des cures remarquables qu'on voyait autrefois, et qui se réaliseraient très-facilement de nos jours, si l'on voulait se soumettre aux privations et aux précautions minutieuses des temps passés. Pour mieux faire ressortir à cet égard la différence qui existe entre ce qui se faisait autrefois et ce qui se fait actuellement, et comparer la différence des résultats obtenus aux deux époques, nous rappellerons que les anciens médecins recommandaient à leurs malades, plus dociles qu'aujourd'hui aux prescriptions du docteur, de vivre très-régulièrement quinze ou vingt jours avant de se rendre aux eaux ; de n'y arriver qu'à petites journées, de manière à ne pas perdre le sommeil pendant tout le voyage ; de se reposer, en arrivant, deux ou trois jours de suite ; de se passer de domestique, et d'éloigner tous les soins et inquiétudes, de quelque nature qu'ils fussent. Quelques malades se faisaient saigner plusieurs fois, d'autres se purgeaient ; le tout pour se disposer à l'usage des eaux. D'autres fois, on leur faisait boire trois verres d'eau minérale, pendant trois ou quatre jours, avant de prendre le purgatif, afin de détremper les humeurs et de faciliter l'action purgative des médicaments. On conseillait aux malades de manger seuls, pour ne pas s'exposer à manger par complaisance ; de ne pas dormir après les repas ; de prendre les eaux par petites quantités, de 16 à 20 onces, et d'aller ensuite en augmentant de 6 en 6 onces, jusqu'à ce qu'on fût arrivé à la dose qu'on ne devait pas dépasser. L'eau en boisson devait être prise le matin, en s'arrangeant de manière à avoir fini le dernier verre à huit heures pendant les chaleurs, et à neuf dans les temps frais. On disposait les personnes en leur faisant prendre préalablement du bouillon de poulet ou de veau, dans lequel on ajoutait de la chicorée sauvage, de la laitue et de la poirée ; on avait remarqué que, par suite de ces précautions, les effets salutaires des eaux étaient beaucoup plus prompts, plus soutenus et plus sensibles. Lorsque la maladie n'était pas grave, on faisait prendre au malade, dans le premier verre d'eau minérale, deux onces de manne; d'autres fois, les sujets ne se purgeaient qu'après avoir pris les eaux pendant quatre ou cinq jours.

Il faut, disait Tardy, que le malade s'adresse au médecin, non-seulement pour savoir si les eaux lui sont convenables, mais encore pour qu'il le dirige sur la source qui paraît convenir davantage à sa position et à son tempérament; pour qu'il détermine la quantité et le temps pendant lequel on doit en faire usage, la composition du bain, sa durée, sa température, et qu'il juge si le malade a besoin d'être saigné ou purgé, ce qui est très-important pour les femmes à cause des règles, et pour les hommes à cause des hémorrhoïdes.

Nous n'en dirons pas davantage au sujet des précautions que l'on prenait anciennement, persuadé que cela suffira pour éveiller l'attention des malades et leur faire comprendre que si on n'ob-

tient pas aujourd'hui des guérisons aussi mira-
culeuses qu'autrefois, il ne faut pas s'en prendre
à la vertu des eaux, qui est toujours la même,
mais bien à l'absence de régime et de précautions
hygiéniques. Je ne suis pas d'avis que les malades
insistent, pendant les repas, sur l'usage exclusif
des eaux alcalines ; il faut en tout une juste proportion, car il serait à craindre que toute l'acidité
du suc gastrique, dont une partie est nécessaire à
une bonne digestion stomacale, ne fût détruite
complétement, ce qu'il faut éviter, d'autant que
l'eau prise convenablement, matin et soir, suffit
et constitue la véritable cure.

Règles hygiéniques à suivre pendant la cure.

Lorsque la santé est compromise, on ne saurait
examiner de trop près les conditions hygiéniques
dans lesquelles on doit se placer pour rendre à
l'organisme les éléments de vie qu'il a perdus,
ainsi que les soins à prendre pour seconder les
propriétés des médicaments dont on doit faire
usage.

Les adjuvants diététiques et hygiéniques sont,
dans ce cas, d'une importance réelle ; il ne faut
pas les négliger à Vichy, à cause de la nature

toute particulière des eaux. Il faut d'abord choisir, lorsqu'il y a possibilité de le faire, une localité thermale où règne un air pur, un climat doux, un site d'un aspect agréable ; il est rare qu'on n'obtienne pas déjà, avec ces conditions premières, d'innombrables avantages pour le rétablissement de la santé. Sous ce rapport, Vichy et ses environs n'ont rien à envier aux pays les plus favorisés. Mais, pour répondre à toutes ces indications, et ne rien omettre de ce qui peut seconder l'effet salutaire du traitement, j'ai vu, par les questions qui m'ont été adressées, qu'il m'était indispensable de faire connaître en détail les règles hygiéniques à observer pendant et après le traitement.

HABITATION.

Les divers hôtels ou logements particuliers de Vichy réunissent en général toutes les conditions hygiéniques que réclame la position des personnes qui viennent y chercher la santé. Toutes les habitations n'offrent pas, il est vrai, une exposition parfaite, mais elles sont bien distribuées, et leur construction en pierres granitiques scellées à la chaux les rend très-propres à conserver la sécheresse des appartements. Les rues, dans le nouveau Vichy, sont larges, l'air s'y renouvelle et y circule facilement ; les jardins sont spacieux et les promenades nombreuses. Le parc, par sa position centrale, ses belles allées, ses gazons et ses beaux arbres, rend de grands services aux malades, en leur procurant la facilité de se livrer à l'exercice de la promenade, dans les courts instants de liberté que leur laissent les diverses parties du traitement.

VÊTEMENTS.

La nature des vêtements pendant la cure n'est pas aussi indifférente qu'on pourrait le penser pour seconder et rendre plus efficace encore l'effet des eaux. Il convient de choisir ceux qui sont surtout favorables à l'absorption de la sueur. Sous ce rapport, les tissus de laine occupent le premier rang : mais après ceux-ci, considérés comme matière absorbante, viennent les tissus de coton, qui sont peut-être préférables, parce qu'ils n'ont pas, autant que les premiers, la faculté de conserver les miasmes et les odeurs, ni l'inconvénient de produire sur la peau de quelques personnes une irritation quelquefois insupportable. D'après ces considérations, les malades auront soin d'appliquer sur le corps, soit avant le bain, soit après, des chemises ou peignoirs de coton, comme le moyen le plus efficace de réunir tous les avantages à la fois. Les tissus de lin et de chanvre sont moins favorables que ceux dont je viens de parler, parce qu'ils se mouillent et se sèchent trop rapidement, et qu'ils produisent par là un abaissement de température très-désagréable au corps. Il est utile, en général, que les malades s'habillent chaudement. Cette précaution est d'autant plus nécessaire que la peau, excitée par la chaleur de l'air, par les bains ou les douches, devient très-impressionnable aux influences atmosphériques.

ALIMENTS DONT ON PEUT FAIRE USAGE.

Le pain, ce principal aliment de l'homme, doit être préparé avec la farine de froment, être blanc, léger et bien levé; celui qui se trouve sur les tables de Vichy réunit toutes ces conditions; il est, par conséquent, très-nourrissant et de facile digestion. Cependant, comme il arrive quelquefois qu'il laisse à désirer sous le rapport de la blancheur, je dois prévenir les malades que ce défaut ne le rend pas nuisible, et qu'il ne tient pas non plus à la nature séléniteuse ou alcaline des eaux des puits, comme quelques personnes l'ont supposé, mais bien aux diverses natures de terrains des environs de Vichy d'où provient le blé.

Au nombre des aliments de nature végétale dont les malades peuvent faire usage, sans contrarier l'effet des eaux, nous signalerons d'abord tous ceux qui ont pour base la fécule ; cette classe d'aliments passe avec facilité, et répare très-promptement les forces des gens faibles. Viennent ensuite les épinards, la laitue, la chicorée, les carottes, les asperges, les cardons, les salsifis, les réceptacles d'artichauts, les choux-fleurs ou les choux de Bruxelles, les pommes de terre, les pois et haricots verts. La nature de tous ces légumes se concilie parfaitement avec les propriétés chimiques des eaux ; ils ont, en outre, l'avantage d'être légers, adoucissants et d'une digestion facile.

Les aliments tirés du règne végétal sont préférables toutes les fois que les fonctions vitales éprouvent une excitation quelconque, et le régime animal convient, au contraire, quand l'excitation est amoindrie, ou que le malade a éprouvé de grandes déperditions de sang.

Toutes les substances alimentaires tirées du règne animal peuvent être employées indistinctement, sans détruire la nature des eaux, ni compromettre le résultat de la cure ; toutefois, il sera nécessaire de faire un choix, à cause de leur digestibilité. Ainsi, nous placerons en première ligne, comme favorables de leur nature : le lait, les œufs, la viande de bœuf, de mouton, de veau,

le poulet, l'agneau, le pigeon, le dindon, le canard domestique et le lapin privé, attendu que
tous ces aliments conviennent particulièrement
aux estomacs des personnes affaiblies. Quant au
gibier, sa chair est nuisible aux estomacs délicats.
En général, les viandes conviennent mieux rôties
que bouillies, parce que le rôti bien fait conserve
à la viande son principe alibile ou nourrissant, et
lui donne cette belle couleur brun caramel qui
rend sa digestion plus facile; ce mode de cuisson
est très-avantageux en outre pour faire perdre
aux viandes blanches leur saveur fade et leur
donner le stimulant nécessaire pour réveiller les
forces de l'estomac. Le poisson est aussi un aliment léger qui convient aux malades; le saumon
est la seule espèce dont on doit faire usage avec
modération, parce qu'il est très-nourrissant et
d'une digestion moins facile que les autres.

Le beurre, le chocolat, les pruneaux cuits et
les fromages ordinaires peuvent sans inconvénient
servir à la nourriture des personnes qui boivent
les eaux, excepté toutefois le fromage à la crème,
comme nous le verrons plus loin. La salade ne
serait pas nuisible, si l'on pouvait se passer d'introduire dans son assaisonnement du vinaigre et
du poivre. Les fruits secs, les amandes pralinées,
toutes les sucreries enfin qui forment en grande
partie les desserts des tables de Vichy ne sont

point contraires, si ce n'est que la digestion en est très-difficile.

Les fruits, comme nous allons le voir bientôt, doivent être bannis de l'alimentation ; cependant, comme toutes les personnes qui viennent prendre les eaux ne sont pas gravement malades, celles qui n'ont que des affections légères pourront suivre avec moins de rigueur, sous ce rapport, les règles d'un traitement sérieux ; elles pourront, par conséquent, en faire usage avec modération, ainsi que des confitures ou compotes préparées avec ces mêmes fruits.

Il est arrivé souvent que les malades m'ont demandé ce que je pensais de l'usage des glaces et des sorbets. J'ai toujours répondu que ces rafraîchissants n'avaient rien de nuisible à l'action des eaux, mais qu'il fallait éviter seulement de les prendre au moment où le corps se trouve sous l'influence d'une abondante transpiration, pour ne pas compromettre, par un dérangement quelconque, le temps destiné à la cure.

Quant au café, il doit être interdit aux personnes nerveuses, à cause de la stimulation cérébrale qu'il développe. Pour les autres, si elles en prennent ordinairement, elles pourront le continuer. S'il n'agite pas, le thé peut être également autorisé, sans crainte de nuire à l'efficacité du traitement.

Après avoir désigné d'une manière générale, comme je viens de le faire, les aliments dont on peut faire usage, je vais indiquer, dans le même ordre, ceux qui peuvent produire sur la santé des malades quelque influence fâcheuse, à cause de la difficulté de leur digestion, mais plus particulièrement encore sous le rapport des phénomènes chimiques, dont le résultat serait de paralyser l'action d'un des éléments essentiels de l'eau, du bicarbonate de soude, et de nuire par là à l'efficacité du traitement.

Au nombre des aliments dont la digestion est difficile, nous trouvons, parmi ceux qui appartiennent au règne animal : le cochon, l'oie, le canard sauvage, le lièvre, et généralement toutes les viandes noires ; elles ne conviennent guère qu'aux personnes qui se livrent à la fatigue, et nullement à l'estomac des personnes souffrantes : elles ont, en outre, l'inconvénient grave d'augmenter l'élément acide dans nos humeurs, et de diminuer la quantité des urines, tandis que les aliments de nature végétale donnent des résultats entièrement opposés. Les viandes salées et fumées, les pâtisseries, les fritures où le beurre et la graisse dominent, sont des aliments très-lourds, très-

indigestes ; c'est pourquoi les malades feront bien
de s'en abstenir.

Tous les légumes secs doivent être rejetés, à
cause de leur enveloppe, qui est toujours d'une
digestion difficile ; il en sera de même des champignons. Le sel et le poivre ne doivent pas domi-
ner dans les assaisonnements.

Parmi les aliments de la seconde catégorie,
c'est-à-dire ceux qui sont nuisibles par leur nature, nous trouvons en première ligne les fruits ;
mais, avant d'aller plus loin, je crois qu'il est nécessaire, pour mieux convaincre les malades de ce
danger, de donner un aperçu succinct de la composition chimique des fruits, afin que ceux qui
voudront s'éclairer et ne plus marcher dans une
vieille et pernicieuse routine puissent apprécier
scientifiquement l'importance de cette recommandation, et juger par eux-mêmes de la valeur des
conseils de quelques médecins arriérés, qui ne
craignent pas de prescrire ces sortes d'aliments,
malgré l'évidence des faits ; mais il faut dire
aussi qu'on ne convertit pas les gens qui, de parti
pris, ne veulent pas être convertis.

Les fruits font partie de cette classe d'aliments
que l'on appelle *gommeux*, *muqueux* et *sucrés* ;
mais, à côté de ces principes constituants, il s'en
trouve d'autres connus sous le nom d'*acides*, qui
sont : les acides malique, acétique, citrique, tar-

trique, oxalique et gallique, principes qu'on doit reconnaître, tout d'abord, pour être des plus nuisibles à l'action et au résultat salutaire des eaux, parce qu'ils détruisent complétement leurs propriétés alcalines, pour lesquelles les malades viennent tout exprès, et souvent de fort loin, aux sources de Vichy. Dans cet état de choses, il faut le dire, puisque c'est la vérité, les personnes qui font usage de ces fruits, au lieu d'avoir introduit dans le sang du bicarbonate de soude, comme c'était leur intention, n'y ont infiltré, au contraire, que des tartrates, des citrates ou des acétates de soude, sans propriétés alcalines, et dont les effets, ainsi que nous le voyons journellement lorsque nous employons ces préparations dans les diverses maladies, ne sont nullement analogues à l'action du bicarbonate alcalin, mais au contraire tout à fait différents. Ces combinaisons nouvelles, en dénaturant complétement les sels des eaux, détruisent par conséquent aussi les propriétés particulières et spéciales du médicament, et annulent les effets salutaires qui doivent en être le résultat. Au nombre de ces fruits malfaisants, il faut citer l'orange, le citron, les cerises, les fraises, les groseilles, ainsi que les compotes ou confitures préparées avec ces mêmes fruits.

L'action des fraises, que quelques médecins recommandent, et que d'autres laissent volontiers manger aux malades pendant le traitement, comme une chose indifférente, est cependant si peu en harmonie avec la nature des eaux, et si peu conforme au traitement alcalin, que je dois ici, pour démontrer toute l'inconséquence et la légèreté de semblables conseils, citer l'observation qui m'a été communiquée par le professeur Lallemand, membre de l'Institut, qui m'a autorisé à dire que, pendant son séjour à la Faculté de Montpellier, plusieurs malades étant venus, à diverses époques, le consulter pour des irritations légères de l'appareil digestif, il leur conseilla, à titre de médication rafraîchissante et tempérante, de faire usage des fraises ; mais qu'il fut fort étonné d'entendre dire, quelques jours après, à la plupart de ces malades, qu'ils rendaient par les urines les fraises qu'ils avaient mangées. Quoique la chose fût évidemment impossible, le célèbre professeur voulut néanmoins vérifier le fait, et il vit que les prétendus pepins n'étaient autre chose que l'acide urique qui, sous forme de sable, se déposait au fond du vase. Il va sans dire que ce phénomène disparaissait aussitôt que les malades cessaient de manger des fraises. Ce qu'il y a de certain dans toutes ces réactions, c'est que là où les acides arrivent, le sang perd son alcalinité et prend passagèrement un état acide.

Le fromage à la crème, dont les tables de Vichy

sont si largement pourvues, étant très-acide,
doit être également rejeté. Il n'est pas douteux,
d'après ce qui précède, que les personnes qui,
pendant leur traitement, auront ainsi enfreint les
règles d'une hygiène aussi rationnelle n'aient
plus tard de grands reproches à se faire, quand
elles verront que leurs infirmités n'ont rien perdu
de leur intensité. Celles qui connaissaient le danger regretteront alors, mais un peu tard, ainsi
que beaucoup m'en ont fait l'aveu, d'avoir cédé
trop légèrement à une funeste intempérance ou à
des conseils peu logiques, ou plutôt donnés par un
système bien arrêté d'opposition professionnelle.
Aujourd'hui les malades, mieux avertis de l'écueil
qu'ils doivent éviter, obtiendront, sans aucun
doute, à la suite de leur traitement, un soulagement plus grand et des guérisons plus certaines.
Il faudra aussi qu'ils modèrent l'appétit que
donnent d'abord les eaux, sans quoi il pourrait
arriver un trouble dans la digestion et un malaise
général, qui contrarieraient dès le début les bons
résultats de la cure.

BOISSONS ALIMENTAIRES.

L'eau pure est certainement la plus saine
comme la plus salutaire de toutes les boissons ;
c'est le meilleur et le plus actif de tous les dissol-

vants connus ; aucune boisson ne facilite autant les digestions, ne donne au chyme et au chyle la consistance, la douceur et la légèreté qui conviennent à leur absorption dans les vaisseaux chylifères. Elle remplace, en outre, avec le plus grand avantage, la partie séreuse du sang qui s'échappe continuellement par les nombreux pores de la peau, surtout pendant l'été. L'homme, d'ailleurs, qui ne boit que de l'eau, a toujours le teint frais, l'haleine douce, l'esprit plus libre, le caractère plus facile, plus égal, et la santé mieux affermie. On voit par là qu'aucune boisson ne peut remplacer l'eau, et venir aussi bien qu'elle au secours de nos organes et de nos fonctions.

L'eau douce, que l'on trouve dans les puits de Vichy possède, outre les sels ordinaires des eaux potables, des propriétés alcalines plus ou moins prononcées, que les pluies augmentent par le lessivage des terres environnantes. Cette propriété n'est nullement malfaisante, elle soutient au contraire l'action plus sérieuse des sources minérales. L'eau qui alimente les fontaines publiques vient, par des conduits souterrains, des montagnes voisines du Vernay; elle réunit toutes les conditions d'une eau douce de bonne qualité : celles de l'Allier et du Sichon sont encore plus pures, ainsi que je m'en suis assuré par diverses analyses.

L'eau de la source des Célestins convient très-bien aux malades qui désirent faire usage d'eau minérale à leurs repas ; il faut seulement qu'elle soit prise pure ou coupée avec l'eau douce, si l'on a l'intention de continuer ainsi le traitement curatif général, mais jamais avec le vin ; car, dans ce cas, l'eau minérale ne pourra agir qu'en favorisant uniquement les digestions, ainsi qu'on l'a vu plus haut. Une simple énumération des éléments que le vin renferme fera mieux ressortir, je pense, la justesse de cette observation.

Le vin se compose d'alcool, de sucre, de tartrate *acide* de potasse et de chaux, de sulfate et d'hydrochlorate de potasse et de soude, d'une matière colorante, et enfin d'*acide acétique* ou *vinaigre*.

On voit évidemment, d'après l'énumération de tous ces principes constituants du vin, que ce mélange ne peut qu'être nuisible à l'action médicinale des sources, avec prédominance alcaline, et par conséquent au bienfait de la cure. Toutes les boissons fermentées en général, mélangées avant ou pendant qu'elles sont dans l'estomac et qu'elles cheminent à travers la circulation veineuse, pour aller jusqu'au foie, se combinent, décomposent et neutralisent le principe alcalin des eaux, et forment avec lui des sels neutres, d'où découlent des propriétés étrangères, et enfin

des résultats nuls ou différents de ceux qu'on es-
pérait obtenir. Quelques chimistes ont écrit que
tous les acides organiques étaient détruits ou
brûlés par l'oxygénation pulmonaire et transformés en carbonates, ce qui a fait dire à quelques
médecins qu'on pouvait, par conséquent, et sans
inconvénient, prendre des acides en buvant les
eaux alcalines. Sans vouloir contester ici cette
combustion, on ne peut cependant se refuser à
admettre, ainsi que nous l'avons vu en parlant
des maladies du foie, que cette décomposition
neutralisante, par le mélange hétérogène des
acides avec les alcalis, détruit l'efficacité spéciale
de l'eau de Vichy, à l'égard d'une grande partie
de nos organes, durant le long trajet qu'elle a à
parcourir, à l'abri de toute décomposition étrangère à l'organisme, avant d'arriver jusqu'aux
poumons : région enfin où ces acides combinés
avec la soude des eaux doivent, dit-on, passer de
nouveau à l'état de carbonates alcalins ; mais alors
pourquoi détruire volontairement ceux qui se
trouvent tout naturellement et très-utilement
placés dans les eaux ?

Ces phénomènes de décomposition sont d'ailleurs si rapides et si évidents pour tout le monde,
que les malades les voient tous les jours s'opérer
sous leurs yeux, toutes les fois qu'ils mélangent
les eaux de Vichy avec le vin ou d'autres boissons

acides, car partout les carbonates de soude se laissent décomposer par des acides très-faibles; et ce qui prouve que ces acides ne sont pas dénaturés dans l'économie et qu'ils peuvent retenir fâcheusement dans cet état les sels de Vichy, jusqu'à ce qu'ils soient éliminés du corps, comme le sont toutes les substances non assimilables, le bicarbonate lui-même, c'est que les chimistes Reil et Woehler, Chevreul et Morichini, dans leurs expériences sur les urines, ont parfaitement retrouvé les acides oxalique, citrique, gallique, tartrique et autres acides végétaux, les plus combustibles de tous les acides organiques, sans altération aucune dans les urines, et sous la même forme qu'avant leur entrée dans l'économie. D'après les expériences récentes, faites par M. le professeur Burhheim de Dorpat, insérées dans l'*Union médicale* du 14 octobre 1858, ce chimiste nous dit que, non-seulement on retrouve tous ces acides dans l'urine lorsqu'ils ont été introduits dans l'estomac à l'état de liberté, mais encore lorsqu'ils sont combinés à la soude ou à la potasse.

Or, vouloir admettre, malgré la preuve matérielle des faits, qu'un semblable mélange ne puisse être nuisible à la nature spéciale des eaux, il faut vraiment toute la mauvaise volonté d'une opposition systématique pour ne pas accepter ces distinctions; c'est vouloir, en un mot, se tromper soi-même et nier l'évidence. Mais il y a des gens, il faut le dire, qui éprouvent un plaisir tout particulier à nier et à combattre par obstination ce que le sens commun admet, et dont l'aveu est pour eux chose impossible.

Le vin, dans tous les cas, n'est pas d'une nécessité indispensable ; c'est plutôt le résultat d'une mauvaise habitude de notre civilisation ; car les Arabes, les Turcs et bien d'autres peuples encore n'en font point usage, ce qui ne les empêche pas de jouir d'une santé tout aussi robuste que la nôtre, soit sous le rapport physique, soit sous le rapport moral. Quel inconvénient d'ailleurs y aurait-il à se priver de vin pendant un mois, par exemple, temps que dure une saison à Vichy ?

Si les malades, soit par habitude, soit par raison de santé, sont dans l'usage de boire du vin aux repas, cette boisson sera continuée pendant la cure, afin de ne rien déranger aux convenances habituelles de leurs digestions. Les vins de Bourgogne, et surtout de Bordeaux, doivent être préférés, comme étant plus légers et moins acides que les vins ordinaires du pays. Je recommande en particulier le vin de Bordeaux, comme très-utile aux malades atteints d'affections gastriques ou intestinales et le plus convenable, en outre, pour seconder l'action des organes digestifs.

Après avoir passé en revue, ainsi que nous venons de le faire, les qualités utiles ou nuisibles des aliments et des boissons, il est encore une autre recommandation relative à la connaissance des substances qui, indépendamment de leur nature, conviennent plus particulièrement à chaque individu. L'expérience, sous ce rapport, peut mieux faire connaître aux personnes la règle d'après laquelle elles doivent se guider ; toutefois, je vais indiquer ici d'une manière générale quels sont les principes d'hygiène qu'il convient de mettre en pratique.

Disons d'abord qu'il est aujourd'hui reconnu que, pour qu'un homme se porte bien, il faut qu'il fasse usage d'aliments de nature végétale et animale, de manière à atténuer par cette combinaison les propriétés trop exclusives de chaque nature d'aliments en particulier. L'alimentation la plus convenable, du reste, est celle qui se compose d'une partie de principes azotés : viandes, et de quatre de substances non azotées, ou végétales. Il faut aussi, comme règle générale d'hygiène, prendre pour nourriture l'aliment qui se digère le plus vite et le plus complétement, sans s'inquiéter de sa nature. Les aliments viandes sont ceux qui donnent la force, et les végétaux ceux qui donnent la chaleur. La sobriété, toutes choses égales d'ailleurs, est la condition indispensable pour rendre les eaux efficaces ; mais comme la quantité d'aliments est relative à chaque personne, il est impossible de poser d'avance des règles précises à cet égard ; ce qu'il y a de certain, c'est qu'en général les malades mangent beaucoup trop, et qu'ils ébranlent chaque fois, par leurs excès, les ressorts de leur constitution et détruisent immédiatement les effets des eaux, ce qui fait qu'un grand nombre retombent, ou restent constamment malades, ou bien ne retirent qu'un faible avantage du traitement. Il n'en serait pas ainsi, j'en suis certain, si chaque malade savait s'arrêter lorsque l'appétit ne se fait plus sentir. Deux repas suffisent, et encore faut-il qu'ils soient légers et que les mets soient simples, attendu qu'une alimentation trop considérable ou trop stimulante est incompatible avec le bon emploi de tous les traitements sans exception. L'estomac, d'ailleurs, ne peut être livré à l'action de deux causes de nature à le fatiguer ; cet organe ayant besoin de toutes ses forces pour soutenir l'effet des eaux et permettre leur passage dans le sang. Il est à remarquer également que lorsqu'une personne, dans l'état de santé, prend une quantité d'aliments plus forte que celle qui lui est nécessaire pour vivre, l'excédant de cette nourriture se dépose d'une manière nuisible dans toutes les parties du corps, sous forme de chair et de graisse.

Il ne faut, dans aucun cas, user d'une trop

grande variété de mets à chaque repas; on ne doit faire usage que des plus simples : soutenir doucement l'organisme sans le surexciter, et réparer seulement les parties évacuées par les excrétions; c'est là d'ailleurs une des conditions les plus favorables à la santé.

« Lorsque je vois, disait Adisson, ces tables « modernes couvertes de toutes les richesses des « quatre parties du monde, je m'imagine voir la « goutte, l'hydropisie, la fièvre, la léthargie et la « plupart des autres maladies cachées en embus-« cade sous chaque plat. »

Le déjeuner devrait se composer, ce qui n'a pas lieu, d'un potage, avec des œufs ou une côtelette, ou bien d'une tasse de café, de thé ou de chocolat, avec du pain, précédé d'un aliment léger; le dîner, d'un potage gras ou maigre, de deux plats de viande, d'un autre de légumes, d'un plat sucré et du dessert : c'est là l'ensemble du régime que les malades devraient suivre en prenant les eaux.

En résumé, nous devons prévenir les personnes que toute maladie exige un régime particulier, fondé sur la nature du mal et le degré de l'affection, soit aiguë, soit chronique; à plus forte raison, quand on doit appliquer à l'organisme l'action d'un remède aussi puissant et aussi énergique que l'eau minérale de Vichy. Ce régime, il faut le dire, est ici plus utile que partout ailleurs, à cause de la nature particulière du remède, qui ne permet pas de faire usage de toute sorte d'aliments. Il ne suffit pas de boire de l'eau pendant un certain temps, il faut y joindre encore la plus grande sévérité dans la nature des aliments et des boissons, car le bienfait des eaux sera d'autant plus grand que les malades auront eu l'attention de se borner à une nourriture convenable et modérée.

Toutes ces recommandations, qui ont pour but de conserver précieusement l'alcalinité naturelle des eaux, laquelle doit être transmise, sans altération, au sang et à nos humeurs, sont plus importantes qu'on ne pense généralement; elles seraient, sans aucun doute, mieux observées si l'on connaissait toute l'influence qui lui est réservée dans l'accomplissement des fonctions organiques, ainsi que nous l'avons démontré ailleurs, en parlant des propriétés particulières du bicarbonate de soude.

DU SOMMEIL.

Le sommeil, étant le silence des sens et des mouvements volontaires, doit être modéré, de six à huit heures, par exemple. Un sommeil porté à l'excès est toujours contraire à la santé ; il rend le corps faible, lâche et pesant ; le sang s'épaissit, son cours se ralentit et produit un embonpoint excessif ; tandis qu'un sommeil modéré rétablit les forces du corps, le rend plus agile, plus dispos, et l'esprit devient plus libre. Il faudra, par conséquent, que les malades se couchent et se lèvent de bonne heure.

Dormir dans la journée est une mauvaise habitude : cette disposition, quand elle existe, est toujours due à la mollesse ou à une alimentation trop abondante. Le sommeil peut cependant être nécessaire aux personnes qui sont obligées de se lever de très-grand matin pour prendre les bains ; dans ce cas, il sera d'une heure au plus dans la journée.

PRÉCAUTIONS.

Il faudra éviter le froid et l'humidité, faire en sorte de ne pas se mettre au bain quand le corps est en sueur, et de se couvrir plus que d'habitude en sortant.

Chaque personne, en arrivant à Vichy, aura soin de se munir de l'historique de sa maladie, indiquant aux médecins des eaux les moyens mis en usage, les effets qu'ils ont produits, l'invasion

et la marche de la maladie. Le malade devra étu-
dier en outre, pendant la cure, l'action des eaux,
l'impression qu'elles produisent sur le cerveau,
l'estomac et les intestins, sur la digestion et les
urines ; il observera si elles provoquent des en-
vies de dormir, des coliques ou de la diarrhée,
pour en rendre un compte exact à son médecin;
afin que celui-ci puisse juger s'il ne serait pas
convenable de changer la source, de modifier l'eau
qu'il boit ou celle des bains qu'il prend.

DISTRACTIONS.

Je suis d'avis aussi que les malades recherchent la distraction. A ce sujet, je ne saurais trop
recommander les bals et les concerts établis et
dirigés par M. Strauss, chef d'orchestre des bals
de la cour; on trouve dans ces réunions, qui
ont lieu dans les salons de l'établissement, outre
une musique douce, harmonieuse et légère, parfaitement exécutée, composée, en partie, par
ce gracieux compositeur; un parfum de bonne
compagnie qu'on rencontre rarement ailleurs au
même degré. Ce délassement de l'esprit, en éloi-
gnant les chagrins, produit une diversion salutaire, qui vient s'ajouter à l'efficacité des eaux.
Je dirai plus, son concours me paraît indispen-

sable aux personnes affectées d'hypocondrie, maladie caractérisée par des idées sombres, par une tristesse insurmontable, sans réaction physique ni morale, fuyant leurs amis les plus affectionnés, et ne prodiguant plus leurs caresses ni à leur femme, ni à leur enfants. Disons ici que les souffrances de l'âme produisent plus de la moitié des maux qui affligent l'espèce humaine ; car l'inquiétude, le chagrin, l'amour-propre humilié, la cessation brusque de toute occupation, la perte de leur position, pour quelques hommes d'État, sont autant de causes qui oppressent le cœur, dépriment et arrêtent la circulation, la respiration et les digestions. Ces divers états nerveux altèrent le sang, tout aussi bien que les souffrances organiques ; ils provoquent principalement aussi les maladies du foie, ainsi que la détérioration de la constitution ; tandis que les émotions gaies, vives et agréables facilitent, au contraire, le jeu des organes et conservent à l'homme une santé brillante.

Il est utile que les malades recherchent également les causeries gaies et familières, les livres récréatifs, les amusements agréables, les promenades à pied ou à cheval, les courses en voiture, et qu'ils éloignent surtout les préoccupations d'esprit, l'amertume des passions et le souci des affaires. Ces souffrances, il faut le dire, rendront

les eaux, de même que tous les remèdes, impuis-
santes, tant que le malade n'aura pas affranchi
son âme de leur tyrannie. La vie d'hôtel, sous ce
rapport, est très-utile, à cause de la société qu'on
y rencontre et du désir commun de se procurer
quelques distractions. Toutes ces recommandations physiques ou morales, mises en pratique,
contribueront à leur tour au rétablissement plus
prompt de la santé ; mais il arrive trop souvent
que des malades quittent Vichy avec les mêmes
infirmités qu'ils avaient en arrivant, et qu'ils en
partent, accusant les eaux d'avoir été sans efficacité à leur égard. Ces personnes devraient examiner d'abord quelle a été leur conduite pendant
la saison, et elles trouveront, la plupart du temps,
que c'est à leur intempérance ou à l'oubli des
préceptes d'une hygiène convenable qu'elles doivent attribuer ce fâcheux résultat.

De la saison.

C'était pendant les mois d'avril, mai et juin,
septembre et octobre, qu'on prenait anciennement en boisson les eaux de Vichy. « Cependant,
« dit Desbrest, par un abus aussi dangereux
« qu'inconcevable, les malades ne se rendent aux
« eaux que vers la fin du mois de juin, précisé-

« ment dans le temps où ils devraient en discon-
« tinuer l'usage ; il suffit, pour se convaincre de
« cette vérité, d'examiner les principes qui mi-
« néralisent ces eaux, et on voit par là qu'il
« serait peut-être moins dangereux de les pren-
« dre pendant les grands froids que pendant les
« ardeurs de la canicule. Aussi, qu'arrive-t-il?
« c'est que les malades qui les boivent pendant
« les mois de juillet et d'août éprouvent souvent
« des douleurs de tête, des tiraillements et des
« contractures dans les muscles, des chaleurs
« dans les entrailles, des insomnies, des consti-
« pations si opiniâtres, qu'ils sont forcés de re-
« noncer à ce remède, qui, dans un temps mieux
« choisi, leur aurait fait autant de bien qu'ils en
« éprouvent de mal. »

Je pense néanmoins, malgré l'opinion de Desbrest, qu'il est préférable d'attendre la belle
saison, car il n'est pas douteux que la douceur de
la température et la sérénité de l'air ne contribuent pour beaucoup à les rendre plus efficaces,
en aidant l'action de la cure thermale. Nous ferons remarquer, en outre, qu'à cette époque de
l'année la transpiration s'établit franchement, et
que le besoin de boire et de se baigner se fait le
plus sentir, de telle sorte que, si l'on arrivait à
Vichy avant le mois d'avril, époque où la chaleur
n'a pas encore commencé, de même que si l'on y

restait après le mois d'octobre, époque où le froid resserre les pores de la peau, il serait, dans ces deux cas, ou trop tôt ou trop tard.

D'après toutes ces considérations, ce n'est qu'à partir du 1er mai qu'on peut se rendre utilement aux eaux de Vichy, et y rester, avec le même avantage, jusqu'à la fin d'octobre, attendu que le printemps y commence de bonne heure, et que pendant le mois d'octobre on aperçoit encore des fleurs et des fruits au milieu des champs couverts de verdure.

Une température modérée est toujours plus favorable au traitement des maladies en général, et surtout aux affections nerveuses et gastriques ou hépatiques ; tandis que pour lesr humatismes, les maladies de la peau ou les scrofules, ce sont les chaleurs du mois de juillet et d'août qu'il faudra choisir.

Nul doute que si, pendant les mois de juillet et d'août, époque à laquelle il faut prendre les eaux avec la plus grande précaution, on se laisse aller au désir pressant de boire, nul doute, dis-je, que les eaux, qui doivent être prises avec tant de modération, ne puissent, au milieu des grandes chaleurs, produire des accidents fâcheux, déterminer des douleurs de tête, des ballonnements du ventre, et enfin tous les accidents dont nous avons parlé. Ces troubles fonctionnels sont tellement constants, que le baron Lucas a dit aussi que, dans les grandes chaleurs, il fallait surveiller l'emploi des eaux de Vichy, pour ne pas augmenter les maladies du foie, ce qui est vrai ; car les chaleurs fortes et prolongées rendent le traitement des maladies de cet organe plus difficile. Quoi qu'il en soit, il n'est pas nécessaire, ainsi que le conseillaient les anciens inspecteurs des eaux, de suspendre le traitement ; il faudra seulement ne pas oublier qu'en tout il faut de la modération, et que cet axiome doit être encore bien plus observé au moment des grandes chaleurs et des orages que pendant les mois tempérés de la saison, laquelle commence, à Vichy, le 15 mai, et finit ordinairement dans le courant d'octobre.

Eaux de Vichy transportées.

Les eaux de Vichy sont, de toutes les eaux minérales, celles dont on expédie le plus, tant en France qu'à l'étranger. Cette consommation s'explique par les importants services qu'elles peuvent rendre loin des lieux qui les produisent.

Doit-on conclure de cette grande exportation que le traitement sera le même qu'à la source ? Assurément non, car le malade consommant l'eau hors des localités thermales ne se trouve plus dans les mêmes conditions que celui qui, venant aux sources mêmes, modifie ainsi ses conditions hygiéniques sous le rapport de l'air, des lieux et des occupations. Outre ces considérations, il existe auprès des fontaines des substances salines qui flottent dans l'atmosphère, et dont la présence contribue encore à l'efficacité des eaux.

Sous ce rapport, voici ce que nous dit Tardy :

« On remarque, auprès des sources de Vichy, « un sel volatil qui frappe l'odorat des buveurs, « et qui s'élance hors de la source, charrié par « les eaux, lequel ne doit pas y être inutilement.

« C'est une matière éthérée qui, par son effi- « cacité avec les esprits animaux, pénètre sans « obstacle dans tous les réduits des viscères et va « leur donner un nouveau mouvement et une « nouvelle vie ; mais qu'on ne s'y trompe pas, on « ne trouve cet esprit qu'à leur source ; *c'est là* « *seulement qu'il se plaît à manifester sa présence* « *et ses bons effets.* »

L'altération la plus notable observée dans les eaux transportées consiste dans la perte d'une légère partie du gaz acide carbonique, ainsi que dans un abaissement de température, à l'égard de celles qui sont chaudes ; pour ces dernières, on peut, il est vrai, rétablir cette chaleur, en plaçant la bouteille dans des vases d'eau chaude.

Cependant, et malgré l'absence de toutes ces conditions de nature à rendre la cure moins favorable, l'eau minérale transportée n'en reste pas
moins un médicament précieux pour les malades
qui, par des motifs ou des circonstances diverses,
se trouvent malheureusement privés de pouvoir
se rendre à Vichy. Ceci concerne particulièrement les habitants des colonies ou des régions
intertropicales, lesquels, par suite d'une action
climatérique mauvaise et incessante, se trouvent
atteints de ces diathèses bilieuses avec engorgement du foie ou de la rate, compliquées le plus
souvent de diarrhées, de dysentéries ou de fièvres
d'accès. Tous ces malades, privés par leur éloignement du bienfait de la cure sur place, trouveront, dans l'emploi suivi des eaux transportées,
un médicament précieux, non-seulement pour
détruire les diverses causes morbides qui nuisent
à leur santé, mais encore pour combattre les influences pernicieuses du climat qui les menacent
d'une manière incessante.

Les observations que je suis à même de recueillir chaque année, sous ce rapport, à l'hôpital
militaire de Vichy, dont je dirige le service depuis sa création, m'autorisent à recommander
aujourd'hui l'usage de ces eaux, aux personnes
malades qui ont fait ou qui sont destinées à faire
un long séjour dans nos possessions d'Afrique,

ainsi que dans les régions coloniales, où règnent d'une manière endémique toutes ces maladies diathésiques à fond bilieux, dont nous avons parlé plus haut.

Quant au mode de conservation des eaux transportées, celui qui se pratique aujourd'hui par les soins de la Compagnie fermière, sous la surveillance d'un commissaire spécial nommé par l'État, et qui consiste à renfermer l'eau puisée au sein de la source dans des bouteilles immédiatement bouchées et capsulées, me paraît convenable. Chaque capsule, en outre, indique le millésime et le nom de la source. On doit avoir soin de tenir ensuite les bouteilles dans des endroits frais, à l'abri de la gelée et de la chaleur. Dans cet état, l'expérience a prouvé qu'on pouvait leur faire traverser les mers et les conserver plusieurs années de suite sans altération, soit en France, soit dans les colonies.

Néanmoins, et malgré le soin apporté à tous ces moyens de conservation, nous conseillons aux personnes qui veulent obtenir un résultat complétement efficace de faire en sorte de se rendre aux sources. C'est là seulement qu'elles pourront trouver, avec toutes les conditions hygiéniques, tous les éléments constitutifs auxquels les eaux de Vichy doivent leurs propriétés médicales.

La Compagnie fermière, pour diminuer, autant

que possible, les altérations qui proviennent d'un séjour trop prolongé dans des magasins, où les soins de conservation ne sont pas toujours bien observés, a créé à cet effet des succursales à Paris, boulevard Montmartre, 22; à Londres, Margaret Street, Cavendish square; à Bruxelles, à Riga, à Saint-Pétersbourg, à Moscou, à Varsovie, à Constantinople, à Madrid, à Alger, et dans les colonies, tant anglaises que françaises.

Eaux artificielles et Sels minéraux naturels.

Allez aux sources naturelles, dit M. Bourdon, le chemin de la nature vaut mieux que le chemin du laboratoire.

Je ne saurais trop blâmer ici l'emploi de l'eau de Vichy artificielle, qui ne peut, en aucun cas, remplacer celle qui provient des sources naturelles; qualifier d'eau minérale de Vichy le produit d'une simple dissolution de bicarbonate de soude, c'est commettre un abus de langage aussi choquant que de donner le nom de vin à un mélange d'alcool, de crème de tartre et de sels terreux que ce liquide fournit à l'analyse.

Les éléments des eaux naturelles sont réunis dans un état de combinaison toute particulière, que la main des hommes ne peut réaliser ; ils sont minéralisés dans le premier cas, et seulement mélangés dans le laboratoire du chimiste ; il est d'ailleurs bien démontré aujourd'hui que cette dissolution de bicarbonate de soude est prise bientôt avec répugnance, que l'estomac s'irrite et ne peut le supporter comme celui qui est contenu dans l'eau naturelle. Les formules pour préparer les eaux artificielles peuvent être exactes ; mais nous devons exprimer nos doutes, par la raison toute simple que la chimie découvre sans cesse de nouveaux éléments plus ou moins importants dans les eaux naturelles, qu'on ne soupçonnait pas auparavant.

Ce qui prouve, d'ailleurs, que toutes ces considérations ont leur valeur, et ne sont pas illusoires, c'est le nombre toujours croissant des personnes qui, tous les ans, se rendent à Vichy pour prendre les eaux à la source. C'est ainsi que nous voyons sur la liste officielle, publiée à Vichy, qu'en 1839, 1,940 malades ou visiteurs sont venus dans cette localité thermale ; en 1849, dix ans plus tard, 5,840 ; et qu'en 1858, cette progression s'est élevée au chiffre de 12,000.

Cependant cette proscription absolue, quant à l'eau artificielle employée en boisson, ne doit pas être étendue aux sels pour bains, d'un usage toujours précieux, soit pour les personnes que leurs occupations, leurs infirmités ou la distance tiennent éloignées de Vichy, soit pour celles qui, la saison finie, veulent continuer chez elles un traitement prescrit par le médecin. Ces bains ne sont pas, à proprement parler, des bains artificiels, alors qu'ils sont préparés avec des sels naturels extraits des sources.

Pendant longtemps, on s'est contenté de vendre, sous le nom de *sels de Vichy*, le bicarbonate de soude, saturé par les gaz qui s'échappent des sources, ou même celui du commerce, souvent mélangé de sels étrangers plus ou moins nuisibles. Pour répondre aux réclamations incessantes des médecins et des malades, la Compagnie concessionnaire de l'Etat a établi, près des sources, avec le concours, sous la surveillance spéciale et la direction de M. Bru, pharmacien, de vastes laboratoires, où l'on extrait, au moyen d'appareils spéciaux d'évaporation, les sels contenus en dissolution dans les eaux minérales. Ces appareils évaporent, par heure, 1,400 litres d'eau, donnant chacun 7 grammes de sels par litre, qui se distinguent par leur blancheur mate, leur texture spongieuse et une forme cristalline qui leur est propre. M. Jules Lefort, qui en a fait l'analyse, a trouvé qu'ils étaient composés de bicarbonates de soude et de magnésie, de sulfates de soude et de chaux, de chlorure de sodium, de silicate de soude et d'oxyde de fer, etc. ; en résumé, des principaux sels qui minéralisent les eaux de Vichy.

L'État, afin de régulariser cette exploitation commerciale, et voulant donner aux produits de ses sources le cachet de la vérité, a décidé, par un arrêté ministériel, en date du 27 mars, qu'un agent spécial nommé par le gouvernement présiderait à l'extraction des sels, et scellerait chaque boîte ou flacon, de manière à éviter toute fraude et à donner aux malades toute sécurité.

**Résumé concernant les maladies
qui peuvent être traitées avantageusement
par les eaux de Vichy.**

1° *Organes de la digestion.*

Ces eaux sont salutaires dans toutes les maladies de l'appareil digestif caractérisées par un trouble dans les fonctions digestives, telles que défaut d'appétit, lenteur, pesanteur, chaleur ou ballonnement avant, pendant ou après les repas, avec inertie ou faiblesse des intestins, borborygmes et alternatives de constipation ou de diarrhée : maladies que l'on désigne sous les noms de gastralgie, de dyspepsie, d'anorexie, d'entéralgie, de pyrosis ou de fer chaud.

Elles sont également convenables dans les embarras gastriques, dans les hypersécrétions des sucs acides ou aigreurs d'estomac, dans la gastrorrhée, les nausées, les vomissements alimentaires glaireux ou bilieux, dans les gastrites, les entérites et colites chroniques, par suite de diarrhée ou de dysentérie.

Ces eaux sont salutaires, en outre, dans toutes les maladies qui tiennent à un état général de faiblesse organique abdominale, par suite d'altération des fonctions digestives, d'alimentation insuffisante ou de mauvaise nature, de fièvres d'accès rebelles, de diète trop prolongée ou de pertes abondantes de sang, alors même qu'elles s'accompagnent de signes scorbutiques et d'œdème des extrémités. Sous leur influence, les forces assimilatrices se réveillent, l'appétit reparaît, les digestions s'améliorent, la reconstitution ou le remontement organique s'opère, les fonctions générales se régularisent, et les épanchements sous-cutanés sanguins ou séreux se dissipent.

Les eaux de Vichy conviennent particulièrement aussi dans les maladies du foie, telles que l'hépatite aiguë ou chronique, les engorgements, empâtements ou obstructions de cet organe; dans les calculs, les coliques hépatiques ou hépatalgie, dans la jaunisse et les affections ictériques de toute espèce; dans les engorgements de la rate, du pancréas et des glandes mésentériques ou du ventre, alors que les engorgements sont particulièrement la suite des fièvres intermittentes invétérées, accompagnées ou non des signes dont l'ensemble caractérise la cachexie paludéenne.

2° *Organes de l'appareil urinaire et génital.*

Les eaux de Vichy sont, en outre, favorables dans les maladies des reins, avec ou sans sécrétions anormales, dans les coliques néphrétiques, la gravelle d'acide urique, d'urate d'ammoniaque et d'oxyde cystique, ainsi que dans les calculs vésicaux de même nature; dans le catarrhe vésical, l'incontinence d'urine, la paralysie de la vessie et les pertes séminales;

Dans le diabète et l'albuminurie, dans les engorgements de la matrice et des ovaires, avec aménorrhée ou défaut d'écoulement des règles.

3° *Appareil de la locomotion.*

Les eaux alcalines sont indiquées, par leur nature spéciale, dans la goutte, le rhumatisme goutteux articulaire, musculaire ou sciatique, ainsi que dans les ankyloses récentes.

Elles sont également utiles dans beaucoup de maladies de la peau que l'on traite aujourd'hui, avec le plus grand succès, tant à l'extérieur qu'à l'intérieur, par des solutions de bicarbonate de soude, ou par d'autres préparations alcalines ou sulfuro-alcalines, telles que les affections papu-

leuses, le prurigo, les dartres furfuracées, l'eczéma simplex ou chronique du cuir chevelu, la
teigne furfuracée, l'eczéma des parties génitales
ou des cuisses chez l'homme et la femme, avec
démangeaison, enfin la gale, que l'on prend souvent pour l'eczéma simplex. A toutes ces affections, M. Devergie ajoute certaines formes squam-
meuses de psoriasis, et principalement les diverses
variétés de lichen, affection liée, dit cet auteur
dans son excellent ouvrage sur les maladies de la
peau, à des gastralgies avec production acide. Le
bicarbonate de soude est encore de nos jours le
moyen le plus puissant de guérison dan ces sortes
d'affections.

Suivant les observations de M. Giraudeau de
Saint-Gervais, les eaux de Vichy doivent s'appliquer et s'appliquent en effet, suivant mes observations, aux affections syphilitiques constitutionnelles, ou consécutives aux divers traitements
mercuriels, l'iode et le copahu, dont l'emploi prolongé détermine souvent des maladies très-graves
de l'appareil digestif, lesquelles trouvent dans les
eaux de Vichy un puissant moyen de guérison par
suite d'un effet dépuratif et réparatenr.

En résumé, toutes les maladies dont nous venons de parler forment le fond général de la clinique de Vichy, à l'égard desquelles ces eaux produisent les plus salutaires effets.

Ici se termine la tâche que je m'étais imposée ; j'ai voulu offrir un résumé, aussi complet que le comporte le cadre que je m'étais tracé, des conseils à adresser non-seulement aux malades qui viennent prendre les eaux aux sources mêmes, mais encore à ceux qui, ne pouvant se déplacer, sont forcés de les boire loin de Vichy. Je serai heureux et suffisamment récompensé si les avis que j'ai consignés dans cet ouvrage leur procurent un retour complet à la santé, ou tout au moins un soulagement ; car, rendre service à ceux qui souffrent a toujours été à mes yeux la plus belle application que l'on puisse faire de l'étude de la médecine.

FIN.

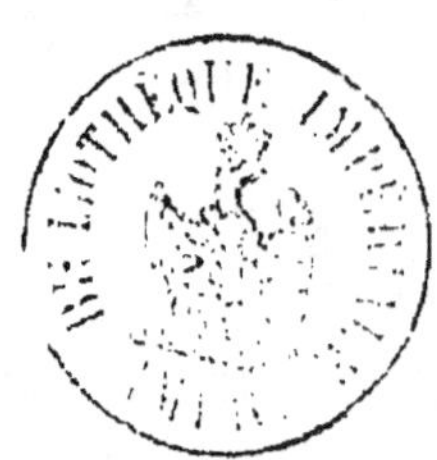

TABLE DES MATIÈRES.

FIN DE LA TABLE.

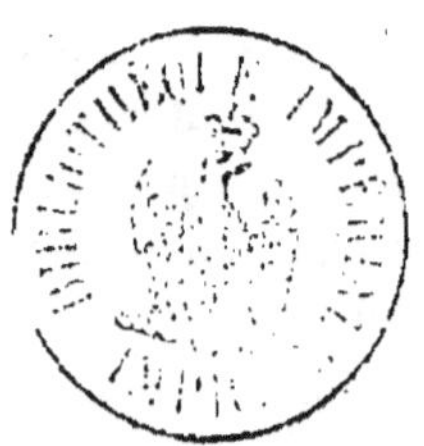

TYPOGRAPHIE HENNUYER, RUE DU BOULEVARD, 7. BATIGNOLLES.
Boulevard extérieur de Paris.

Tableau indiquant le nom des Hôtels et des Logeurs en Garni.

Noms des g⁴ˢ et p⁴ˢ Hôtels.

N°	Nom	N°	Nom	N°	Nom
1	des Bains.	50	Ramin, Prêtre.	99	Colas. Plce Rosalie
2	Guillermin.	51	d'Allemagne. Wagner.	100	Méchin. Plce Patriot
3	de Paris. Durin.	52	du Patriot. Bignon.	102	Veillard. Friderie
4	Burnol. Boitelet.	53	de France. Thialier.	103	Prin (Châlet)
5	de l'Allier.	54	du Parc. Chabanne.	104	Jourde. R. de Ballore.
6	Velay. Germot.	55	Roux Colas.	105	Faucheux. id.
7	Mambrun.	56	de Londres.	106	Bresson id.
8	Givois Prêtre. Tulot.	57	Bargeau.	107	Désarmagnac id.
9	Bonnet.	58	du Havre.	108	Gimel id.
10	Sornin-Bessay.	59	des Sources. Bonnet.	109	Charnay id.
11	Wagner.	60	Villa des Célestins. Mianet.	110	Ravidal id.
12	de la Paix. Laurent-Boisset	61	des Célestins. Ponchol.	111	Burnol-Faure. R. de Rome
13	des Princes. Favier.	62	du Château d'eau. Ronat.	112	Charnay. id.
14	Charmette.	63	de la Fontaine des 3 Cornets	113	Jourde. id.
15	des Thermes. Maussant.	64	de Bordeaux. Jury.	114	Colas id.
16	des Ambassadeurs. Roubeau-Ruin	65	Roubeau Odin	115	Pressinet. id.
17	Michard.	66	Druelle aîné.	116	Dubessay-Denier. id.
18	Maussant.	67	Roche-Marien.	117	Arnaud-Coursol. id.
19	Garon.	68	Morlat aîné.	118	Grangier Givois id.
20	de Nantes.	69	Morlat jeune.	119	Givois Prêtre id.
21	de Rome. Durin.	70	Valéry.	120	Dufour. id.
22	Pressinet.		**Logeurs en Garni.**	121	Larat. id.
23	de la Suisse. Gauthier.	71	Barnichon. Rue Lucas	122	Touraud id.
24	de Lyon. Marret.	72	Soulhat. id.	123	Roussel Thomas id.
25	de la Côte d'Or. Aléry-George	73	Leger Rambert. id.	124	Randoin id.
26	Roger.	74	Maymat. id.	125	Botillat. id.
27	du Musée.	75	Côte. id.	126	Renaudet. Route de Siennes
28	Dejoux.	76	Mme César id.	127	Roudier Lafond. id.
29	d'Espagne.	77	Maridel. id.	128	Denier id.
30	du Beaujolais. Jarry.	78	Les deux Châlets. R. d. Pont	129	Albert. R. de la Chaume
31	du Rhône. Aléry-George.	101	Maussant aîné. Tillard	130	Gounard-Busson
32	Dubessay.	79	Maison du Châlet.	132	Pallin. Rue de Paris.
33	de l'Univers. Chabassière	80	Lebœuf Roubeau.	133	Chassin Durin. id.
34	de Rheims. Montaret jeune.	81	Baudon. R. du Pont	134	Beaupartant. id.
35	de la Couronne. Morel.	82	Georges. id.	135	Laprugue id.
36	Bresson. Lebreton.	83	Perraud. id.	136	Ducrot. id.
37	d'Orient.	84	Basset. id.	137	Jerbe id.
38	du Louvre. Mignot.	85	Combe. id.	138	Brousse id.
39	de Suède. Durantan.	86	Regnier Busson. id.	139	Buffier Ruzanne. id.
40	de l'Europe. Chaussard	87	Lustrat Busson. id.	140	Barnichon. Av. du Roi.
41	d'Orléans. Dumas.	88	Soulhat. (Pavillon Sévigné)	141	Badoche id
131	de Milan. Planche.	89	Granier. Vieux-Vichy.		
42	du petit St Thomas	90	Noyer. id.		
43	du Centre. Grenet.	91	id. id.		
44	de la Porte de France. Forge	92	Sandrier. Plce Rosalie		
45	Parisien. Chabrin.	93	Favier. R. du Centre.		
46	Desbrest. Sornin.	94	Solignat. id.		
47	St James.	95	Ballutaud. id.		
48	de Russie. Rocher.	96	Nicolat. id.		
85	Debrest. Tabardin.	97	Paput. Plce Rosalie		
49	du Pont neuf.	98	Valéry. id.		

SOURCES

A. Grande Grille.
B. Petit Puits.
C. Puits Carré.
D. de Mesdames.
E. Lucas.
F. Hopital.
G. du Parc.
H. Lardy
11. des Célestins.